Sein und Sinn in den Psychowissenschaften

Rainer Luthe

Sein und Sinn in den Psychowissenschaften

Forensische Psychiatrie, Psychoanalyse und Analytische Psychologie

PL ACADEMIC RESEARCH

Bibliografische Information der Deutschen Nationalbibliothek
Die Deutsche Nationalbibliothek verzeichnet diese Publikation in der Deutschen Nationalbibliografie; detaillierte bibliografische Daten sind im Internet über http://dnb.d-nb.de abrufbar.

ISBN 978-3-631-67616-5 (Print)
E-ISBN 978-3-653-06957-0 (E-Book)
DOI 10.3726/ 978-3-653-06957-0

PL Academic Research ist ein Imprint der Peter Lang GmbH.

Peter Lang – Frankfurt am Main · Bern · Bruxelles · New York · Oxford · Warszawa · Wien

Diese Publikation wurde begutachtet.

www.peterlang.com

Zusammenfassung

Das Buch behandelt den Unterschied zwischen ‚Wissen' und ‚Denken', der nicht derjenige zwischen Wissenschaft und Glaube ist. Dieser kann falsch oder richtig sein, je nachdem, wie man dazu steht. Wissenschaftlich ist die Haltung sach- oder seinsgebunden, beim Glauben steht man dem Ganzen der Zukunft gegenüber und sucht nach Sinn im Leben. ‚Sach- oder seinsgebunden' soll entweder heißen ‚irrtumsfrei' oder ‚falls irrig durch besseres Wissen jederzeit korrigierbar', sofern noch keine irreversiblen Folgen eingetreten sind. Falscher Glaube ist nicht durch besseres Wissen zu korrigieren, sondern nur durch anderen Glauben oder durch stoffliche (zum Beispiel medikamentöse) Manipulation des Bewusstseins.

Das durch Denken vermittelte Wissen ist abstrakt oder konkret die Erkenntnis von etwas Bestimmtem. Es begründet als Sache oder ‚Ding an sich' dem wissenden Subjekt gegenüber – vermittels der Anschauungsformen von Zeit und Raum zum Phänomen geworden und intersubjektiv verifiziert – das, was allgemein als ‚Sein' oder ‚Seiendes' bezeichnet wird. Da das wissende Subjekt als Phänomen unbestimmt wäre, wenn es gleich dem Objekt als etwas ‚da sein' könnte, bedeutet sein ‚Nichtdasein' die Tätigkeit, auf deren unbegrenztem Wirken als begrenzende Wirkung das Objekt beruht, die Welt zum Beispiel, wenn es sich beim Subjekt um deren Schöpfer handelt. Ein subjektives Geschöpf in diesem Sinne ist Sprache. Da die Erkenntnisse des Denkens sprachlich mitgeteilt werden, sind Wissenschaftler aller Fachgebiete im Angewiesensein auf Sprache notwendig von allen wissenschaftlichen Erkenntnissen ausgeschlossen, die voraussetzen, dass unter Einschluss des Subjekts auch nach den Rahmenbedingung des Erkennens gesucht, das heißt, im Sinne ursprünglicher Vollkommenheit prinzipiellen Wissens a priori nach deren Bedingungen geforscht wird.

Die Mehrzahl dieser Wissenschaftler lässt angesichts dieses Dilemmas das Subjekt außen vor und lässt Wissenschaft kurzerhand mit dem Objekt beginnen, wobei ihr der Erfahrungsbegriff zur Erkenntnisgrundlage dient. Dabei monopolisiert ‚äußere' Erfahrung sensualistisch (auch materialistisch) und ‚innere' Erfahrung psychologisch (phänomenologisch) die Philosophie, indem das Subjekt des Wissens ausgeklammert wird. Eventuelle ‚Irrtümer' und irreversible Folgen dieses Denkens ohne Subjekt müssen in Kauf genommen werden. Auf diese Weise das *Subjekt* zu ‚vergessen' ist eine Option, die dem Wissenschaftler selbstverständlich persönlich freisteht, sofern er überhaupt noch einräumt, dass es Freiheit gibt. Auch das bleibt ihm überlassen, aber nicht, dass er mit dem Wissenschaftscharakter der Entscheidung für das Subjekt Freiheit als Phänomen schlechthin negiert. Diese alternative Entscheidung bezieht das tätige Subjekt des Wissens *vor* dem Werden des Seins als ‚Etwas-Wissen' in das allgemeine Forschungsinteresse mit ein, indem sie ‚a priori' darauf extrapoliert.

Diese zweite wissenschaftliche Richtung, die statt des unvermittelten Denkens in Seinsvorstellungen als subjektive Tätigkeit das Werten faktoriell einbezieht, geht auf Platon zurück, der seine Idee ‚des Guten' in der Ideenlehre als gleichnotwendige ‚Wert-Wissenschaft' der ‚Seins-Wissenschaft' als notwendiges Komplement an die Seite gestellt hat. Von Immanuel Kant im ‚synthetischen Urteil a priori' auf die erforderliche Weise extrapoliert vereinigt diese Einstellung seinswissenschaftlichen Fortschritt mit sittlichen Erfordernissen zivilisierten Zusammenlebens gegenüber jeglichem Missbrauch religiöser und technischer Macht.

Inhaltsverzeichnis

Alles neu. Vom Geist der Geisteskrankheit

In meinem letzten Buch ging es allgemein um eine Entwicklungsgeschichte von den Anfängen der Menschheit bis jetzt. Das auf knapp 380 Seiten. Mein Fach, die Psychiatrie, und die andern ‚P-Wissenschaften' kamen auch vor, aber nur kurz. Da ich Vieles weglassen musste, was ich für wichtig halte, und ich dies bedauerte, soll hier ein Nachtrag erscheinen. Nicht im Sinne eines auf Vollständigkeit angelegten Lehrbuchs, sondern zur Dokumentation des Innovativen daran. Dies bezieht sich nicht auf den Wissensstoff der psychiatrischen Praxis als solchen sondern auf den methodischen Zusammenhang der leitenden Ideen, soweit er auch für den Berufsfremden interessant ist. Hierbei geht es hauptsächlich um begriffliche Abklärungen und Transparenz. ‚P–Wissenschaften' gehören zu einem großen Teil in die Medizin und sollen mit dieser Einschränkung hier berücksichtigt werden. In diesem Rahmen haben sie jedoch eine Besonderheit. Sie haben samt und sonders mit dem ‚Geist' zu tun. Darauf beruhen in methodischer Hinsicht die Schwierigkeiten aber auch das allgemeine Interesse bei der Darstellung ihrer Methodologie. – Am Anfang steht für Mediziner die Diagnose, danach kommen die Behandlung und schließlich die ‚Epikrise'. Im Mittelpunkt der Untersuchung ist die sogenannte Exploration das Patientengespräch, das im Fall einer Geisteskrankheit oft schon die erforderlichen Aufschlüsse gewährt. Wenn eine Patientin unvermittelt zu mir *„in hoc signo vinces!"* sagen und dabei rasch neben den Schreibtisch spähen würde, vermutete ich, dass sie an einer Psychose leidet. Jedoch kann sich im Fall der Dissimulation die Exploration auch sehr langwierig gestalten und entsprechend Erfahrung beim Untersucher und gegebenenfalls die Anwendung von Provokationsmethoden (zum Beispiel übertragene Bedeutungen in Sprichwörtern erklären lassen) voraussetzen. Vorausgeht eine in der Regel kurze, standardisierte körperlich neurologische Untersuchung, die auch der Abklärung der Indikation eventueller Zusatzuntersuchungen dient. Können eine körperlich begründbare Krankheit ausgeschlossen werden und psychisch die ungestörte affektive Modulation und Zuwendung (Aufmerksamkeit, Interesse…), der volle Realitätskontakt und die ungestörte Sinngerichtetheit des Erlebens den Ausschluss einer Psychose erlauben, erhaltene Orientierung, Urteils- und Merkfähigkeit und ähnliche Funktionen sich als ungestört erweisen und hinsichtlich des Antriebs keine Auffälligkeiten bemerkt werden, geht es im nächsten Schritt darum zu erfahren, ‚mit wem man es tun hat'. Es geht um die ‚Persönlichkeitsartung', die bei forensischen Begutachtungen meist die Hauptrolle spielt, wobei psychologische Testuntersuchungen hilfreich sein können, hinsichtlich Intelligenz und Charakter aber jedenfalls explorativ in die Tiefe zu gehen ist. Hierbei spielen die verschiedenen Persönlichkeitstypologien, die zum Teil in Merkmalskatalogen und Fragebögen aufgelistet sind, im allgemeinen eine ergänzende Rolle, wobei im Rahmen der strukturalen Psychopathologie alternativ oder zusätzlich die nach Verstand und Vernunftgebrauch, Bindungsvermögen, Werterleben und so weiter spezifizierte Kasuistik der Sozialisation unter Verwertung von biografischen Informationen von dritter Seite, von welcher der Proband in der Regel nicht viel hält (Aktenkenntnis etc.) wichtig sind.

Allgemein gilt: Licht allein und Schatten allein bringen keine fertige Form hervor. Indem sie Gegensätze sind, stoßen sie einander nicht nur ab, sie ziehen einander auch an; es gibt sie nicht allein, sondern gleichzeitig. Der Untersucher mit seiner Erfahrung und Könnerschaft, der abwägt, entscheidet. Das gilt auch für diese Schrift über den ‚Geist der Geisteskrankheit'. Die Diagnose beginnt wie gesagt bei der Kontaktaufnahme und setzt sich bei der Erforschung der Vorgeschichte und körperlichen Untersuchung fort. Am Schluss des diagnostischen Teils erfolgt die Aufklärung. Im Behandlungsteil soll es dann nach Möglichkeit um die Beseitigung der Krankheitsursache gehen, eventuell um Symptombeseitigung. Die abschließende Epikrise enthält die Verlaufsbeschreibung.

Diagnose

Vor mir sitzen die drei Parzen, schwarz angezogen mit Regenschirm und vergrämter Miene, sonst unauffällig. Alle drei unverheiratet. Eine Vorgeschichte haben sie nicht, sagt die eine. Einen Namen haben sie. ‚Forensische Psychiatrie' (FP) die Jüngste, ‚Psychoanalyse' die Älteste (PA) und ‚Analytische Psychologie' die Mittlere (AP). Sie sagt, ihre Wurzeln reichten bis 5000 v. C. zurück. Meinetwegen. Familie ‚Psych' also. Jetzt haben sie Kopfweh und können nicht schlafen. Der Stress! *Wer hätte keinen?* Ich erkläre ihnen, dass die Behandlung einzeln erfolgen müsse. Sie schauen einander an. Wenn's sein muss. Ihretwegen. – Ich beginne mit ‚PA'. Wie alt? Ja Gott! Woher soll sie das wissen? Da fängt das Problem an. „*Psychologismus*" nennen sie es. Kommt die Philosophie von *ihr* oder stammt *sie* von der Philosophie? – Sie soll mal erzählen. Was ihr gerade einfällt! Was solle ihr groß einfallen. Doch, Echnaton, der falle ihr ein. Das schwarze Land am Nil. Aber was das damit zu tun habe? Das solle sie mir überlassen. – Sonst noch was? Jawohl, Jesus Christus, obwohl sie gar nicht religiös sei. War sie denn in Ägypten? Schon zweimal. Sehr interessant. Die vielen Götter und der Eine. Das sei ja doch was!

Ich bemerkte also gleich, dass ich es mit einer ungewöhnlich gebildeten, sehr klugen Patientin zu tun habe. Ja, sagt sie, sie sei gerade dabei, ein Buch über die alten Religionen zu schreiben, von denen Philosophie und Psychologie als Zwillinge abstammten. Und deswegen waren Sie am Nil? Ja, die alten Tempelanlagen seien zum Teil gut erhalten. Ich brauchte also nicht bei den Pyramiden anzufangen. Was sie von der ‚Urhorde' halte? Ein alter Hut! Freud sei in die Idee vernarrt gewesen. Die Eifersucht der Väter auf die Söhne. Erklärt immerhin den Monotheismus. Stimmt aber nicht, weil es anfangs noch keinen Vater gab, nur Mütter und Kinder. Haben die Söhne ihn denn nicht umgebracht und in den Himmel versetzt, von wo aus er ihnen keine Ruhe lässt? Kein Gedanke! Sie wussten gar nicht, dass es ihn gibt, und daher kannten sie ihn auch nicht. Nein! Aber das ist doch der Ödipuskomplex! Ja! Den gibt es also auch nicht. Nein! Goethe, Iphigenie auf Tauris, Iokaste und Laios? Doch, die gibt's wohl, aber keinen Ödipuskomplex. Ödipus hat die leiblichen Eltern zwar gewusst aber nicht gekannt. Er war als Säugling ausgesetzt worden und da die Mutter ihn später nicht wiedererkannte, gab es auch den Inzest nicht. Nur den Tatbestand als solchen. Freud hat sich geirrt, Ödipus war unschuldig, er handelte, wie wir es ihm befohlen haben. So sprach PA und lachte. – Der Inzest war also keiner, weil juristisch zum Tatbestand die Schuldfähigkeit hätte hinzutreten müssen. Da Ödipus nicht schuldfähig gewesen sein konnte, weil ihm die Einsicht fehlte, hätte der Staatsanwalt Freispruch beantragen müssen. Dann wäre Iphigenie auch nicht in die verzwickte Situation bei den Taurern gekommen und bei den Philologen wäre kein Streit über innere und äußere Situationen entstanden. Wahrscheinlich wäre die ganze Weltgeschichte anders verlaufen.

So wäre die Geschichte in der Tat im platonischen ‚*Staat*' ausgegangen, in dem die Väter die Söhne und diese die Väter nicht kennen, was wegen der Erbfolge interessiert. Am Anfang geschah dies aus allgemeiner Unkenntnis. Da galt das Mutterrecht. Die Viehzüchter kamen erst später und das Inzestverbot kam mit den Patriarchen, die nichts von Platon wissen wollten, sondern wessen Väter sie sind. Wer den Hof kriegen wird. – Die nächste Patientin, Fräulein AP sprach von Schatten und Elternimagines, Anima und Animus, aber durch die Archetypen, denen sie die Schuld gab, wurde die Sache auch nicht viel klarer. – Die dritte Patientin FP interessierte sich gar nicht dafür, weder für Götter noch für Väter, weil sie nur mit sich selbst beschäftigt war und darüber klagte, dass sich in ihrer Brust zwei Seelen befänden. – „Zwei Seelen?" – Sie nickte und wischte heimlich eine Träne aus dem Auge. Der Wissenschaft, sagte ich, ist *eine* schon zuviel. Ich weiß, sagte sie und nickte, dann könnten wir einpacken. Sie wollen das Schuldstrafrecht und am liebsten den Staat abschaffen. Langsam, langsam, sagte ich, Schuldfähigkeit als sozialen Zweckbegriff haben wir immerhin noch nicht, einstweilen haben sie sich arrangiert und haben mit dem Agnostizismus zusammen die Willensfreiheit abgeschafft. Eben, eben! Sagte Fräulein FP, die auch sehr klug war. Das ist es ja. Sie geben aber nicht zu, dass sie damit gleichzeitig auch die Geisteskrankheit abgeschafft haben und dann als Nächstes ist die Psychiatrie selbst an der Reihe. Dann haben wir nur noch P-Wissenschaft. Fatal, sagte ich, aber was soll ich Ihnen da sagen, als Mediziner?

Natur und Geist

Die Fortsetzung des scholastischen Fakultätenstreites zwischen Theologie und Philosophie ist der neuzeitliche Psychologismusstreit, bei dem Philosophie und Psychologie um Anciennität und Vorrang streiten und die Psychiatrie als medizinisches Fach nicht betroffen zu sein scheint. Das ist aber nicht so klar, wie es scheint. Da sie als für sie wesentliches Erkenntnismittel auf ‚innere Erfahrung' angewiesen ist, lautet die Frage, ob ihr der berühmte Urteilsspruch des Demokrit: „Nur scheinbar hat ein Ding eine Farbe, nur scheinbar ist es süß oder bitter; in Wirklichkeit gibt es nur Atome im leeren Raum" in Wirklichkeit nicht die entscheidende Rolle als Zünglein an der Wage bei diesem Streit zuweise. Das wäre der Fall, wenn die Atome im leeren Raum – entsprechend interpretiert – als *‚res'* cogitans und *‚res'* extensa gegenständlich als Phänomene verstanden würden, Gedanken im leeren Feld, elektrisch geladene Elementarteilchen im polarisierten Vakuum, deren ‚Ganzes' als Subjekt nicht gegenständlich sondern im Bereich der Lichtgeschwindigkeit als prinzipiell, das heißt als masselos ‚bewegend' anzusehen wäre, ansonsten als Produkt von bewegtem und ruhendem Licht als Sein/Seiendes von ‚res' cogitans und ‚res' extensa, ‚Bewegung', Gegenstand von Phänomenologie und Naturwissenschaft. Das Bewegen als Ganzes fiele unter den Oberbegriff des ‚Wissens' allgemein und nach seinem Eintritt in den Seinsbereich in den Anschauungsformen von Zeit und Raum unter diejenigen der äußeren und inneren Erfahrung, wobei auf dem Weg des Erkennens aus dem allgemeinen Wissen ‚Etwas-Wissen' entstünde und es müßig wäre, den Psychologismusstreit weiter zu verfolgen, zumal die innere Erfahrung der Medizin in psychiatrischer Hinsicht und die äußere der Natur im Wissen schon vorgeschichtlich zusammenfallen, und, wie wir von Wieland wissen, derselbe Demokrit in Abdera von Hippokrates begutachtet wurde, nachdem er auch noch gesagt hatte, dass Alles, was sich im Weltall bewege, entweder von Zufall oder von Notwendigkeit bewirkt werde.

Die Geschichte der Atome im leeren Raum phänomenologisch als ‚res' cogitans interpretiert ist die Geschichte der Ideenlehre. In der ‚Idee des Guten' überragt sie das Sein, das heißt, dass sie ebenfalls prinzipiell zu verstehen ist. Indem Platon sie ausdrücklich mit dem ‚Guten' verbindet und das Gute als Wertvorstellung subjektiv ist, kann die Ideenlehre als eine Vorwegnahme ganzheitspsychologischer Erkenntnisse betrachtet werden, deren nach Klaus Conrad *komplexqualitativer* Charakter besagt, dass das Subjekt darin mit dem Objekt eine Einheit bildet, bei welcher das Ganze mehr als die Summe seiner Teile bedeutet.

Dieser Satz gehört als Übersummativitätsregel leicht modifiziert zum Glaubensbekenntnis der Gestalt- und der Ganzheitspsychologie. Die Behauptung des Mehrwerts ist in der Bedeutung des Guten als Wertvorstellung begründet und so bereits von Platon in der ‚Idee des Guten' ausgesprochen worden (Politeia 506 ff), was zeigt, dass es den Psychologismusstreit am Anfang nicht gab. Es gab anderen Streit und der betraf nur die philosophische Lehre und wurde zwischen Platon und Aristoteles ausgetragen, weil dieser die Ideenlehre seines Lehrers durch seine eigene ‚Formenlehre' zu ersetzen versuchte. Aristoteles lehnte die Ideenlehre ab und entwickelte eine neue Lehre, deren Formverständnis nicht auf Glauben sondern auf Wissen beruhte und entschieden die Männer begünstigte. Ihrer formenden Aktivität gegenüber bilden Frauen den passiven Stoff. Platon blieb nach alten Ionischen Verständnis bei der Form als dem Gestaltaspekt des Inhalts und beim Verständnis des Inhalts als Wesen der Form, beide in lebendiger Ganzheit und unzertrennlicher Einheit bei Frauen und Männern gleich; es bedarf keiner Quotenregelung.

> *‚Schwärmerische, mystische, platonische Naturen offenbaren aus den Abgründen ihres Gemütes die christlichen Ideen und die entsprechenden Symbole. Praktische, ordnende, aristotelische Naturen bauen aus diesen Ideen und Symbolen ein festes System, eine Dogmatik und einen Kultus' (H. Heine, zit.n. C. G. Jung, Typologie, Einleit, 1. Buch, DTV).*

Wird der Umkreis des methodologischen Hintergrunds dieser Betrachtung erweitert, dann wird deutlich, dass das Bewusstsein des Ungenügens der ontologischen Anthropologie ausgehend von Aristoteles in der Neuzeit bei Dilthey konvergiert.

Die methodischen Auswirkungen in der Psychiatrie waren folgenreich und führten zu einer Verdoppelung des Typenverständnisses in einer *morphologischen* und *hermeneutischen* Betrachtungsweise, die sich methodisch an der Auslegung orientiert, welche die Vielfalt individueller Lebenserscheinungen als „Text" in Betracht zieht. Hierbei nähert sich die morphologische Betrachtungsweise der Formenlehre des Aristoteles, die hermeneutische hingegen Platon an. Insofern hier der Begriff „Geist" als auf den „handelnden Geist" bezüglich verwendet wird, wird der Typ der Geisteswissenschaft dem der Naturwissenschaft für überlegen gehalten, was bei Dilthey dem Primat der inneren gegenüber der äußeren Erfahrung entspricht. Bei C. G. Jung halten die morphologische und die hermeneutische Betrachtungsweise in der Folge einander *grosso modo* gleichberechtigt die Waage mit Ausschlägen nach beiden Seiten. Dies zeigt mit den Chancen zugleich die Grenzen auf, die bei der Besinnung auf Platon gesteckt sind. Einerseits wird von Herder und Wilhelm v. Humboldt inspiriert mit Platon der ‚tätige' Charakter des Geistes betont, und ihm werden in dem Heine-Zitat vor der Einleitung ‚Ideen' und ‚Symbole' im Sinne Platons zugeordnet, andererseits, was Aristoteles betrifft, wird daraus ein festes System abgeleitet. Das System ist in der Tat ‚fest'. Trotzdem bedarf es wissenschaftlich der Abklärung, weil die Ideenlehre in der Formenlehre einem Gegensatz begegnet, der auch und vor allem die zugrundeliegende Systematik betrifft. Während die Formenlehre auf ein System hinausläuft, das die davon erfassten Typen unverbunden – nicht ‚fest', sondern horizontal, innerlich unbezogen – nebeneinanderreiht, führt die Ideenlehre zu einem ‚ganzheitlichen' Typenverständnis, das aus der Typologie das System einer in sich nicht kontingenten, sondern konsistent komplexqualitativ in sich abgeschlossen lebendigen Einheit macht, ständig in Bewegung und nur um den Preis des Lebens zu zerteilen, was für die >P–Wissenschaften< erhebliche praktische Folgen haben wird.

Richtig ist, dass den ‚christlichen Ideen' Heines der ursprünglich landwirtschaftliche Bezug auf Besitzstreben mit dem Wunsch nach männlicher Nachkommenschaft fehlt, den der praktische Ansatz des Aristoteles, der den Besitzgedanken von Grund und Boden loslöst in der Perspektive auf das vorgeschichtliche Patriarchentum zwischen Euphrat und Nil in hohem Maße hat. Ohne diese uralte, ‚übergeographische' Grundeinstellung gäbe es „nördlich des Wendekreises des Krebses", der für Jung wichtig ist, keine moderne Wissenschaft. Dann wäre es bei der grundsätzlichen Dualität von Natur und Geist als äußerer und innerer Erkenntnisquelle geblieben, Jung mag die „Grundeinsicht in den feindlichen Gegensatz von Leben und Geist, die L. Klages (Der Geist als Widersacher der Seele, Barth, 1937/39, Leipzig, S 141) propagiert, kritisieren oder nicht. Als methodische Voraussetzung jeglicher Erkenntnis bleibt es beim doppelten Erfahrungsbegriff der Empiristen, das heißt beim Vorabverständnis vorhandenen Wissens als Ergebnis der Reflexion. Es scheint so, dass dies der Grund dafür war, dass Dilthey am systemischen Zusammenschluss von Natur und Geist gehindert wurde, wobei er sich – was bei Jung möglicherweise eine typische Temperamentsfrage ist – weder für Platon noch eindeutig für Aristoteles entscheiden konnte. Die hermeneutische Betrachtungsweise stellte deshalb für ihn auch keine Rückkehr zur Selbsterkenntnis des delphischen Orakels mit dem unbewussten Vorwissen der ‚Anamnese' als Konstruktionsprinzip der Ideenlehre dar, sondern blieb dem konventionell vertretenen psychologischen Abbildverständnis verhaftet. Ihr war bei Herder in den ‚Ideen zur Philosophie der Geschichte der Menschheit' ein höchst bemerkenswerter, zu den Humboldtbrüdern und dem Metamorphosedenken Goethes überleitender Wandel im Gebrauch des Ausdrucks „Typus" vorausgegangen, durch den im Typ die Wirkung der Idee als Entfaltung einer ‚vertikal' zum Ursprung durchgehenden Grundbedeutung, wie sie in der prozesshaften Morphogenese des Individuums beispielhaft in Erscheinung tritt und als dessen motorisch dynamische Einheit betont wird, zum Ausdruck kommt.

Mit großen praktischen Auswirkungen für das Fach gelangte diese Grundlegung der phänomenologisch deskriptiven Methode in der Nachfolge Diltheys auch bei Karl Jaspers nicht über die sinnbildliche Grenze des „morphologisch-hermeneutischen" Typenverständnisses hinaus, wofür die Philosophie von H. Spencer den Anstoß hätte gegeben haben können. Platons Ideen wurden für Jaspers in einer anderen, übersinnlichen Welt durch ‚zeitloses Sein' der Gegenständlichkeit entzogen, was heißt, dass Zeit nicht als Anschauungsform, eventuell ‚gedacht', das heißt, geahnt wurde. – Indem rationale und irrationale Einstellungen nebeneinander vorkamen, sollten sie dazu beizutragen, den dogmatischen Rationalismus abzulösen. Jaspers verwies in diesem Zusammenhang ausdrücklich auf den dialogischen Prozesscharakter des Entwicklungsgedankens und nahm auf das Geschehen eines „großen Weltprozesses" Bezug, in dessen Verlauf W. Windelband am 1. Mai 1894 in einer Rede zum Antritt des Rektorats der Kaiser-Wilhelms-Universität Strassburg gerade den Stafettenstab der Wissenschaft von Dilthey übernommen und zum Thema ‚Geschichte und Naturwissenschaft' gesprochen hatte. Hierbei hatte er die Wichtigkeit der ‚inneren Erfahrung' betont und Ideen als ‚zeitlos ewigen Wesenheiten' den Formen gleichgesetzt. – Im Rahmen dieses Prozesses verläuft das Geschehen der Geschichte in ‚historischer Faktizität' (Jaspers, 1971, S 75) und darin ist ‚die Kantische Philosophie der sich selbst erhaltende und überwindende Rationalismus. In der Ideenlehre', schreibt Jaspers, ‚sah sie (die Philosophie) den irrationalen Faktor, der zur rationalen Einstellung wesenhaft gehört.' – Weiter zurück, bei Nikolaus von Kues, der den Ausdruck „Weltprozess" ebenfalls verwendet, hat dieser Prozess keinen Anfang in der Zeit; Zeit ist vielmehr in kusanischer Sicht wie bei Kant eine Form der Anschauung. Nun wird bei Jaspers in einem Überblick zur vorsokratischen Philosophie Heraklit zum ‚ersten und ewigen' *Typus* des schauenden, schöpferischen Philosophen und gleichzeitig unsystematischen Denkers. In Aristoteles erkennt Jaspers den Typ des systematischen Denkers *par excellence: ‚Aristoteles schuf das ganze und runde System alles philosophischen und konkreten Wissens, das aus Platos Schule hervorgegangen voll von dem Wissen und den Begriffen der ganzen vergangenen griechischen Philosophie ist. Aristoteles ist der Typ des Schauenden, dessen Stil dem Wesen nach aphoristisch gewesen sein muss, wenn selbstverständlich auch die Fragmente uns als Aphorismen erscheinen. Jeder Gedanke bekam darum bei ihm',* so heißt es im dualistischen Nachvollzug, *‚einen anschaulichen Inhalt aus der sichtbaren räumlichen oder erlebten seelischen Welt, er tauchte* *ihm als konkretes Bild, nicht als abstrakter Inhalt auf*', was bedeutet, dass Ideen konkret keine Rolle spielen, denn im Weltprozess sind Gedanken nicht zeitlos. Platon und Aristoteles sind zwei Weltanschauungen, um deren Psychologie es Jaspers geht.

Dies zeigt, wie das Missverständnis der Idee als formales Wesen sich auf den Begriff des Systems selbst erstreckt. Heraklit hat kein philosophisches System ausgearbeitet, er war aber der erste, der den Systemgedanken seines Vorgängers Anaximander in subjektiver Vertikalität nachgedacht und ihm eine bis dahin unerreichte Tiefe und Einfühlbarkeit gegeben hat. Wenn die im Bewegen vereinheitlichende Wirkung des Wissens (der Idee) vor der Ideenlehre das System als Ganzes ist, dann wäre Heraklit in der Nachfolge von Anaximander in der Tat der erste große Systemdenker überhaupt. Er hat jedenfalls der Ausarbeitung des Gedankens durch Platon ganz wesentlich vorgedacht, weshalb Aristoteles darin, dass er Platon in diesem Sinne einen Teil der Originalität abspricht, Recht behält. – Um vollständig zu sein: Vor Platon kommt nicht nur Heraklit, sondern auch Anaxagoras als Wegbereiter einer Art zu denken mit Auswirkungen bis hin zu Leibniz. Aristoteles meinte und Jaspers hat dies wiederholt, dass Heraklit und Platon unsystematisch philosophiert hätten, wobei Aristoteles unter *System* Wissenschaft und unter „Wissenschaft" Typologie im deskriptiv horizontalen Sinne der Nebeneinanderreihung aufgrund äußerlicher Ähnlichkeit verstand wie in der Botanik später bei der Linné'schen Taxonomie. Echte Typologien beruhen aber nicht auf einer Systematik von Äußerlichkeiten, wie beispielsweise des Schnurrbarttragens, sondern auf der Gemeinsamkeit eines funktionalen Zusammenhangs, aufgrund dessen das System einer Typologie innerlich zusammenhält, während die bloß äußerliche Ordnung kein echtes System voraussetzt, hier genügt die formale Vergleichbarkeit im Erscheinungsbild.

Im bloß *formalen* Verständnis des Begriffs „System" kommt ein Platon fremder Gedanke zum Ausdruck, durch den der Begriff ‚System' eine veränderte Fassung erhält, seinen lebendigen Sinn verliert und mit *Schema* gleichgesetzt im Sinne der additiven Gliederung zum Inhaltsverzeichnis verkümmert. Die Ordnung wird dem Gegenstand, auf den sie angewendet wird, ohne Rücksicht auf dessen für sich gegebene Eigenart willkürlich übergestülpt und ist in der Tat objektiv umso bestimmter, je weniger sie innerlich mit dem vielfältigen Wesen seiner Beziehungen zu tun hat. Daher können sich Typologien und Typen in diesem Umfeld nicht entwickeln und daher funktionieren die Prägestöcke ihrer ‚Münzanstalten' entweder in stereotyper Wiederholung oder gar nicht. Bewegen geht durch sie hindurch oder über sie hinweg, ohne sie anders als oberflächlich zu berühren. In diesem Sinne ist für Jaspers die Taxonomie des Aristoteles ein frühes ‚Meisterwerk systematischer Stoffbeherrschung'. Und in diesem Sinne typisiert Jaspers das philosophische Denken angefangen bei den Vorsokratikern, indem er nun seinerseits „die philosophische Denkungsart zu einer Typologie" nutzt (1971, S 202 ff). Dabei soll die Art des Verhältnisses zwischen Denker und philosophischem Gedankeninhalt im Mittelpunkt stehen. – In einer Besprechung des 1971 in 6. Auflage erschienenen Buches von Jaspers (Psychologie der Weltanschauungen) sah ich damals unsere Zeit in Gefahr, dass „im Leben des Ursprünglichen etwas Wissenschaftsfeindliches bekämpft wird,... wobei das Produktive zugunsten des Reproduktiven abgewertet wird" (Zbl N P, 10.7.1972). Meine damalige Sorge galt dem Subjekt als Geist des Ganzen. – Die subjektfeindliche Tendenz war in der ersten Hälfte des 20. Jahrhunderts durch W. Wundt und M. Weber in der Psychiatrie nachhaltig gestärkt worden. Die ontologisch bestimmte Auffassung, wonach Subjekt und Objekt gleichrangig sind, war mit dem Satz, *Geisteskrankheiten sind Gehirnkrankheiten* zur festen Grundlage eines wissenschaftlichen Programms geworden, bei dem mit dem Subjekt und der ‚Moral' auch der Geist das Feld für den Wissenschaftler hatte räumen müssen. In den Psycho-Wissenschaften zog der Pychologismusstreit, der in diesem Zusammenhang entbrannt war, einen Großteil der wissenschaftlichen Aufmerksamkeit auf sich, wobei aufseiten der Philosophie die ‚Kritik der reinen Vernunft' in der Erläuterung von Arnoldt ein letztgültiger Maßstab vorlag (Gesammelte Schriften, Bruno Cassirer, Berlin, 1908. – Vgl. Lotz, J. B., Die transzendentale Methode in Kants „Kritik der reinen Vernunft" und in der Scholastik. In: Brugger, Lotz, Hgg., Kant und die Scholastik heute. Pullacher Philosophische Forschungen. Band 1, Berchmanskolleg, 1955, Pullach).

Nachfolgend geht es demgegenüber nun um die Erläuterung der phänomenologischen Relevanz der Freud'schen Psychoanalyse und der Analytischen Psychologie von C. G. Jung. Bei beiden steht das Interesse an der Persönlichkeit im Vordergrund. Dieses Interesse war seit jeher sehr groß, wobei Charakterologien bereits im Altertum bekannt waren und das Thema immer noch nicht ausgeschöpft ist, denn der Begriff der Persönlichkeit ist auch weiterhin problematisch, doch sind die Versuche, ihn abzuklären faszinierend geblieben. (Thomae, H., Persönlichkeit. Eine dynamische Interpretation. Nervenarzt 1953. – Petrilowitsch, N., (1966) Abnorme Persönlichkeiten. 3. A. Karger, Basel. – Luthe, R., Erlebnisbedingter Persönlichkeitswandel als Begriff der Begutachtung im Entschädigungsrecht. Nervenarzt 39, 10, 1968). – In der psychiatrischen Forensik, wo Persönlichkeitsbeschreibungen als *‚psychischer Befund'* täglich Sachverständige mit erheblichen, praktisch lebendigen Folgen beschäftigen, wird die Abklärung, gerade was straffällige Jugendliche betrifft, dringend benötigt. Es gibt zu diesem

Zweck systematische und unsystematische Ansätze, dazu zählen neben verschiedenen aktuellen Klassifikationen wie ‚die ICD' und ‚das AMDP' als Typenlehren, unter anderem die unsystematische Psychopathentypologie von Kurt Schneider. Am bekanntesten sind wohl die Jung'schen Einstellungstypen von Extra- und Introversion sowie die Konstitutionstypen von E. Kretschmer (Tübingen) und seinem Schüler K. Conrad (Marburg, Homburg/Saar). Allen gemeinsam ist die Frage, nicht was viele Typen sind, sondern was ein Typ ist. Wie man ihn als Einheit zu fassen kriegt.

Auf Seiten der Philosophie (Monrad, M. J., 1896, Idee und Persönlichkeit. Archiv für systematische Philosophie, II, 2) ist die Erkenntnislage für mich als Psychiater problematischer zu beurteilen. Ich verfüge dazu über zwei professionelle Zugänge, einen phänomenologisch deskriptiven, wie er zur Erhebung des sogenannten ‚psychischen Befundes' in der modernen, sogenannten biologischen Psychiatrie reduktionistisch benutzt wird, und einen zweiten im Zusammenhang mit dem Problem der Willensfreiheit, das seit meiner Lektüre von Pascual Jordans ‚Verdrängung und Komplementarität' (Strom, Hamburg, 1947) auch bei der Berufswahl im Mittelpunkt meiner wissenschaftsorientierten Aufmerksamkeit stand. Hier wird das Freiheitsproblem aus der Sicht der Quantenfeldtheorie behandelt. Im Recht ist es als Schuld- und Geschäftsfähigkeit in verschiedenen Formen von zentraler Bedeutung und wird in der Literatur der betroffenen Fächer viel diskutiert. „An dieser Stelle nun taucht ein Rätsel auf, das Forscher aller Zeiten beunruhigt hat. Wie ist es möglich, dass die Mathematik, die doch ein von aller Erfahrung unabhängiges Produkt des menschlichen Denkens ist, auf die Gegenstände der Wirklichkeit so vortrefflich passt? Kann die menschliche Vernunft ohne Erfahrung durch bloßes Denken Eigenschaften der wirklichen Dinge ergründen?" (Einstein am 27.11.1921 vor der Preußischen Akademie der Wissenschaften. – Vgl. K.H. Peters, Der Zusammenhang von Mathematik und Physik am Beispiel der Geschichte der Distributionen Eine historische Untersuchung über die Grundlagen der Physik im Grenzbereich zu Mathematik, Philosophie und Kunst. – R. Luthe, Der psychische Befund, Springer, Heidelberg, 1989).

Vom Programm des Glaubens

Der Baum in der Mitte des Paradieses rauscht geheimnisvoll. Deshalb erweckte er erst bei Eva und dann bei Adam eine unbezwingliche Neugier. Nachdem der Baum sein Geheimnis gelüftet hatte, war alles klar, anders. Äußerlich hatte sich nichts verändert, die Sonne schien oder es regnete, die Erde klebte an den Sohlen, alles wie gewohnt. Aber alles hatte eine andere Bedeutung. Die von Gott verfluchte Frau fiel zwangsläufig dem Mann zu Füßen, und dass Mann und Frau erkannten, nackt zu sein, steht in der Bibel. Wie kamen sie zu dieser Erkenntnis? Gott, der verboten hatte, das Geheimnis des Baumes zu lüften, ließ es sie wissen. Das heißt, die Menschen erkannten in ihrer Nacktheit *Gott* als ihren nicht bloß textilen Beschützer. Ihre Sterblichkeit war der Grund für die Idee seiner Unsterblichkeit. Gott ist keine Erfindung von Theologen, auch nicht von Priestern, die auf Opfergaben erpicht sind, von Tempeldienerinnen oder Traumdeutern. Vielmehr geht sein Gedanke namen- und geschlechtslos aus der aufmerksamen Beobachtung und Interpretation des regelmäßig erneuerten Wachsens der Natur, der Permeabilität des Mutterbodens, des Regens und Sonnenscheins unmittelbar evident hervor. Was immer Gott bis dahin bereits bewirkt hatte, seine Evidenz als solche verdankt er einem menschlichen Urerlebnis, dem des Todes, speziell in der Form des ‚abgebrochen' und getötet Werdens als Unterbrechung des Wachsens aus Erde. – Irgendwann musste im Abschütteln des Urzustandes, von dem in der *Ilias* noch ein Glimmen zu bemerken ist, die Bedeutung des Todes, der bis dahin überwiegend utilitaristisch, praktisch gesehen worden war, dem Menschen einen gehörigen Schrecken eingejagt haben. Dann aber musste die wahre Idee des Lebens ihnen in ihrem existenziellen Grund – ‚deistisch' zunächst – aufgegangen sein. Später mag sie ihnen auch eine neue, ‚theologisch' auf die Unsterblichkeit gerichtete Art von Schrecken und Angst eingeflößt haben: ‚*Von der Erde bist du genommen und zu Erde sollst du werden!*' Schließlich war aber der Weg frei für das schlechte Gewissen desjenigen, der mythologisch eine Blutschuld auf sich geladen hatte und nun darauf sinnen musste, wie er die nach dem Naturgesetz des gerechten Ausgleichs zu erwartenden Folgen von sich abwenden könne: Er bestimmt Gott zum Richter und bittet ihn um Vergebung, sucht ihn durch Opfergaben mild zu stimmen. So kam der Himmel auf die Erde und mit ihm der Glaube an Gott, dessen symbolische Wandlungen die Ideengeschichte der Menschheit darstellen.

In der Psychoanalyse ist die Wirklichkeit des Ödipuskomplexes die Wahrheit Jehovas, das heißt einer psychologistisch interpretierten Theogonie immanenter Bedrohung, das ‚Jüngste Gericht' mit dem Schwergewicht einer nächtlich dumpfen, in Begriffen noch wenig abgehobenen Sprache. Aber wenn sie nicht zutrifft, weil die freie Existenz Gottes aus Angst geboren nicht gut im Gefängnis der Seele, der Erzeuger nicht in den Söhnen eingeschlossen gedacht werden kann, wie erklärt sich dann die anhaltende Bewährung von Theorie und Therapie, die diese Vorstellung propagieren? Sie erklären sich dadurch, dass die spekulative Logik, die daraus spricht, eine wirksame Unterstützung gesellschaftspolitischer Art erfährt. Die Scheinplausibilität psychologistischen Antwortens erspart die Mühe des Fragens und die in der Welt um Effizienz bemühte Seele kann zwar nicht befreit aufatmen, kann sich aber vom metaphysischen Ballast der Naturnähe befreit fühlen und sich so, effektiv, der Lösung ihrer gesellschaftspolitischen Aufgabe zuwenden. Diese lässt es ratsam erscheinen, nicht auf das „Grillengezirp" der Musen zu hören, die in den Pappelkronen am mittäglichen Bachrand das Lied der Zikaden angestimmt haben. Der in der Welt um Effizienz bemühte Verstand, der im göttlichen Auftrag, sich in Konkurrenz mit andern die Erde untertan machen soll, der gut ausgeschlafen Zikaden für ‚Ungeziefer' erklärt und ihnen den Kampf ansagt, wird im Ödipuskomplex angemessen berücksichtigt.

Väterliche, göttliche oder welche Autorität auch immer, die im Gegensatz zur in sich widersprüchlichen Logik des Ödipuskomplexes durch spekulative Vernunft nicht aufgehoben wird, beruht auf der für die Gemeinschaft von jedem Einzelnen zu erbringenden Bewährung, für die der platonische Eros, im Sinn, den er macht, ein nie zur Ruhe kommender Bote und Apollo mit seinen Licht- und Feuerpfeilen aufsteigend das Symbol ist. Und daraus wird nächstens die Unverborgenheit der platonischen ‚Idee des Guten', die das Sein der Welt und das Sein schlechthin in die Zukunft hinein überragt. – Mit der Modernisierung des Bewusstseins durch einen neuen Begriff der Kommunikation, das Zurücktreten und allmähliche Verschwinden der Entfernungen beim Übergang vom analogen zum digitalen Weltmodell vollzog die Psychotherapie mit der zwischenzeitlichen Liberalisierung und Entdeckung des kommerziellen Interesses der Triebansprüche, die das grundsätzlich schlechte Gewissen des Ödipuskomplexes erübrigen, in gewisser Weise ihre eigene Heilung. Die Entdeckung des Ödipuskomplexes hat *de facto* aber nicht die von W. Reich erhoffte Revolution, sondern eine Art Nullinterferenz hervorgebracht. Der „neue Mensch" ist kein selbstbewusster Arbeiter, der nach getaner Arbeit mit Frau und Kindern im Kulturpark in Form von Kaffee und Kuchen sein Selbstbewusstsein stählt, sondern der globalisierte Konsument triebtelekommunikativer Gegenwart vor und hinter jenen Kameralinsen, welche die Indiskretion des Orwellschen Auges bei weitem übertreffen. Aus dieser im globalen Maßstab veränderten Perspektive wirkt der Gedanke an Umwälzungen im Verhältnis der „Klassen" untereinander heute auf altmodische Weise fast liebenswürdig. Auto und Telefon haben die sozialen Unterschiede verwischt und das „Epirrhema" genannte Gedicht Goethes erhielte einen neuen Sinn, wenn – innen und außen – auf Kosten des Reims durch oben und unten ersetzt würden. Doch stimmt weiterhin: Kein Lebendiges ist nur Eins. Immer ist's in sich entzweit auch ein Vieles und der prophetische Satz: *„Nichts ist drinnen, nichts ist draußen"* – könnte in der auf Effizienz getrimmten Wissenschaft eine Suchaktion auslösen, von der so leicht keiner ungeschoren zurückkehrte, wenn die vom Geburtskanal der Mütter vorgegebene Richtung verloren ginge. Dem Impuls und dem inneren Wissen dieser Richtung, die im wahrsten Sinn des Wortes >angeboren< ist, verdankt im Reich der Mütter Faust seine Rettung vor dem finalen Zugriff des Bösen. Der Teufel verkörpert das destruktive Prinzip, das so „böse" ist, wie *Gerechtigkeit* böse genannt werden darf (Jung, Gesamtausgabe, Bd 5 S 161 ff). „Gut" ist, was sich bewährt. Diese Bewährung oder Effizienz, um einen Ausdruck von M. Weber der Soziologie zu entfremden, kann nur in der Richtung erfolgen, welche die Mütter ihrem Produkt gegeben haben und mit Nachdruck weiter geben. Wer diese Richtung einhalten will, benötigt ein ballistisch zu ermittelndes Selbstvertrauen.

Das *Geheimnis wahren Scheins,* wie es von Goethe beschworen wird, ist die phänomenologische Idee der Metamorphose, die im Wandel der Symbole dem Weltprozess zugrunde liegt, den der Mensch schon bei Nikolaus von Kues in sich vorzufinden glaubte. Sie kann als deistische Extrapolation der Ideenlehre gegenüber der analytischen Theogonie, bei der Gott seine Existenz dem schlecht gemachten Gewissen der Söhne verdankt, als strukturale Theogonie, beziehungsweise als *Theophanie* bezeichnet werden. Es entspricht der strukturalen Betrachtungsweise Goethes, das in jedem schöpferischen Tun liegende „Geheimnis wahren Scheins", das auch das Geheimnis der Metamorphose ist, als ‚öffentlich' zu bezeichnen, insofern es nämlich Sinn macht und Sinngeschehen seinem Wesen nach gleichnishaft als Wehen des Windes in der ‚Luft', die wir atmen, anschaulich wird. Die Zweige biegen sich und richten sich wieder auf. Systole und Diastole. Sinn ist öffentlich und darin der Idee des Guten verwandt. – Dass Menschen an diesem Sinn teilnehmen, ist als Teilhabe das eine konstitutive Moment des Menschseins, das bewegende nämlich, das zusammen mit dem zweiten, dem der Richtung gebenden Gerechtigkeit in der organischen Struktur der Mitte zur erlebbaren Wirklichkeit wird. Damit ist der Blick frei für die 5. Erkenntnisstufe des *7. Briefes* von Platon, wonach alle Versuche, den Gegenstand des Glaubens als Evidenz vermeintlich objektiver Eigenschaften an der Oberfläche bleiben und den in Glaubensgewissheit intuitiv enthaltenen Weltentwurf verfehlen. Auch der Glaube an den ‚Schöpfergott' ist nur durch Teilhabe am Subjekt des Werdens (Methexis), das heißt prinzipiell möglich. Zu diesem Zweck muss man sich im Sinne des Delphischen Orakels soweit wie möglich in die subjektive Tätigkeit des allen gemeinsamen Geistes hineinbegeben, für den Jung ‚das kollektive Unbewusste' in Betracht gezogen hat.

Dabei wird einsichtig, dass alles, was ist, sein Sein dem einheitsbildenden Streit zweier komplementärer Seinsprinzipien verdankt, eines das bewegt und eines, das dagegen Widerstand leistet, Licht und Schatten. So entsteht das, was wir als die Objektivität des „Außen“ in Goethe'scher Sprache poetisch verstehen, ‚Subjekt‘ genannt, im lebendigen System des tätigen Geistes, Epirrhema. Dabei besagt die Umkehrung des Gedankens der Teilhabe logisch, die Allgemeinheit dieses in übergeordneter Einheit und Ganzheit mit andern geteilten Bewegens. In diesem Rahmen entzieht sich das Subjekt dem primitiv *materiellen* Triebgeschehen unter- oder nachgeordneter Freud'scher Repräsentanzen und ist wissenschaftlich Ausdruck einer hermeneutisch zugänglichen Textur psychischer Epiphänomene. Das Objektive daran ist sowohl materiell als auch ideell der ephemer gegenwärtige Augenblick der Dauer über der Zeit, indem es von jener subjektiven Spontaneität des semantisch Allgemeinen umfasst wird, die sich in strukturaler Auseinandersetzung mit ihrem Anderen bewährt oder nicht. Das ist die Gerechtigkeit alles Seienden von Anaximander (um 550 a. C.), das in jeweils besonderer Form den Inhalt des Gegenständlichen gewinnt. Wenn dies verstanden ist, hat man die Botschaft der Ideenlehre Platons verstanden und auch begriffen, was hier unter strukturaler Psychopathologie verstanden werden sollte, denn nur so sind die *petitio principii* des aristotelischen Psychologismus und die Leib-Seele-Spaltung des empirischen Dualismus in der Psychiatrie zu überwinden. Wenn das ‚Nicht-Normale‘ und ‚Geisteskrankheit‘ voneinander unterschieden werden sollen, muss und kann die historische Verdrängung der sich ins allseits Offene erstreckenden Dynamik des Bewegens aus dem Potential der Idee im dadurch generierten Sinn aufgedeckt und seine Störung rückgängig gemacht werden. In eben diesem Sinne verweist Held (1980, Heraklit, Parmenides und der Anfang von Philosophie und Wissenschaft. De Gruyter, Berlin New York, S 232 FN) auf Hannah Ahrendt *(Vita activa).*

Held führt ‚Gebürtlichkeit‘ als das eigentliche, schöpferisch Neues stiftende Moment in Einem mit Sterblichkeit auf Heraklit zurück: *‚Indem sie geboren sind, passt es ihnen zu leben und ihr Todesgeschick zu haben, und Kinder hinterlassen sie, auf dass neue Todesgeschicke geboren werden.‘* Der Geburtsakt ist die richtungweisende Ausstoßung aus dem Paradies; er trennt den Menschen von der Zeitlosigkeit des Schlaraffenlands, das Söhne und Töchter gleicher Weise ins Leben, die Nacktheit, das Alter und den Tod wieder verlassen, weshalb es nicht wunder nimmt, dass sie trachten, notfalls auf dem gleichen Weg wieder dorthin zurückzukehren. Dann geschieht jedoch etwas Entscheidendes: Die Töchter wachsen heran und machen „die einschneidende Erfahrung der Menarche“ (Margret Boveri). Auf der Suche nach Identität, die aus diesem Anlass besonders aktuell wird, entsteht nun schon bei den Schülerinnen, von denen Boveri spricht, ein Konformismus, der die Absicht der Selbstfindung durch übertriebene Internalisierung äußerer Leitbilder in ihr Gegenteil verkehrt. Das gefundene

Selbst, sein Outfit, Make-up, seine Bewegungsmuster und Gesprächsstoffe stehen allesamt unter dem von Künstlern der sogenannten Pop-Art aufgegriffenen Eindruck eines mehrfachen Spiegeleffekts (Seriellen), durch den das Syndrom oder der Typ der „alten Jungfer" babyhafte Züge annimmt, ohne dass gleich zu bemerken wäre, was exakt an dieser poppig nivellierten Art der Lebensführung eigentlich in Wegfall geraten ist. Die Austauschbarkeit ist wie das dazugehörige Ersatzteillager perfekt und bei der Flucht durch eine virtuell endlose Folge von Spiegeln sind die gesellschaftspolitischen Folgen bar jeden spekulativen Tief- und Blödsinns bis hinein in den Bestattungskultus aufzuzeigen. – Im Vorwort zu: ‚*Through the looking glass*', das als Fortsetzung von ‚*Alice's Adventures in Wonderland*' damit beginnt, dass Alice mit ihrem schwarzen Kätzchen spielt, schreibt Lewis Carroll an Weihnachten 1896: „The Alternation of Red and White is perhaps not so strictly observed as it might be, and the „castling" of the three Queens is merely a way of saying that they entered the palace, but the „check" of the White King at move 6, the capture of the Red Knight at move 7, and the final „checkmate" of the Red King., will be found, by anyone who will take the trouble to set the pieces and play the moves as directed, to be strictly in accordance with the laws of the game."

Anlässlich der deutschen Übersetzung von ‚Alice im Wunderland' hob J. B. Priestley (1921) warnend den Finger und meinte, dass nunmehr der teutonische Tiefsinn von Freud und Jung die Späße des Autors zunichte machten. Er täuschte sich nicht, was den ‚Tiefsinn' betrifft, aber Carroll war gerettet. Erst Arno Schmidt hat in den Fünfzigerjahren mit seinem etwas forcierten psychoanalytischen ‚flair' die Spur diesseits des Kanals aufgenommen. Und es erweist sich wiederum als richtig, was H. Heine festgestellt hat: *Es sind nicht bloß die zwei Systeme, sondern auch die Typen zweier verschiedener Menschenkulturen, die sich seit undenklicher Zeit, unter allen Kostümen, mehr oder minder verständnislos entgegenstehen....*' – Die feminine Entdeckung des ballistischen Einweggesetzes am eigenen Körper ist in der Tat im Sinne des Delphischen „*Erkenne dich selbst*" entscheidend: Der Übergang vom Paradies zur Welt und von der Welt zum Paradies als ureigene Angelegenheit wirkt wie der Anker im windgeschützten Hafen. Als hinsichtlich ihrer Identitätsfindung „außengeleitetes" Individuum entdeckt die junge Frau bei sich selbst das geheimnisumwehte Tor zum Paradies als genau den gleichen Geburtskanal wie der, durch den sie, noch nicht lange her, selbst in die gnadenlose Licht-Schattenhöhle der Welt, von der in eigenartiger Verkennung der Verhältnisse gesagt wird, sie enthalte das Licht, das der Neugeborene verständnislos erblickt, hinausgestoßen worden war, um von da an im Verein mit ihren Geschlechtsgenossinnen den Brüdern und Vettern klarzumachen, wo es lang geht. Dabei werden sie schwanger und kommen ihrerseits in die Lage, ein anderes Lebewesen aus dem Paradies der Naivität in die Nacktheit verstoßen und dem Tod ausliefern zu müssen.

Im Hinblick auf den richtungweisenden Impakt dieses Erlebnisses kann angenommen werden, dass Frauen nach der Entbindung nicht mehr die gleichen sind wie zuvor. Jenseits von Himmel und Hölle, ins „Reich der Mütter" aufgenommen reagieren auch sie selbst und nicht nur die Neugeborenen auf den Wechsel des Bezugspunkts. Sie müssen erkennen, mit einem Bein außerhalb und mit dem andern innerhalb eines fragwürdig gewordenen Paradieses zu stehen. Wenn hier quasi biblisch vom *Wehen des Geistes* gesprochen werden darf, dessen befruchtende Bedeutung in der Mythologie vielfach ausgeschmückt wird, so hat „der Wind, das himmlische Kind" nun unter dem dynamischen Einfluss der Idee nun die Richtung geändert. Er hat sich um einhundertachtzig Grad gedreht und weht jetzt in steifer Brise dem Kinde folgend nach. Fort und für dieses *„Nach vorn"* der Richtung im Leben ist das Symbol, das den Gedanken sehr treffend ins Anschauliche übersetzt, das ‚Kanonenrohr', von dem später noch mehrfach unter Bezug auf den von C. G. Jung referierten Traum einer jungen Frau zurückgekommen werden soll. Das heißt, dass die konkrete Erfahrung der Gebürtlichkeit, wie sie jedes Kind am eigenen Leib macht, deren traumatischen Gehalt nicht erschöpft, sondern dass auch die Mutter im Drehen der Perspektive damit unter dem Eindruck der äußerst nachhaltigen Erfahrung eines Paradigmawechsels steht, durch welche die ihrerseits einst Vertriebene nunmehr über sich hinauswächst und im Subjekt tätigen Geistes Gott als Gottesmutter an die Seite tritt, um dem Kind, das sie geboren hat, die Richtung eigener Verantwortung mitzuteilen.

Diese archetypische „Gottähnlichkeit der Mütter" kann verständlich machen, dass Frauen im Leben kompromissbereiter als Männer sind und im allgemeinen eher den sowohl-als-auch Standpunkt bevorzugen, was von verständnislosen Männern manchmal als Mangel an effizienter Logik beklagt wird. In Wirklichkeit handelt es sich um die Weisheit Diotimas aus dem Platonischen Gastmahl. Vielleicht liegt hier auch der tiefe Sinn des Marienkultes und vielleicht erklärt sich in dieser Vertikalität das ansonsten mysteriöse Ende von *Faust II* („Das ewig Weibliche zieht uns hinan!"). Und so kommt es wohl, dass in den wirksamen „Signifikantennetzen" des Lebensentwurfs der Frau – das ist die rückübersetzte Lacan'sche Übersetzung für die Cassirer'sche ‚Bedeutungsfunktion' in psychoanalytisches Gedankengut – durch die Entbindung der „Geburtskanal" eine Umwidmung erfährt, die von Männern im allgemeinen unterschätzt wird.

So erhält der Geburtskanal der Frau im Bewusstsein der gleichsam mitgeborenen Mutter eine erhöhte oder vertiefte Bedeutung, mit der die ihrerseits alt und hässlich gewordenen Söhne der Urhorde in der Folge ihre Schwierigkeiten haben (vgl. G. Courbet, ‚L' origine du monde' in der Kunstgeschichte). – Auf diese Weise kann übrigens eine moderne sozialanthropologische These, dass es das *Ich* nur gibt, weil ein *Du* konstruiert wird, struktural überprüft werden. Sie besagt, hinsichtlich der gesellschaftspolitischen Organisation des Gemeinwesens, dass von „Frauen" und „Männern" als Typen überhaupt nur deshalb so unbefangen gesprochen werden kann, wie dies allgemein geschieht, und dass es sie subsequent realiter auch wirklich gibt, weil diese Typen *kulturell* von den Müttern dank ihrer richtungweisenden Kompetenz so geschaffen werden. Das Geschlecht als Unterscheidungskriterium ist im Sinne einer Rollenverteilung das von da an eingefleischte Ergebnis der Bewährungsprobe, die bis jetzt den allmählich bekannt werdenden Verlauf genommen hat. In diesem Sinn ist das eigenartige Walten der Idee als tätiger Geist zu verstehen nämlich als überpersönlich interaktiv, wie sie intuitiv im Begriff des kollektiven Unbewussten auftaucht und für jene regulativ wirksame, lebendige Einheit steht, welche durch ihren von der Idee stammenden Bedeutungsimpuls die polarisierte und gleichzeitig komplementäre Spannung der Geschlechter zusammen- und ausgewogen hält. Sie tut dies, indem sie die geschlechtlichen Unterschiede der Individuen im Streben nach Bewährung dem gemeinschaftsbezogenen Ziel der gesellschaftlich verstandenen Zukunft dialektisch unterordnet.

Dies geschieht nicht ohne Risiko. Platon ist im ‚*Staat*' und an anderen Stellen auf Risiken eingegangen, die das Verhältnis von Natur und Kultur im Hinblick auf die Familie als generativer Gemeinschaftsform betreffen. Der totalitaristisch missbrauchte Wahlspruch ‚*Einer für alle und alle für einen*' weist über das Individuum und seine Ziele im Sinne von Lévi-Strauss und Goethes ‚*Tyche*' weit hinaus Man hat dies falsch interpretiert und daraus abgeleitet, dass Platon den totalitären Kollektivismus gewollt habe. Das wäre nur unter der Voraussetzung richtig, dass biologische Organismen ebenfalls in diesem Sinne als „kollektivistisch" verstanden würden. – Damit soll gesagt sein, was der Leser in den nachfolgenden Kapiteln zu erwarten hat.

Überwindung des Psychologismus durch Teilhabe

Das Wort „Psychologismus", das die Rivalität von Philosophie und Psychologie zum Ausdruck bringt, ist phänomenologisch bedeutsam. Es wird gelegentlich von Jung gebraucht, kommt in der gewöhnlichen Sprache aber nicht vor, in der gehobenen Sprache der Philosophie, die Jung ansonsten vermeidet, ist es dagegen mit unterschiedlichem Geschmack in aller Munde. Während die Rivalität von Philosophie und Psychologie sich am Anfang erübrigte, weil beide komplexqualitativ eins waren, suchen sie in unserer Zeit beide den Streit für sich zu entscheiden, indem sie den ‚Komplex' aus Subjekt und Objekt durch Bedeutungsentleerung objektivieren. Viktor Frankl kritisiert den Psychologismus im Zusammenhang mit der Freud'schen Psychoanalyse, deren empiristischem Rationalismus er eine atheistische Grundhaltung bescheinigt, in der Freud religiöse Phänomene auf illusionäres Wunschdenken zurückführe. Die psychoanalytische Aufklärung, sagt er, verführe zur Hybris, zu Sinnverlust und allgemeiner Entwertung des Menschlichen, wofür der wissenschaftliche Psychologismus symptomatisch sei. *Wissen* ist nicht mehr Voraussetzung sondern Ergebnis des Denkens, das Glauben von der Wissenschaft ausschließt und annimmt, mit neuen Terminologien früher oder später das Himmelsgewölbe erobern zu können, um darin zur letzten Erkenntnis vorzustoßen. Aus dem, was für Petrarca auf dem *Mont Ventoux* ein erster blendender Reflex gewesen sein mag, irgendwo an den Rändern der von ihm entdeckten Rhôneebene eines neuen Sehens, hinter den Pyrenäen türmten sich schon die Anden, erwuchs der Wunsch oder der wissenschaftliche Traum, das Bewusstsein als Objekt so oder so ‚dingfest' zu machen, nachdem es schon solange unerkannt als von Kant erledigtes ‚*Ding an sich*' eine Tarnkappe verwendet hatte, wie um die Leute im Tal nicht philosophisch zu beunruhigen. Psychologistisches Denken ist dem Versuch jenes Mannes zu vergleichen, der sich an seinen Haaren aus dem Sumpf ziehen wollte, denn wenn Wissen *ist,* dann ist es bereits etwas anderes oder nach Goethe: „*Spricht die Seele, so spricht ach! Schon die Seele nicht mehr*" (Gesang der Geister über den Wassern). Der Vergleich der Wissenschaft mit Münchhausen hinkt selbstverständlich, denn es ist gerade die spröde terminologische Festigkeit ihrer Erfindungen, welche den Weg des Menschen bis in die Nähe des Himmels und an manchen Stellen sogar bis hinein begehbar gemacht hat.

Vom Standpunkt der gewöhnlichen Sprache aus ist der Mann, der das Wissen, in dem er selbst geworden ist, erklären will, nicht zu bemerken, er mag sich abmühen, wie er will. Vom Standpunkt dieser Sprache stellt es kein nachdenkenswertes Problem dar, dass das Auge, das alles sieht sogar sich selbst, das eigene Sehen nicht sehen kann. Man lebt auch so. Obgleich niemand so leicht auf die Idee kommt, deswegen zu behaupten, dass es kein Sehen gäbe, verhält es sich beim Wissen anders. Wer glaubt zu wissen, muss wissen, dass er nicht weiß, las ich vor Jahren im Eingangsbereich der Universität Bern. Das ist der rationale Standpunkt. Wissen als Prinzip ist eine Angelegenheit für „schwärmerische, mystische, platonische Naturen", solche, bei denen sich „in den subjektiven Abgründen ihres Gemütes" Ideen und Symbole tummeln, die ihre Verfechter für die Wissenschaft verderben, weshalb es praktisch ordnender, aristotelischer Naturen bedürfe, die „aus diesen Ideen und Symbolen ein festes System, eine Dogmatik und einen Kultus" erbauen. Wahrscheinlich ist ‚Kultur' gemeint. Heines gramvoller Ausruf: Plato und Aristoteles! Das sind nicht bloß die zwei Systeme, sondern auch die Typen zweier verschiedener Menschennaturen. Jung bestätigt, dass „vorzüglich das ganze Mittelalter hindurch bis auf den heutigen Tag solchermaßen gekämpft wurde". Jung stellt sich ausdrücklich neben Petrarca auf den Standpunkt des Universalienstreites mit der Alternative von Nominalismus (Allgemeinbegriffe sind leere Namen) und Realismus (Allgemeinbegriffe sind reale Wesenheiten). Aber ganz sicher scheint er nicht zu sein. Beim Nominalismus verdankt Erkenntnis ihre Festigkeit dem Außen und eben da – außen nämlich – findet sich auch das allgemein zugängliche, exemplarische Kriterium ihrer Wahrheit, der Gegenstand, das Ding, die Sprache das Instrumentarium, das er zum Denken braucht. Es gibt mehrere Sprachen, eine auch für den Glauben als Wissen. Für den Körper gibt es keine. Der weiß nur im übertragenen Sinn, was er zu tun hat. Die Wirklichkeit seines Tuns ist bewusstlos: Zufall oder Notwendigkeit. Der Realist mit dem Phänomen als Ausdruck für Wirklichkeit steht auf verlorenem Posten und verursacht Ärger, denn ihm entsteht das Ding an sich im Subjekt. Indem er an dem, was von innen kommt, Maß nimmt, ist sein Reich nicht von dieser Welt. *‚Die Hoffnungslosigkeit dieses Standpunktes'*, schreibt Jung in richtiger Einschätzung des gegenwärtigen Standes der Wissenschaftsdebatte, *‚springt in die Augen'.* Er ist aber hoffnungsvoll und sieht gewisse Anzeichen für einen Paradigmenwechsel darin, dass in der Nachfolge Kants die Bedeutung der „persönlichen Gleichung" auch für den nominalistischen Standpunkt gilt, ‚denn alle Erkenntnisse, die so oder so gewonnen werden', sind unvermeidlich subjektiv bedingt. Darin verwirkliche sich, schreibt er, die „Wiedergeburt Platonischen Geistes" und „wenn es schon keine über menschliches Vermögen hinauskletternde Metaphysik geben kann, so gibt es auch keine Empirie, die nicht schon durch ein Apriori der Erkenntnisstruktur eingefangen und beschränkt wäre“ (vgl. E. Arnoldt, S 160 ff).

Jung, der sich gerne auf Goethe als geistigen (manchmal auch als leiblichen) Vorfahr beruft, lässt als Empiriker dann jedoch dessen Gleichsetzung von innen und außen („Epirrhema“) als Umdeutung des Gegenstands unbeachtet und fährt fort:

> *Nicht nur die Philosophen, sondern auch die eigenen philosophischen Neigungen, ja unsere sogenannten besten Wahrheiten fühlen sich beim Gedanken der persönlichen Prämisse beunruhigt, wenn nicht geradezu bedroht. Jede schöpferische Freiheit – so rufen wir aus – ist uns damit genommen! Wie, ein Mensch soll nur denken, sagen und tun können, was er ist? – Vorausgesetzt, dass man nicht wieder übertreibt und damit einem schrankenlosen Psychologismus verfällt, handelt es sich allerdings um eine solche, wie mir scheint, unumgängliche Kritik. Diese Kritik ist Wesen, Ursprung und Methode der modernen Psychologie: es gibt ein Apriori aller menschlichen Tätigkeiten, und das ist die angeborene und damit vorbewusste und unbewusste Struktur der Psyche.*

Da „Psychologismus“ kein quantitativer Begriff ist, ist schwer einzusehen, wie die Warnung vor Schrankenlosigkeit als Handlungs- oder Denkanweisung für Wissenschaftler praktisch zu verwirklichen wäre. Aus dem sogenannten Unvollständigkeitstheorem von Kurt Gödel folgt in Übereinstimmung mit der Gestalttheorie: *Wenn Psychologismus überhaupt zu vermeiden ist, dann nur ganz von Anfang an.* ‚*Quant au problème de la liberté humaine, il a été jusqu'à présent dénué de signification scientifique… Il ne s'en trouve pas moins que, par une extension du théorème de Goedel sur l'impossibilité de démontrer la non-contradiction d'un système (assez riche) par ses propres moyens ou par des moyens plus faibles, la cybernétique contemporaine soulève le problème du déterminisme en des termes limités mais précis: une machine suffisamment complexe pour simuler un travail cérébral, et soumise à un déterminisme rigoureux quant à son mécanisme et à ses échanges avec l'extérieur, ne permet pas de calculer en un temps >t< ce qu'elle sera en un temps >t + 1<; elle n'y parvient que dans la mesure où sa détermination, incomplète à elle seule, est soumise à celle d'une machine de rang supérieur, mais qui alors n'est pas non plus entièrement déterminée pour elle-même; et ainsi de suite*‘ (Dawson jr., J. Piaget 1972, S 60). – Das ist der Witz der platonischen Ideenlehre, dass sie den Psychologismus vermeidet. Sie kommt ihm komplexqualitativ zuvor, indem sie mit der Idee des Guten die Offenheit des Weges nach vorn, Willen als Freiheit besagt.

Wird die Ideenlehre in diesem Sinne platonisch verstanden, heißt das, dass Wissen als das aktive Prinzip der Einheit des Seins im Gleichgewicht mit dem passiven Prinzip von Form und Inhalt in der organischen Struktur dieses dialektischen Zusammentreffens eine supra-phänomenal quasi anschauliche, zeitlich und räumlich bestimmte Gestalt im Denken des Phänomens erhält und intersubjektiv bewährt, die das *Ding an sich* im Denken sensualistisch verankert. Während die Idee sich semantisch verzweigt und das Sein in seiner Vollständigkeit organisierend immer weiter in die existentielle Tiefe wirkt, unterscheiden die verwirklichten Formen sich hinsichtlich der Dauer ihrer Bewährung. Die weniger haltbaren verwelken, Eisen rostet und das Gebirge bröckelt ab. Der Gedanke des Aristoteles hat sich bis jetzt durch alle Übersetzungen hindurch und darüber hinweg als in Grenzen haltbar erwiesen. Dies ist aber kein Beweis dafür, dass er unter allen Umständen richtig sein müsse, sondern nur der Beweis, dass es im Konkurrenzkampf aller mit allen bislang gesellschaftspolitisch nützlich ist, ihn für nützlich zu halten. Was in der ‚*Analytischen Psychologie*' von Jung als vorbewusste oder unbewusste Struktur der Psyche bezeichnet wird, bezieht sich als Vorstellung auf Prinzipiiertes und ist in der Bezugnahme auf Bewusstsein psychologistisch. Es handelt sich bei diesem Sein nicht um Struktur im vorstehend erläuterten Sinn, wie sie als Einheit beim ‚*Kampf von Giganten*' phänomenologisch beschrieben wird, sondern um etwas, auf das der Name Struktur aristotelisch angewendet wird. In anderem Zusammenhang verwendet Jung darauf das Bild von „Hammer und Amboss" worin *wissenschaftliches Dingfestmachen* von Bewusstsein besonders haltbar zum Ausdruck kommt und in seiner Festigkeit das Phänomen überdauernd für das Unbewusste mit gilt. Was so als Unbewusstes bezeichnet wird, ist kein gedachtes, sondern prinzipielles Wissen, was heißt, dass seiner Vollkommenheit von seinem Gegenspieler keine Form aufgezwungen wird und dessen Bedeutung daher in dieser Phase der gegenständlich bestimmte Inhalt fehlt. Obgleich es sich um Wissen handelt, wird es im Hinblick auf seine phänomenale Durchlässigkeit für Sprache *vor-* oder *unbewusst* genannt, worunter zu verstehen ist, dass sein Subjekt nicht das Ich der ersten Person Einzahl der Tätigkeitswörter ist, sondern in der platonisch kollektiven Teilhabe (Methexis) dessen Vorläufer: Es, das sich sodann als Ich denken lässt, und das bereits von ihm inzidenter gewusst wurde, bevor es gedacht war. Es gibt auf diese Weise in vertikaler Staffelung eine Sukzession subjektiver Repräsentanzen in deren Folge das grammatische Ich der ersten Person Einzahl der Tätigkeitswörter mit dem Subjekt der Idee in phänomenal lebendiger Verbindung steht, indem jede Tätigkeit aus dieser Quelle gespeist wird. Das ist die kusanische Spontaneität, die den Ursprung in der Idee hat, die im Kampf mit der Trägheit (Masse) in erster Konkretisation Zeit und Raum für Wahrnehmung strukturiert.

Platon nennt das Phänomen des durchgehenden Wirkens des Subjekts aller Teilhaber an der Idee *Methexis* und Nikolaus von Kues spricht in diesem allgemeinen Sinne vom *Quellgrund.* Indem Jung schreibt: ‚Zahlreich sind die mythologischen wie philosophischen Versuche, die schaffende Kraft, die der Mensch als subjektives Erlebnis kennt, zu formulieren und zu veranschaulichen', nähert er sich dieser Auffassung von der Vertikalität des Wissens so sehr, dass es im Hinblick auf den Umfang seiner menschenzentrierten Erfahrung verwunderlich ist, dass er sie sich nicht vollends zu eigen macht, um so den Psychologismus zu überwinden. Jung verweist statt dessen auf Plotin, nach dem die „Weltseele die Energie des Intellektes" ist, also mit der Vernunft zur Deckung kommt.

Plotin vergleicht das Eine (das schaffende Urprinzip) mit dem Licht überhaupt, den Intellekt mit der Sonne, die Weltseele mit dem Mond... Letztere hat die Neigung zum geteilten Sein und zur Teilbarkeit, der conditio sine qua non aller Veränderung, Schöpfung und Fortpflanzung; sie ist ein unendliches All des Lebens und ganz Energie; sie ist ein lebendiger Organismus der Ideen, die in ihr zur Wirksamkeit und Wirklichkeit gelangen (Bd 5 S 176).

In der Tat werden damit beide Teilprinzipien des Seins, das der Einheit und das der Vielfalt, eins ist sich entzweit ausdrücklich, aus deren Gegenspännigkeit im Feld des Geschehens dialektisch alles weitere folgen würde, wenn als Prinzip der Einheit lichtvolles Bewegen und als Prinzip der Formenvielfalt das Gesetz der Trägheit zueinander in eine ähnliche dialektische Beziehung gesetzt würden wie Erddrehung und Sternenhimmel zum Beispiel oder Hammer und Amboss.

Indem als Prinzip bewegender Einheit Licht und als Prinzip der Formenvielfalt das blinde Gesetz der Trägheit zueinander dialektisch in Beziehung gesetzt werden, bedeutet die Struktur der Beziehungsglieder nicht nur und nur sozusagen „nebensächlich" die Formenvielfalt des Seins. In der Organisation des Seins besteht das Wesentliche vielmehr in der Verwirklichung jener Kontinuität, die das Merkmal der Dynamik ist und auf die bezogen die Formenvielfalt des Seins in eben dem Sinne als Verneinung („Negation") bezeichnet werden kann, in dem Platon im Höhlengleichnis von „Schatten" spricht, die das Feuer an die steinerne Wand wirft, die den Höhlenbewohnern sodann als das Wesentliche erscheinen. Bei der Kontinuität des Lichtes, in deren tätigem Schoß Dynamik weitergeht, während „gleichzeitig" die stets vorläufige Vielfalt der Formen vergeht, handelt es sich um das platonische Streben nach der Wahrheit der Bewährung, von der Sokrates und Goethe – letzterer in ausdrücklicher Verbindung mit der Forderung „das Ich laut werden zu lassen" – in anschaulicher Umschreibung als *Eros* sprechen. – Mit der Idee des Guten, das heißt komplexqualitativ, ergänzt Platon den Materialismus Demokrits und weist auf den polaren Charakter des Prinzips im Bewegen hin, Idee und Wert. In der Konfrontation der Horizontalität, die hier von Goethe wie im Anschluss an Petrarca poetisch als Verschweben im Feld des Allgemeinen vorgestellt wird, und der Vertikalität in der Konzentration des Streits um das Eine ist der Weg nach vorne frei, dorthin wo im *Cogito* in der Tat

„das Ich laut wird". In diesem umfassenden, von Platon „erotisch" verstandenen Sinn ist Streben nach Wahrheit der Kraft zu vergleichen, die den Armen der Liebenden innewohnt, wenn sie einander umschlingen und zu erdrücken drohen. Dieses Streben ist in der Tat umfassend. Es umfasst auch das sogenannte Unbewusste mit seinen Archetypen, zu denen derjenige des tätigen Geistes gehört. Von ihm als allgemeinem Bedürfnis nach Bewährung hängt ab, was der Einzelne überdauernd will und individuell erreichen kann: kompetitive Bewährung ist der Kompass der Wahrheit.

In diesem Sinn wiederholt Sokrates immer wieder, dass keiner freiwillig Schlechtes tue. Menschliches Tun kann Schlechtes jedoch nur vermeiden und freiwillig sein, wenn es in der allgemeinen Perspektive auf Wahrheit gedacht wird, in der jedem Teilnehmer an diesem spontanen Geschehen gleicher Weise die Aufgabe gestellt ist, sich zu bewähren, um im Kräftemessen aller mit allen bei der Annäherung an die Wahrheit zu bestehen und so zu überdauern. Das Kriterium der Wahrheit ist nicht ihre Verifikation durch den dazu auf Sprache angewiesenen Menschen, die sie als Psychologismus von den Erkenntnissen der Ich-Psychologie abhängig machen würde, sondern die Bewährung (Soteria) im Rahmen des Systems, als welches der große Weltprozess aufzufassen ist. Die Ideenlehre Platons, die in diesem Sinne umfassend Streben nach Wahrheit gegen das beim *Gastmahl* von Aristophanes vertretene Gesetz der Trägheit streitbar in den Mittelpunkt stellt, ist eine mehr oder weniger esoterische Ausdifferenzierung des Delphischen Orakelspruchs: >*Erkenne dich selbst*< zu einem nach vorne nie definitiv abschließbaren System. Darin steckt ausgehend von der Wendung nicht nach innen, sondern nach der ihm bei der Geburt in aller Härte erteilten Richtung nach vorn der Sinn der alten Ionischen Naturphilosophie, die im Grunde in diesem Sinne ganzheitlich eine Philosophie des Geistes ist, das von Anaxagoras an der Wiege Europas gewollt vernachlässigte große Thema in der Verlängerung von Anaximander und Heraklit zu Platon.

Die Ideenlehre Platons mit dem Motto ‚*Erkenne dich selbst*' macht freilich nur Sinn, wenn das Motto in dem, was es besagt, überhaupt möglich ist. Unsinn hätte das Orakel, das im alten Griechenland in hohem Ansehen stand, von Anfang an diskreditiert. Die generative Vertikalität der Herkunft, die im Geist als Sinn lebendig ist, die im Rahmen des *Selbst* nicht durch Vererbung einfach erworben sein kann und die auch eine Projektion auf die Zukunft ist, hat sich zu bewähren und zwar im situativen Ausgesetzt-Sein und der darin enthaltenen Notwendigkeit, die eigenen Kräfte mit denen anderer, die sich auf dem gleichen Stand befinden, zu messen. Sie ist wie eine Quelle jederzeit aktuell und darauf angewiesen, in ihrer Bedeutung für das Ganze nicht übertroffen zu werden. Das ist der wahre

Gedanke der Ideenlehre, dessen Verbreitung – unter der Voraussetzung der „Artverwandtschaft“ des 7. Briefes – in der Wissenschaftspraxis hauptsächlich durch das Vorurteil gehindert wird, Idee und Form oder Typ wären synonym zu verwendende Ausdrücke. – Platon spricht vom „angeborenen“ Charakter der Idee, wobei er den Gedanken der Anamnesis aufgreift; ähnlich spricht auch Descartes von Ideen als „angeboren“. Indem sie mit ‚Formen‘ identifiziert werden, hört aber das „Feuer“ des Heraklit auf, durch sie zu leuchten. Sie erhalten das tote Relief einer Form vom Prägestock und Apollo wird zu einem gewöhnlichen Himmelskörper, dessen Feuerpfeile als nicht nur erotisch sondern auch tödlich zu interpretierendes Symbol jeglicher Bewegung Mühe hätte, die immer dichter werdenden Kondensstreifen des Düsenverkehrs über der Erde zu durchdringen, wenn nicht gleichzeitig die Atmosphäre überall löchriger geworden wäre. Dahinter steht die Vorstellung des Typus als Urbild (Urform, Ebenbild) für die unendliche Reihe der Kopien, die im Lauf der Zeit wie Münzen geschlagen und im Umlauf wertloser werden, indem sie von Hand zu Hand gehen.

Was Nikolaus von Kues, der wie Platon denkt, im „Globusspiel“ *(Gespräch über das Schicksal)* in diesem Sinne schematisierend die „Lehre der Platoniker“ nennt, zielt auf die Verzerrung der Lehre hauptsächlich durch Aristoteles. „Platoniker“, sagt der Kardinal, „nennen das Schicksal die Ordnung und Einteilung aller Dinge nach ihrem besonderen Sein, sie nennen es Notwendigkeit der Verbindung, weil jener Anordnung nichts widerstehen kann. Diese heißt weder ungünstig noch günstig an sich, sondern nur inbezug auf uns (ergz. relativ) und nach der Entwicklung der Dinge, zum Beispiel, die Bestimmung und Anordnung, dass ein Mensch sei, womit gesagt wird, dass alles so geschehe, wie es zu geschehen pflegt, sonst würde der Mensch nicht entstehen!“ – Werden Ideen in der Ordnung und Einteilung aller Dinge aristotelisch umfunktioniert nach ihrem besonderen Sein gedacht, sind sie nur noch Namen, die auf Grabsteinen stehen, sonst nichts. ‚*Allein*‘ – um mit den Worten des Kardinals fortzufahren – ‚*weder dieses Schicksal noch die früher genannte Weltseele ordnet in unserem Reiche dasjenige an, was den Menschen in seinem Innersten betrifft. Jeder Mensch hat den freien Willen, zu wollen oder nicht zu wollen*‘. Dieser wahrhaft platonische Gedanke zu wollen oder nicht zu wollen bezieht sich auf die spontane Aktivität, in welcher die Idee in der Auseinandersetzung mit ihrem Andern bedeutet, was in der dem Prinzip, das nur sich bedeutet, fehlenden Vollständigkeit der Vorläufigkeit vorübergehend ist. Die praktische Relevanz liegt auf der Hand, denn je nach der dadurch definierten Einstellung, wird entschieden, welche Verfassung sich die Menschen als Typen geben, wie sie zur Verantwortlichkeit erzogen werden können und wie nicht.

Von der Entscheidung bei der Alternative *Idee* oder *Typ (Form)* hängt also nicht nur ab, welche Art von Wissenschaft einer betreibt und was er dadurch erreicht, sondern auch und vor allem, was für einen Menschen der wissenschaftliche Sprachgebrauch aus einem macht. Wenn Robin die durch Aristoteles diesbezüglich erfolgte Weichenstellung des Denkens als „Korrektur“ Platons bezeichnet, dann ist dies auf höflich elegante Weise minimalisierend formuliert und geeignet, Aufregung zu vermeiden. Es handelt sich bei dieser „Korrektur“ Platons durch Aristoteles und lateinische Geistigkeit, wie gesagt, um eine fundamentale Verkennung der Idee, die dadurch versetzt wird aus der Vertikalen spontanen Wissens, die gleichbedeutend als „wollen“ zu bezeichnen ist, indem darin das Gute vom Schlechten unterschieden und das zu Recht oder unrecht für gut Gehaltene in der Hoffnung auf Bewährung geliebt und angestrebt wird, in die Horizontale der Notwendigkeit von Form und Inhalt, und das ist, wie der Kardinal sagt, *die* statische *‚Einteilung aller Dinge nach ihrem besonderen Sein‘*. Diese Drehung ist allerdings nichts weniger als eine Korrektur. Damit wird in Wirklichkeit der Gedanke der Ideenlehre durchkreuzt, wozu es eine melancholische Randbemerkung von Platon gibt, in der er Aristoteles dem Füllen vergleicht, das der Stute, an der es fast zwanzig Jahre lang getrunken habe, einen gezielten Huftritt versetzt.

Die angebliche „Korrektur“ ist der Drehung eines Schlüssels in dem Schloss zu vergleichen, das zu einer Tür gehört, durch die der Mensch, der das Gute will, nur in einer Richtung, diejenige seiner Bewährung, gehen kann. Im Rückblick hat die Drehung dieses Schlüssels der Optik des Abendlandes einen charakteristischen Blickwinkel verschafft, denjenigen Roms, in dessen breit hingestrecktem Glanz 200 Jahre vor Christus der attische Geist untergegangen und außer bei einigen scheu unruhigen Naturen oder Träumern nicht mehr wiedererwacht ist. Im lateinischen Namen Roms erfolgte die Christianisierung Europas und großer Teile der Welt als inquisitorisch modernisiertes Patriarchentum. Damit verbindet die Geistesgeschichte auch deren technische und geographische Erschließung, die bis heute vor allem von militärischen und logistischen Überlegungen bestimmt wird. Das zeigt, dass die Idee des Guten und das Bewährungskriterium nicht besagen, dass im großen Weltprozess alles immer nur besser werden könne; sie besagen nur, dass der Mensch die Chance hat, das Beste aus seiner jeweiligen Lage zu machen; ihre Gütekriterien sind im Steinzeitalter und im Alter der Weideflächen andere als bei einer auf sechs (inzwischen auf über sieben) Milliarden angewachsenen Erdbevölkerung.

Das prinzipielle Apriori bedeutet demgegenüber gerade nicht, dass unsere ‚besten Wahrheiten‘, wie Jung sie nennt, im Hinblick auf den „Gedanken der persönlichen Prämisse“ beunruhigt oder gar bedroht würden. Im Gegenteil: Jede schöpferische Freiheit ist uns damit gegeben! Ein Mensch *ist* nicht mehr und nicht weniger als das, was er denken, sagen und tun kann. Und was „das Gute“ und „das Schlechte“ betrifft, bezüglich dessen Sokrates wiederholt: *Keiner tut freiwillig Schlechtes,* trifft zu, dass jeder Geistesgesunde bei allem, was er tut, meint, das aus seiner Sicht Gute zu tun. Dabei täuscht er sich manchmal oder oft, indem sich das vermeintlich Gute später als nicht ganz so gut oder gar als schlecht erweist. Kindern sollte deshalb frühzeitig beigebracht werden, dass Bonbons zwar gut schmecken und deshalb so heißen, später verursachen sie Zahnweh. Wenn man dies nicht nur weiß sondern sich tätig zu eigen macht, kann man sich auch überlegen, was man wirklich will. Dabei ist *Wissen* im Sinne des delphischen Orakels zu verstehen. Ein sachlich bestimmtes Gütekriterium, das wie ein Schlüssel ein für allemal passend wäre, kann es nicht geben.

Kulturelles Unbehagen und Ödipuskomplex

Liebe und Leben als Streben nach Einheit ist von ihrem Ursprung her nach vorne gerichtet, dorthin wo sie den Weg für Entwicklung frei machen. Indem sich das Streben danach mit Denken verbindet, handelt es sich um eine Umschreibung für den Willen. Wille gibt es nur auf Zukunft bezogen. Was vergangen ist, kann nicht sinnvoll gewollt werden. Das ist ein Sinn des Inzestverbots – des Verbots, sich in den von Drachen und Riesen bewachten Schoß und Schutz der Mutter zurückziehen zu wollen. C. G. Jung findet hierfür ein schönes Bild:

> *Für den Rückschauenden wird die Welt, selbst der gestirnte Himmel, wiederum die über ihn gebeugte und ihn von allen Seiten umfassende Mutter, und aus dem Verzichte auf dieses Bild und auf die Sehnsucht nach ihm entsteht das Weltbild, das moderner Erkenntnis entspricht (Bd 5 S 526).*

Er sieht in der Wissenschaft einen Muttterersatz. Aber ist oder war sie das? Anstelle der Idee der Liebe als Streben nach zukünftiger Einheit, zu der auch die Organisation spezieller Formen ihrer Verwirklichung gehört, wird in der psychoanalytischen Theorie die Sexualbetätigung in den Vordergrund gerückt und als Selbstzweck das Lustprinzip zum Maßstab für alles erhoben, wobei einer als Lyriker die schönsten Liebesgedichte ersinnen und, wie die Betroffene in einer Diskussionsrunde bemerkte, als männliches Geschlechtswesen den Liebesakt mit halb herabgelassenen Hosen erledigen kann. Die im Sinne von Aristoteles typischen Einzelheiten dieser Mystifikation, deren Sinnbild die wie bei Walter von der Vogelweide zwischen Blumen und Gras umher kriechende, bodenverhaftete Kreatur ist, entfernt den Betrachter von der Idee Platons – Liebe als Streben nach Einheit mit Flügeln und Pfeilen als Emblem. Nicht die Idee, wohl aber das Verständnis der Idee bleibt auf der Strecke; ihre wissenschaftliche Untersuchung wird unnötig emotionalisiert und geht auf der kulturell erreichten Höhe kompliziert in die Breite.

Beim Versuch das legitime Erkenntnisinteresse zu befriedigen, ist es tunlicher, mit Lévi-Strauss nach Belegen für den eigentlichen, dialektisch nach vorn gerichteten Sinn des universellen Inzestverbots zu fragen und Rückschlüsse daraus zu ziehen, dass es überall verbreitet ist, wo der Mensch Kultur begründend in Vergangenheit und Gegenwart in Erscheinung tritt. Die ausdrücklich gestellte Frage nach dem Sinn der Inzesthemmung ist in der Tat so alt wie die Tragödie von Sophokles und älter. Vielleicht erschließt die Antwort darauf rückblickend auch den wahren Sinn der antiken Tragödie, in der nicht Gott, sondern die Sphinx das >*Erkenne dich selbst*< thematisiert und auf die Nacktheit gleich der grausame

Tod folgt. Platon hat im *Gastmahl* die Frage aufgegriffen und beantwortet. Das erotische Thema ist das gleiche wie bei Lévi-Strauss, der Zusammenhang von Liebe und Kultur und der vollkommene Mensch ist nicht der aristophanische, wie Jung diese Annahme Platon unterstellt hat. Ohne Inzesthemmung gäbe es die Öffnung nicht, durch die das Streben nach Bewährung im Interesse am andern Neuen und in der Wahrnehmung des Interesses an seinesgleichen den Zugang zur Kultur ermöglicht (9/1 S 83). Auf diese Weise wird Wissen *explizit*, wird Gegenstand der Sprache und nicht nur lyrisch denn, wie Goethe betont, die *verführende Tyche* – das Zufällige – kann *nur bei Vermischung und Durchkreuzung eingreifen*, worauf zurückgekommen werden soll. Im ‚*Gastmahl*' sagt Sokrates, Liebe bedeute die Universalität eines Boten, der kundtut, dass Menschsein darin besteht, im Hinblick auf die Endlichkeit aller Formen und auf das Sterben-Müssen alles Bestimmten nach immer größerer Vollkommenheit zu streben. Allein für sich ist der Mensch unvollkommen, in der Vollkommenheit bewährt er sich und nicht in gelehrten Phantasien über den Weg, der seit seiner Ausstoßung aus dem Paradies hinter ihm liegt, denn so eröffnet sich ihm der Erwerb von Kulturtechniken, wozu insbesondere die Transformationssysteme der Sprache gehören.

Das ist ins Dynamische erweitert der komprimierte Sinn der Ideenlehre. Die Rolle des *advocatus diaboli,* diejenige der biblischen Schlange Urobolus als Symbol für die Erdhaftung fällt im Gastmahl dem Intimfeind des Sokrates, dem Komödienschreiber Aristophanes zu, der mit Freud darin übereinstimmt, dass er den Blick zurück auf den Ursprung der Welt als innerste Triebfeder menschlichen Tuns und „Kern des Unbewussten" bezeichnet. Anstatt der Mühe und Verantwortlichkeit gegenüber der Zukunft, die Freiheit und die Risiken des Weges nach vorn und dazu noch die Angst vor dem Tod zu wollen, wünscht sich der Mensch unter der Last, die er im Alltag zu schultern hat, Schutz hinter Grenzzäunen und sonstige Annehmlichkeiten des Schlaraffenlandes. Sie ersparen ihm, sich „im Schweiße seines Angesichts" um das Nötige zu sorgen, über sich und die andern nachzudenken und die Erde, aus der er genommen ist, zu malträtieren. Er tut dies größtenteils unbewusst. Beim Nachdenken über das Unbewusste geht es in der Ideenlehre um die beiden Pole im Spannungsfeld psychischer Strukturen und die darin auf vielfältig dynamische Weise verwirklichten Beziehungen, das endlose Hin und Her von Beziehungsdiskrepanzen, für die Platon das geometrische Bild der ‚Elementardreiecke' erfunden hat. Dieses Hin und Her der lebendigen Beziehung war schon das lebenslange Anliegen von Sokrates gewesen. Er verteidigte dessen kulturelle Bedeutung gegenüber Aristophanes, der über den Erfolg des Sokrates beim intelligenten Teil der Jugend erbost vor dem höchsten Gerichtshof Athens die Verurteilung erwirkte. Zuvor hatte der geniale Komödienschreiber beim ‚Gastmahl' die Bestimmung des Menschen, in wunschlos glückliche Entspannung zurückzukehren, gepriesen und dabei erfahren, von Sokrates bei den noch Lernfähigen widerlegt zu werden.

Aber so alt ist der Gedanke der Psychoanalyse und so alt auch der Widerspruch dagegen, dem als erster Sokrates an dieser Stelle Worte verliehen hat, die seine Sterblichkeit überlebt haben. – Von ihm zu Lévi-Strauss. Dieser verhält sich zu Freud etwa so wie Sokrates zu Aristophanes; seine große Tat besteht darin, dass er im Rahmen ethnologischer Felduntersuchungen das Inzestverbot mit der Autorität wissenschaftlicher Nüchternheit ins Auge gefasst und angefangen hat, es von den Mystifikationen der psychoanalytischen Theorie und der Rolle des Vaters zu befreiten, denn er wusste, dass der Mann in der Urhorde noch nichts von der Idee einer ‚Vaterschaft' gewusst haben konnte. Deren Entdeckung war der Übergang von der biologischen Kohäsion – blutiger Blutsverwandtschaft als unmittelbar erlebtem und ererbtem Grund und Boden familiärer Geschlossenheit – zur kulturell offenen, nämlich als Funktion eines Systems sinnvoll geregelter Auswahl- und Austauschvorgänge anstelle der zentripetalen Mechanik. Ihr eignet die Tendenz, das solidarische Empfinden, das von Anfang an auf die Pflege familiärer Bindungen aufgewendet wird, von der allgemeinen Solidarität des Menschseins in Abzug zu bringen, weshalb Platon im >*Staat*< folgerichtig für die Abschaffung der Familie als Institution dort plädierte, wo leitende Funktionen zum Wohl aller ausgeübt werden sollen, woraufhin sich niemand fand, der bereit gewesen wäre, die dabei erforderlichen Härten zum Besten *aller* auf sich zu nehmen. Der Sinn der auf Wechselseitigkeit beruhenden kulturellen Transaktion wird nach Lévi-Strauss durch Heiratsvereinbarungen organisiert und auf der Stufe der *res extensa* in dynamischer Einheit der Körper faktisch besiegelt.

Der Sinn der Heirat ist die soziale Verknüpfung als natürlichem Paradigma der Befreiung des Menschen zur Gemeinsamkeit in kultivierter Sicherheit. Er selbst (Lévi-Strauss) heiratete die argentinische Ethnologin, die ihn zum Amazonasbecken führte. Auf der Kultur beruht die freie Verbindlichkeit erotischen Strebens nach größerer Vollkommenheit in der Gesellschaft etwa im intersubjektiven Charakter der Sprache, die von den beiden ersten Personen der Einzahl zur ersten Person der Mehrzahl und von da zur dritten Person gelangt. Dieser Sinn enthält zwar im Kern auch die primitive Genitalbezogenheit des Ödipuskomplexes, geht aber phänomenologisch darüber hinaus und ermöglicht auf der Ebene der *res cogitans* mit dem Phänomen der höfischen Minne den Zugang zum Ritterroman mit seinem an tiefenpsychologischen Einsichten gespickten Höhepunkt im *Don Quichotte*, für den Dulcinea der je nach Perspektive unterschiedlich wahrgenommene Archetyp der *conditio humana* ist, dessen, was ich an anderer Stelle den „fingierten“ Charakter des Menschen genannt habe, ohne darüber im Zweifel zu sein, dass die Sprache – mittlerweile von Shakespeare auf die Bühne gebracht – das *non plus ultra* dessen ist, was Menschen gegenüber dem >Ding an sich< phänomenal erreichen können. Die Mutter als Ziel einer Sexualbegierde im engeren Sinn gibt es wohl ebenfalls, insbesondere bei mangelnder sozialer Kompetenz. Es gibt auch den Sohn, der die Mutter mitsamt dem Vater tötet, weil sie ihn nicht für die Gesellschaft hatte freigeben wollen. Er erschlug beide mit einer Kartoffelhacke und goss kochendes Wasser über sie. Solche Teilbefunde, an denen die forensische Psychiatrie reich ist, werden beim Ödipuskomplex überbewertet und verabsolutiert. Ihre wahre Bedeutung hat die Mutter für Söhne und Töchter gleicher Weise als unvergängliches Symbol des Schlaraffenlandes vergangener Mühelosigkeit. Söhne und Töchter haben gleicher Weise dieses Land, in dem Milch und Honig fließen, durch den Geburtskanal verlassen, weshalb es nicht wunder nimmt, dass wieder dorthin zurückgelangen wollen und sei es auf dem gleichen Weg. Dies erweist sich in der Realität als umso schwieriger, je größer das Kind geworden ist. Wird dies forensisch relevant, kann die Symptomatik ein äußerst grausames Gepräge haben.

Damit hört die Vergleichbarkeit von Töchtern und Söhnen auf. Söhne haben im Besitz des Penis und gegebenenfalls Phallus wenigstens teilweise die Möglichkeit durch den Geburtskanal wieder in Richtung auf das aristophanische Schlaraffenland vorzustoßen. Töchter machen stattdessen insbesondere im Anschluss an das Erleben der Menarche die Entdeckung am eigenen Körper (Boveri, M., Tage des Überlebens – Berlin 1945. Eichborn, 1996, Frankfurt/M). – Vielleicht erklärt diese Tatsache, die auf der symbolischen Ebene bedeutet, dass Töchter das „Schlaraffenland“ in sich tragen, es im Grunde gar nicht verlassen und somit eine gegenüber dem Bruder anders geartete – realistischere – Einstellung zur Vergangenheit als integralem Bestandteil der Gegenwart ihrer Persönlichkeit haben, einerseits weibliche Überlegenheit und die Erfahrung, dass Frauen im Alltag realistischer als Männer reagieren, und andererseits die augenscheinlich höhere Belastung des weiblichen Geschlechts mit Hysterie und deren Intimformen. Man darf aber wohl sagen, dass eine Frau nicht auf die Idee gekommen wäre, die Frage, was der Geist im Unbewussten, anstatt Sinn zu machen, in Wirklichkeit anstellt, mit der Erfindung des Ödipuskomplexes zu beantworten. So ist aus der Kriminalstatistik bekannt, dass die Zugehörigkeit zum weiblichen Geschlecht sozialverträgliche Formen des Gebrauchs der Einsichts- und Steuerungsfähigkeit in hohem Maße begünstigt. Da vernünftiger Weise nicht zu bezweifeln ist, dass Schuldfähigkeit hüben wie drüben die gleiche ist, kann die statistische Diskrepanz, die zwischen Männern und Frauen hinsichtlich des

Begehens von Straftaten besteht, nur an der Verschiedenheit elementarer Triebfedern liegen. Bis heute folgen Frauen ob gebildet oder nicht im allgemeinen dem leuchtenden Beispiel der Diotima aus dem *Gastmahl* und weisen Männern den Weg. Sie zeigen ihnen, wo es lang geht. Lou Andreas-Salomé *(‚Die Erotik‘)* ist dabei zu literarischen Ehren gekommen, indem ihre Projektion Nietzsche die berüchtigte Peitsche in die Hand drückte.

Die Frage, wo der Geist ist, wenn er nicht wirkt, ist eine Paraphrase der Frage nach dem Wind, der nicht weht (W. Wagner, M. Planck Institut, München). Die Antwort lautet: Wenn der Geist nicht tätig ist, ist er im Unbewussten, also nicht seiend. Aber wie könnte Wissen als Wesen des tätigen Geistes ‚unbewusst‘ sein? Nein, er ist überall und nirgends, unvorstellbar. Doch hier handelt es sich um den seienden Geist der Psychoanalyse, der in der *Psychopathologie des Alltagslebens* manchmal Witze, manchmal Versprecher produziert und der dem in der Flasche eingesperrten Geist des Märchens nur entfernt gleicht. Er ist in einem dafür eigentlich wenig geeigneten Zusammenhang 1983 von Safouan bemerkt und beschrieben worden (Einführung in den Strukturalismus. 2. A., Hg. F, Wahl. Suhrkamp, Frankfurt/Main, Übers. v. E. Moldenhauer). Eine zweite Frage ist, was er in der Flasche, beziehungsweise im Unbewussten macht. Die Antwort lautet: Er macht sich bemerkbar. Safouan sagt, als dächte er, dass etwas, was unbewusst, das heißt, nicht *res cogitans* ist, um sein zu können, *res extensa* sein müsse:

> *Die Psychoanalyse ist die Entdeckung eines Ortes, des Orts des Unbewussten, sowie einer Dynamik, die in diesem Ort statthat und die sich ganz am Ödipuskomplex und... der Kastration, festmacht.*

Wie W. Reich (Der Einbruch der Sexualmoral) am oft bemühten Beispiel der Trobriander Malinowskis gezeigt hat, ist das im Urzustand belassene ‚Paradies‘ gemeint, die späteren „Traurigen Tropen“ von Lévi-Strauss. Somit werden wir versteckt auf die biblische Schöpfungsgeschichte verwiesen: Gott, der Adam und Eva Anweisungen für die Lebensführung gibt, erteilt ihnen auch das Inzestverbot, dessen Übertretung das spezielle Anliegen einer ebenso bösen wie listigen Schlange ist, die von Gott verflucht sich außer an Bäumen nicht vom Erdboden aufrichten darf. Nach der Übertretung erkennt der Mensch zu seiner Bestürzung, dass er nackt ist, sterben und alles tun muss, um diesen „Misserfolg“ möglichst lange hinaus zu schieben, während die neben ihm erschaffenen Tiere in aller Unbefangenheit nackt und ebenfalls ‚aus Erde‘ sind, zwar gelegentlich Angst haben, aber nicht im Traum daran denken, dass sie verflucht in einem Schlachthaus oder auf freier Wildbahn, in der Natur gleichfalls sterben müssen und dann nicht mehr da sind.

Es verbietet sich, in dieser Verführungsgeschichte im Hinblick auf die ‚Erbsünde' eine Umschreibung des Inzestverbots zu erkennen, weil es in der fiktiven Wirklichkeit des Paradieses nur an Frauen und Söhne hätte gerichtet sein können, denn wenn der biblische ‚Sündenfall' auf das Paläolithikum übertragen wird, muss festgestellt werden, dass es am Anfang den Begriff der *‚Vaterschaft'* nicht gab und infolgedessen auch kein Verbot einer theoretisch möglichen Beziehung zwischen Vätern und Töchtern. Nur die Evidenz der Mutterschaft lag auf der Hand und infolgedessen waren eine inzestuöse Beziehung und das Verbot derselben – als ‚Erbsünde' bezeichnet – nur insoweit überhaupt vorstellbar. Vorausgesetzt dass das Inzestverbot gleicher Weise für Frauen und Männer gilt und unter Männern nicht nur Söhne, sondern auch Väter zu verstehen sind, ist die vorgenannte Erklärung widerlegt. In der Tat bezieht sich das geschichtliche Inzestverbot darauf, dass es dem Sohn und der Mutter verboten ist, miteinander geschlechtlich zu verkehren. Wie die Kriminalstatistik zeigt, überwiegt aber der Missbrauch der Töchter deutlich denjenigen der Söhne durch Mütter, der in der forensischen Begutachtungspraxis kaum vorkommt. Dennoch hat Freud die mythologische Konstruktion dieses Falles zum Modell für den Ödipuskomplex genommen. Er spielt in der psychoanalytischen Theorie eine zentrale Rolle. In der Tragödie *Ödipus Rex* von Sophokles, die Freud bei seinem Ödipuskomplex inspiriert habe (Totem und Tabu), ist Inzest als Schuldausgleich (Strafe) für die grausame Kindesaussetzung der Inhalt, dessen Form Laios, Iokaste, Ödipus und die Sphinx sind. Der Sinn der Tragödie ist also keineswegs darin zu sehen, dass die Bestrafung der ‚Täter' wegen des Inzestes erfolgte, für den es auf die Sphinx überhaupt nicht ankommt, sondern wegen der Kindesaussetzung und der Schuldausgleich (die Strafe) bestand in dem, was Ödipus so entsetzte, dass er sich blendete, und dies hatte nichts mit einer willentlichen Übertretung des Verbots zu tun, denn er kannte Iokaste zur Tatzeit gar nicht als seine Mutter, sondern in seinem Entsetzen nach dem Bekanntwerden des wirklichen Verwandtschaftsverhältnisses. Was den Inzest betrifft, brauchte sich Ödipus nicht schuldig zu fühlen, sondern konnte sich seinerseits als Opfer ansehen. Offensichtlich ist der Tragödienstoff nicht im Freud'schen Sinn archetypisch zu verwenden. – Für das regressive Streben der Söhne in der Urhorde gilt das Gleiche: Sie können nicht wissen, wer ihr Vater ist und brauchen ihn deshalb auch nicht zu töten und seine himmlische Rache zu fürchten. Das Inzestverbot geht davon aus, dass Vater- *und* Mutterschaft bekannt sind, was am Anfang und lange Zeit in der Vorgeschichte der Zivilisation nicht der Fall war. In der kultivierten Gesellschaft gilt das Gesetz für beide Geschlechter gleich.

Der Gedanke an die Freud'sche Urhorde war für das Konzept des Ödipuskomplexes mit richtungweisend und ist nach wie vor für die ideologische Relevanz der psychoanalytischen Bewegung insofern grundlegend, als die Sexualunterdrückung, die darin thematisiert wird, auf dem Weg ihrer bewussten und unbewussten Verarbeitung die psychische Verfassung bewirkt, die das Individuum gegenüber seinen Bedrängern zuerst wehrlos und dann zu Verfechtern des in ihren Augen zu bekämpfenden Systems macht. Ihr Ausgangspostulat ist die Inzesthemmung, wie sie Freud bei den Aborigines Australiens untersucht hat. Der Sohn sieht sich durch den Vater als Besitzer der Mutter an deren Besitz gehindert, wünscht dem Vater den Tod, meint, dass die von ihm für allwissend gehaltenen Eltern ihm das an der Nasenspitze ansähen und bekommt Angst vor dem eigenen Wunschdenken, weshalb er den Wunsch verheimlicht, ihn verdrängt, unterdrückt und so einschließlich der damit verbundenen Angst im Erbgut verewigt. Er passt sich scheinbar nach außen hin an und wird ein autoritätsgläubiges Objekt in einer gleichgeschalteten Masse. – Dazu ist zu sagen, dass die tabuisierende Einstellung der Gesellschaft zur Sexualität, wie sie im Zeitalter Freuds noch allgemein üblich war, heutzutage auf breiter Linie umgeschlagen ist. Ausgenommen ist der Schutz von Kindern und derjenige der persönlichen Integrität. Ansonsten sind es hauptsächlich wirtschaftliche Gesichtspunkte, die den allgemeinen Wertbezug zu sexuellen Fragen und Sittlichkeit im konsumativen Sinn bestimmen und der öffentliche Vorwurf der Prüderie wird, scheint es, mehr gefürchtet als derjenige fehlender Scham. Scham ist gesellschaftlich dabei, zum Unwert zu werden und so werden heute sexuelle Übergriffe in erster Linie als verbotene Gewaltanwendung pönalisiert.

Als Freud den Ödipuskomplex ersann, stand er vor dem Problem der faktischen Ungleichheit beider Geschlechter, eines das abseits stehend vorsichtig nach vorne blickt, und eines, das ungestüm die Richtung angibt und bestimmt, wo vorne ist. Die stammesgeschichtliche Begründung des Inzestverbots mit dem eifersüchtigen Interesse der Vatergenerationen an der Wahrung ihrer *Besitzansprüche* ist allenfalls für die Kohorte der nicht viel klügeren Söhne plausibel, und warum sollten die Väter in den Töchtern Rivalinnen um die Gunst der Mutter erblicken, wenn sie schon disponiert sind, deren eigene Schutzbedürftigkeit zu missachten. Und Evas Töchter können zwar „hysterisch" reagieren, sie wären aber im Hinblick auf das ewig weibliche Harmonisierungsbestreben, das ihnen mitsamt dem weiblichen Realitätssinn und dem Sinn für Nüchternheit in die Wiege gelegt ist, nicht so radikal gewesen, sich zusammenzurotten, um den gebrechlichen alten Vater auf ähnlich brutale Weise aus dem Weg zu räumen, wie die Brüder in der Freud'schen Urhorde und unsere eigenen Söhne dies nach Freud unausgesprochen oder ausgesprochen zu tun wünschen. Als Postfaktum erklärt Freud mit der Tötungsphantasie die Entstehung des schlechten Gewissens, das naheliegender Weise nur die männlichen Teilnehmer dieser hoch dramatischen Aufführung zu haben brauchen, während Mütter und Töchter in konventionell bestimmten Grenzen davon freigestellt sind. Die Söhne, die den Vater ‚getötet' haben, bringen ihm, der jetzt wieder dort ist, wo er eigentlich hingehört, im Himmel, Opfer, um als *pars pro toto* ihren Penis zu retten, was die Töchter nicht nötig haben, denn sie haben kein Verbot übertreten, nichts Böses getan. Dass sie außerdem auch keinen beziehungsweise nur einen verkümmerten Penis haben, ist nach Freud und Reich eine schreiende Ungerechtigkeit, worüber Frauen sich im psychiatrischen Alltag allerdings nicht sonderlich aufzuregen pflegen.

In der Wendung auf die ererbten Inhalte des Unbewussten erhält nun eine neue Mythologie mit dem Ödipuskomplex beziehungsweise der Erbsünde neben dem Begriff des Unbewussten als ‚Form' und ‚Sexualität' als Inhalt einer in der „Werkstatt" oder ‚Höhle' hausenden „Urhorde" innig verwoben eine regulative Bedeutung für die Theorie der Psychoanalyse und eine praktisch religiöse im Sakrament der Taufe. Das Unbewusste der Psychoanalyse, das als Form nur geglaubt zu werden braucht, um sein zu können, ist in der Ergänzung seiner räumlich ausgedehnten „biologischen" Beschaffenheit durch die Installation der Freud'schen Triebmechanik, dasjenige von insgesamt drei Stockwerken (Instanzen), auf dem als Sammelplatz sich die beiden andern, „Ich" und „Über-Ich", in die Öffentlichkeit des Sinns hinein erheben. Hierbei beruht die repressive Wirksamkeit des „Über-Ich" seinerseits auf „verdrängten Anteilen", den Eltern-Imagines hauptsächlich. Indem sie im Unbewussten vor dem Zeitablauf geschützt dem Erlebenden Angst einflößen, verursachen sie ängstliche Anpassung und stützen auf diese urkonservative Weise alle Arten autoritärer Strukturen; gleichzeitig hindern sie Andersdenkende, aus sich herauszugehen, wie dies als gottgewollter Sinn menschlicher Existenz angesehen wird. – Der propagierte Idealfall, dass jeder der Herr seiner, beziehungsweise die emanzipierte Frau ihrer selbst sei, tritt in psychoanalytischer Betrachtung der gegenwärtigen Wirklichkeit insbesondere deshalb nicht oder nur relativ selten ein, weil vom „Über-Ich" als dem Stellvertreter der Kultur in der erstaunlicherweise nach außen immer noch rechtstreuen Bevölkerung die Imagines der Eltern das Individuum terrorisieren und es in den Institutionen des Staates und der Kirche, in einer Art kollektiven Wahns ge- und befangen halten. Darin ist die maßlose Überschätzung erhalten geblieben, mit welcher der Mensch als kleines Kind, das noch lange nicht zur Vernunft gekommen ist und sich später wissenschaftlich den Willen ausreden lassen wird, die

Eltern erlebt, wodurch es, am vernünftig gewollten Ausleben seiner Sexualität gehindert unter Umständen lebenslang „verklemmt“ ist oder subversiv wird.

In diesem Sinne heißt es in dem bekannten Diktum der studentischen Befreiungsbewegung, das von der sogenannten Befreiungstheologie sinngemäß übernommen wurde, dass ohne Sexualunterdrückung die politisch-ökonomische Unterdrückung keine Neurosen, sondern Gegenwehr hervorgerufen hätte – nach der Verkaufsstrategie der Rotbuchverlage der Siebzigerjahre ein unverzeihliches Versäumnis der Arbeiterklasse zu Beginn des zwanzigsten Jahrhunderts. Das sozusagen klassische Anschauungsmaterial für diese These entstammt, wie gesagt, der Ethnologie, wo es allerdings nur noch historisch interessiert. Als ideales Vorbild dienten Psychoanalytikern wie W. Reich besagte Trobriander, eine keineswegs märchenhafte, aber märchenhaft anmutende Inselbevölkerung im Westpazifik (Neuguinea-Papua), die nach den oft zitierten Befunden Malinowskis Sexualität frei auslebte und so das Ziel der Psychoanalyse, die Sexualunterdrückung als Ursache der Neurosen und allgemein sozialer Unterdrückung zu beseitigen, ohne große Theorie erreicht hatte. Letztlich ist indessen mit den ethnologisch erhobenen Befunden der empirische Nachweis der Richtigkeit der psychoanalytischen Theorie, die Kultur ohne das Unbehagen der Sexualunterdrückung verheißt, dennoch nicht zu führen, weil bei den Trobriandern außer der Sexualunterdrückung auch als deren Pendant die Alternative ausgeblieben und eine Kultur, mit der Staat gemacht werden könnte, nicht einmal ansatzweise entstanden ist. – Freud dachte zeitgemäß fortschrittlich, das heißt, physikalisch aufgeklärt und war angesichts des weltweiten Bevölkerungswachstums skeptisch genug, um insoweit paradiesische Zustände ausdrücklich nicht als erstrebenswertes Ziel zu propagieren. Das ‚*Es*‘ soll selbstbewusst werden, das heißt ‚*Ich*‘, indem es sein Unbehagen los wird. Freud stimmt daher nicht in den richtig gemeinten und falsch verstandenen Ruf Jean-Jacques Rousseaus ein, zur „Natur“ zurückzukehren. Er hat vielmehr in *Totem und Tabu*, in dem er am Beispiel der Ureinwohner Australiens die Inzesthemmung untersucht, die wenig beneidenswerte Lage dieser Menschen einfühlsam geschildert.

Damit erscheint der, dem Ödipuskomplex verschwisterte Begriff des Unbewussten als Begriff für den Ort der Begegnung von „Lust-“ und „Realitätsprinzip“ in einem neuen Licht: Der Patriarch als sperriger Grund des Inzestverbots ist als eifersüchtiger Besitzer der Mutter nur eine jener Mystifikationen – der berüchtigte „schwarze Mann“ oder Riese, der im Märchen dem Däumling das Schlachtmesser wetzt, mit dem früher kleinen Buben gedroht wurde – auf diese Weise das wirklich Unbewusste als ihn bedrohendes Fundament der psychoanalytischen Mechanik, nicht die Libido. Der scheinbar vertikale, in Wirklichkeit horizontale Mechanismus von Unterdrückung und Verleugnung, die Verdrängung und Verschiebung, ändert nichts an der Bilanz des Wissens, sondern nur an den Machtverhältnissen des Subjekts, dessen Verbindung mit dem tätigen Geist Wilhelm v. Humboldts realiter nicht zu unterbrechen ist, solange der Mensch lebt. Für diesen ist der Weg, Sokrates hat es gesagt, grundsätzlich nur nach vorne frei, nicht zurück, und dies erklärt das bildlich Geisterhafte an der ostentativen Bildungsbeflissenheit im psychoanalytischen Kommerz, und so weiß man letztlich auch weiterhin nicht, wem das Haus mit den drei Etagen (Instanzen) eigentlich gehört, was, auf die wissenschaftliche Situation der Psychiatrie bezogen, der wissenschaftlichen Abklärung der Begriffe Persönlichkeit und Identität schadet. – Der Erfolg der Psychoanalyse innerhalb und im Umfeld des wissenschaftlichen Kulturbetriebs hat mit der doppelten, griechisch-jüdischen Tradition des Christentums zu tun, auf die das „aliquis-Beispiel“ eines von Freud referierten Traumauslegungserfolgs (s.u.) und das Bluttabu *de facto* anspielen. Dies ist insofern der Fall, als es darin um eine Schöpfungsgeschichte geht, die auf einem gegen das Faktum von Triebansprüchen gerichteten, innerhalb der Psyche angetroffenen, schlechten Gewissen beruht, völlig anders als in den „primitiv“ genannten Kulturbereichen, wie sie Durkheim und Lévy-Bruhl vor Ort untersucht haben.

Die Auflehnung gegen den Autoritätsanspruch vermeintlicher und wirklicher Väter und ihrer konservativen Prinzipien wird, wie beschrieben im Ödipuskomplex als bereinigende Untat dargestellt. Von ihr heißt es im Hinblick auf das Verkennen der Doppelrolle der Mutter sinnwidrig, dass sie geschichtskonstitutiv wirke, indem sie befreie. Sinnwidrig ist dies, weil der Weg zurück in den Schoß der Mutter nicht in die Freiheit, sondern in symbiotische Abhängigkeit führen muss, ein direkter Gegensinn mit retardierender Wirkung wäre. Die gewaltsame Befreiung vom Vater endet vorgeschichtlich mit der Dominierung der Frau als Mutter und nun kommt es darauf an, wie diese ihre neue Rolle versteht. Die Söhne der Urhorde als Umschreibung für das Unbewusste mit der Sprachlosigkeit seiner von der Licht- auf die Schattenseite verdrehten Vorstellungen töten den Besitzer der Mutter und erheben den toten Erzeuger Religion stiftend zu einem nach Rache dürstenden Gott. Indem sie ihn um Vergebung bitten, versuchen sie, ihn zu beschwichtigen. Dabei sitzt ihnen die Angst im Nacken und sie überlegen, was ihr Erzeuger jetzt, wo sie ihn im Nacken spüren, Schreckliches gegen sie im Schilde führt. Ihre Furcht ist die Mutter der Reue und deren Kind heißt, von der „Erbsünde“ belastet, *Religion,* die nach Freud der kollektive Ersatz für die private Neurose ist. Nun nimmt die Mutterkirche ihre Kultur stiftende Rolle wahr, indem sie tauft. Das Taufwasser, das ursprünglich fließendes

Wasser – ein Bach oder Fluss – war, trägt alles Abwaschbare weg und lässt es im Boden versinken, sich von seinen ‚Destillaten' trennen. Durch diesen Vorgang erhält der Täufling einen ‚Namenspatron' und wird vom Schuldgefühl der anfänglichen Untat ‚gereinigt'. Indem einer der Verfolgten aus der Urhorde einen angepassten Sohn hervorgebracht hat, der Priester geworden die Geschwister zu Gläubigen tauft, ergänzt das Sakrament der Taufe das Opferritual. Die Religion wird theologisch und als kulturelle Institution zur geistigen Mutter, die ihre Rolle wahrnimmt, indem sie um den Taufstein herum und flussabwärts Tempel baut und weitere Untaten sowie das Aufkommen neuer Götter schriftlich (in Stein gemeißelt) mit fürchterlichen Strafandrohungen, die bis zur ewigen Verdammnis reichen, untersagt.

Kehrt man vom Unbewussten und seinen (Sexual-) Symbolen als Ausdruck verdrängter Vorstellungen zum Bewussten zurück, ist demgegenüber grundsätzlich zu fragen, wie das Entstehen der Psyche als psychoanalytische Repräsentanz des Triebgeschehens im Bereich des Bewusstseinsfähigen und als Akt göttlicher Schöpfung überhaupt vorzustellen wäre, wenn Gott seinerseits tatsächlich erst aus der Psyche, das heißt, der Vater aus den Söhnen, das heißt aus deren schlechtem Gewissen entstanden angesehen wird. Handelt es sich dabei nicht um einen Zirkelschluss und wenn es sich um einen Zirkelschluss handelt, handelt es sich bei diesem dann nicht um einen Teufelskreis? Dieser Werdensprozess als nach innen gedrehte Spirale wird nur dann frei sein können, wenn man ihn nach außen ins Offene wendet und von logischen Widersprüchen befreit, das heißt, wenn der Vater sich deistisch in den Söhnen selbst ausbreiten kann und Schöpfung nicht als einmaliger Akt, sondern vertikal wie bei der Quelle als andauerndes Vor-sich-Gehen der Spontaneität in einer von vornherein bestimmten Richtung verstanden wird, der Richtung, die ihm die Mütter bei den Presswehen geben. Richten sie ihr Streben in diese Richtung, dann brauchen die Söhne den Himmel nicht zu fürchten, er ist in ihnen die immer neue Grenze, die sich in dem Maße entfernt, in dem sie sich ihr nähern. Grund für Befürchtungen besteht nur in ihnen selbst, wenn sie kein Selbstvertrauen haben.

Der mythologische Ausdruck dieses Verlusts ist eine „Erinyen" oder „Furien" genannte Abart der Erbsünde ähnlich der thebanischen Sphinx, in der sich als Ausdruck eines irrationalen Schuldgefühls der tätige Geist unerbittlich rächt. Die Schwäche der psychoanalytischen Auslegung des menschlichen Werdensprozesses, insbesondere der Geschichte der Kultivierung des Menschen infolge einer Kastrationsdrohung, bei welcher der Anteil der Frau am kulturellen Fortschritt rein passiv gesehen wird, liegt am nicht hinterfragten Psychologismus ihres Anfangs und er wird auch durch die späteren Ausarbeitungen der

Theorie in der Auseinandersetzung mit dem Sowjetmarxismus nicht überwunden. (Das Unbehagen in der Kultur, 1930). Eher ist das Gegenteil der Fall und die Kultur, die der seiner Flügel beraubte Eros, der dialektisch nun den Todestrieb in seinen Dienst stellt, aus Lust geschaffen hat, lässt in der Rückschau von siebzig Jahren nicht erkennen, dass die Menschheit darin eine produktive Antwort auf das, was Freud ihre „Schicksalsfrage" nennt, gefunden hätte; gemeint ist der Umgang mit der menschlichen Wolfsnatur (Hobbes), dem Aggressionstrieb, dessen Verdrängung die verblüffende Ähnlichkeit totalitärer Diktaturen und der Antworten darauf erklärt. – Indem Ideen als Grund für die Tätigkeit des Geistes gegenständlich missverstanden und schematisch typisiert werden, ist der Gedanke der Spontaneität, durch den der Vater in den Söhnen und die Vergangenheit in den Töchtern aktiv weiter leben, ausgeschlossen. Das Verkennen der wahren – dynamischen – Natur der Idee, der gemäß Wachsen nur in einer bestimmten Richtung erfolgen kann – die einzig absolute Richtungsbestimmung, die es gibt – bedingt den Psychologismus der Sprache, deren Ge- und Verbote formuliert sein müssen, bevor dagegen verstoßen und sanktioniert werden kann und so das schlechte Gewissen und das Schuldgefühl entstehen, dem der Himmel, die Erbsünde und ein rachsüchtiger Gott ihre Erfindung und Existenz verdanken; denn, wie es Juristen formulieren, vor der Strafe kommt das Gesetz: *Nulla poena sine lege*.

Dass der ‚Getötete' post mortem – wenn die Urhorde sich in der Höhle versammelt und das Huschen der Schatten betrachtet, die das Feuer des Therapeuten auf die Innenwände ihrer Behausung wirft – in das Leere eines von der Mutter weit entfernten Himmels projiziert wird, ist vielleicht ein origineller Gedanke, dessen psychogenetische Transparenz Neugier befriedigt, der tieferen Erkenntnisansprüchen aber nicht genügt, sofern diese logisch schlüssig sein sollen. Wohingegen beim Mana der „Primitiven", beim indoeuropäischen Atman und bei der platonischen Idee der ‚göttliche' Anfang allen objektiven Seins auch und gerade das der *res cogitans* extrinsisch auf Prinzipien (Wissen und Gerechtigkeit) die der Psyche vorausgehen, beruht, an denen der schöpferische Mensch teilnimmt, nämlich kraft der Spontaneität des Willens, der wie das Wachsen extrapsychisch zu verstehen ist, indem er in sich die Grenzen der Psyche vorfindet, über die er vom Sinn getragen hinausreicht, indem er als Subjekt aktiv an der Universalität des Schöpfungsvorganges partizipiert. Dies kann, wer will, psychologisch problemlos, mit dem oder den Namen Gottes verbinden, ohne dass die „Religion", die gegebenenfalls daraus entsteht, notwendig neurotische Züge haben müsste und keinesfalls befreiende Züge haben könnte. Wird zusätzlich die emanzipierte Sinnenfreudigkeit des olympischen Götterhimmels in Betracht gezogen, dann zeigt sich, dass auch die notwendige Berücksichtigung der „Triebansprüche“ dabei unter der verständigen und oft eigenwilligen Oberaufsicht der olympisch lockeren Hera-Gefolgschaft kein grundsätzliches Problem darstellt.

In der anfänglichen, aktiven Beteiligung der Frühgeschöpfe an der Dingschöpfung im einzelnen, durch welche die Welt mit ‚Dingen an sich‘, Gegenständen aller Art erfüllt wurde, kann in Umrissen die Idee des Polytheismus erblickt werden, die in der ägyptischen Mythologie bis hinein in die Trippelspuren unzähliger Vögel im feingesiebten Sand besonders ausgeprägt anzutreffen ist. Erst als Echnaton vor Abfassung der Bibel – um 1350 v. C. – eine vergleichsweise liberale, deistische Diesseitsreligion im für Ägypten paradigmatischen Zeichen des (Sonnen) Lichts und in Verbindung mit dem Versuch, den hybrid übermächtigen Einfluss der schriftgelehrten Priesterkaste zurückzudrängen, in Ägypten eingeführt hatte, besserte sich die Lage der Frauen.

Wir erkennen in der Unbestimmtheit, Wechselhaftigkeit und abwechslungsreichen Vielgestaltigkeit hieroglyphischer Gestaltung und Farbgebung an den Wänden von Tempeln und Grabkammern die tastende Suche des Wissens nach dem ästhetisch passenden Ausdruck für ganz oder teilweise Erkanntes und in der bunten Redundanz die Richtung auf den allgemeinen Sinn, ebenfalls in quasi animistischer Ausdrucksqualität und direkter Zweckbestimmtheit figürlich-surrealistischen Darstellungsreichtums. – E. Hornung zufolge (1971, Der Eine und die Vielen, Wissenschaftliche Buchgesellschaft, Darmstadt) ist diese Passage für die ägyptologische Forschung insofern von Bedeutung, als hier die metaphysische Paarbeziehung Sein-Nichtsein als Begriff des Werdens im Mittelpunkt steht, ohne dass Dialektik dabei ins Spiel käme: Es gibt – auch in der ausgiebig von diesem Autor zitierten wissenschaftlichen Literatur – keine entsprechend dialektisch orientierte Forschungseinstellung als wissenschaftliche Leitlinie. Polarisierung und Gegenspännigkeit im Sinne Heraklits fehlen bis hin zu Echnaton, dessen deistische Diesseitsreligion in Verbindung mit dem Versuch, den Einfluss der Priesterkaste zu beschneiden, als vergleichsweise liberal imponiert. Von Nofretete unterstützt, versuchte Echnaton sozusagen todesmutig, den uferlosen Polytheismus seiner Umgebung durch die ‚spätmatriarchalische‘ Auffassung des im Diesseits in die Erde einsinkenden und diese dadurch immer aufs Neue befruchtenden Himmelskörpers zu ersetzen. Es ist die vor aller Augen den Horizont berührende >Abendsonne< (Aton), auf die seine introvertierte Gottesvorstellung ohne die Extrapolation auf ein zukünftiges Jenseits als Quelle des Lebens Bezug nimmt, nicht das extravertiert präpotente Sonnengespann Apollos. Dies brachte in Ägypten eine gewaltige gesellschaftliche Umwälzung mit sich, an die sich nach Echnatons vorzeitigem Tod unter dem noch unmündigen, unter

Tutelage gestellten Thutanchamun die noch gewaltsamere Reaktion der thebanischen Amun-Priesterschaft mit der Rückkehr zum polytheistischen, jetzt wieder in einer Jenseitsvorstellung verankerten Glauben anschloss.

Dabei war nach Hornung der Rückschluss vom Sein auf Wirken für das Selbst- und Weltverständnis altägyptischer Daseinsbewältigung relevant und damit war wiederum die Erkenntnis verbunden, dass Sein in einem näher zu bestimmenden Sinn mit Wirken identisch ist, was dann auf der anderen Seite des Mittelmeers in der vorsokratischen Philosophie bei Anaximander und besonders Heraklit fruchtbar wurde. – Es ist bemerkenswert, dass Moses daran den Monotheismus nicht aber die eher matriarchalische Diesseitsvorstellung zurück behielt, um seine Gottesvorstellung nach der Rückkehr aus der ägyptischen Gefangenschaft für patriarchalische Machtbestrebungen kompatibel werden zu lassen. – Jetzt wieder auf der nördlichen Seite des Mittelmeers gehen Platon/Sokrates, Heraklit, Anaximander und – zeitlich an der Spitze – Hesiod von der Evidenz und dialektisch wirkenden Kraft des ungedachten Prinzips aus. Nach dem Goldenen Zeitalter im Zeichen der Mütter und der ungetrübten Vernunft bei Hesiod musste die Menschheit chronologisch aus ihrer wissenden Immanenz herausgelangen und so hatte sie noch lange keinen klaren Begriff von der asymmetrischen Beschaffenheit ihrer Vorstellung darüber, wie sie sich ihre Fortpflanzung zu denken hat. Hesiod, der zwischen Kleinasien und dem griechischen Festland – auf dem Helikon im ländlichen Böotien – den Acker pflügte und Bücher schrieb, hat in seiner Göttergeschichte an der Wiege der griechischen Literatur in der aus Lehm geformten Dame Pandora das Pendant zur biblischen Eva als fragwürdiges Geschenk der Götter an das spätere Titanengeschlecht geschildert. Er betonte in ihr die Notwendigkeit des Ausgleichs von Überfluss und Mangel im ländlich mythologischen Sinne von Poros und Penia. Rohes Besitzstreben soll durch die beschützend wirkende, weibliche Vernunft in ihrer natürlichen Gemeinsamkeitsbezogenheit gemildert werden. Streit wirkt für ihn wie später für Heraklit nicht primär zerstörerisch sondern wird als zur Kulturentwicklung und Entwicklung schlechthin unentbehrliche Optik verstanden. Indem das Werden von Raum und Zeit bei Platon Bewegen als das Wesen des Werdens aus dem Subjekt verstehen lässt, begleitet es den Gang der Welt des Objektiven ins Sein. (Constantin Ritter, Platon, Platons Lehre von der Natur und seine Stellung zu den Aufgaben der Naturwissenschaft. – Kosmologie, Physik und Anthropologie. Beck, 1923, München. – Kirk, G. S., Raven, J.E., Schofield, M., Die Vorsokratischen Philosophen. Einführung, Texte und Kommentare. Metzler, 1994, Stuttgart, Weimar. – Gottschalk, H. B., (1965) Anaximander's Apeiron. Phronesis 10, 37–53).

Die Dynamik des Wissens als Werden findet so als >These< im anaximandrisch Unbegrenzten (Apeiron) ihre >Antithese<. Das Prinzip positiven Bewegens stößt auf dasjenige negativen Bewegens – stößt im Grenzenlosen des polarisierten Feldes der Idee auf seinen Widerpart als dielektrisches Zweierkomplement, um sich mit diesem im folgenden Schritt zu verbinden, sich synthetisch zum Sein zu verfestigen und im Fortgang komplementär antinomischer Weltentstehung gegenständlich seiend eine neue These zu bilden, die sich in den dialektischen Prozess einklinkt, um nach Ablauf ihrer Zeit ihrerseits dem Besseren Platz zu machen, denn in der immerwährenden und ausgleichenden Gerechtigkeit Anaximanders tut Eines dem Andern Buße. Die Schiffe fahren in den Hafen ein und fahren wieder daraus hervor. Beim entspannten Umpflügen des Bodens können solche Gedanken entstehen. – Die gedankliche Weiterentwicklung dieser Übergangsreihe, die vom Gegensatz zwischen gegenstandslos umfassendem Wissen des Ursprungs und äußerer Anschauung als Voraussetzung der Entwicklung von Gott und der Welt ausgeht, hatte nördlich des Mittelmeers durch die Begrifflichkeit im Denken der Sprache bei Hesiod eine neue Wendung genommen und wurde zum Bild einer Interferenz von Grautönen, in deren Wahrnehmung Schwarz und Weiß einander umarmten. (Rehn, R., Der logos der Seele. Wesen, Aufgabe und Bedeutung der Sprache in der platonischen Philosophie. Meiner, 1982, Hamburg).

So stellte Heraklit fest, dass nichts festzustellen ist; nicht einmal das Wort als solches steht fest. Der Logos fließt, und von da taucht die gleiche Erkenntnis im Satz vom Nichtswissen bei Sokrates auf. – Aude sapere! – Am Scheitelpunkt des ontogenetischen Verzweigungsprozesses, als dessen Folge Männer und Frauen im Verlauf der Persönlichkeitsentwicklung asymmetrisch zu Verstand und Vernunft kommen, im platonisch Mittleren, steht das gegenständliche Nichtswissen, das zugleich konstruktiv und potentiell destruktiv ist: Das Bekenntnis dazu hat Sokrates das Leben gekostet, wodurch er Platz für Platon gemacht hat, der am Tag seiner Hinrichtung krank war (Claude Pujade-Renaud. Actes Sud, 1999). Dass Sokrates in seiner Jugend vom delphischen Orakel der Weg vorgezeichnet worden war und er sich von der positivistischen Lehre des Anaxagoras abwandte, ist ein verschlüsselter Hinweis. Tatsächlich hatte das Orakel ihn aufgefordert, Erkenntnis bei sich selbst zu suchen, sich zu erkennen. Das Ergebnis versetzte ihn in tiefstes Erstaunen, weil es ihn, der sich für empirische Seinserklärungen und Begriffsanalysen als unzuständig empfand und Kompetenz nur synthetisch, für ‚Belange der Liebe' reklamierte, vor die Alternative stellte, sich entweder für den weisesten aller Griechen zu halten oder geistiger Klarheit zu entsagen.

Psychiatrische Methodologie, Agnostizismus

Als nun der erste Mensch die Augen aufschlug, wunderte er sich nicht, dass er Nichts sah, denn es gab noch keine Namen. Er ‚sah' auch nicht Nichts, denn Nichts ist ebenfalls ein Name, als übertragene ‚Ortsbezeichnung' etwas heimtückisch, und als solche musste sie wie die Heimtücke selbst als Phänomen im Zufügen erst erfunden werden. Für Anführungszeichen wäre es noch zu früh gewesen. Er war in der Situation, dass er sein Sehen lernen musste und auch die Situation musste er erst denken. Bald entdeckte er, dass manche Dinge trotz verschiedener Namen identisch waren. Da gruppierte er sie, und gab der Gruppe einen eigenen Namen. Das war der Begriff, der das Benennen ökonomisch machte, denn nun brauchte er nicht mehr jedes Ding einzeln zu benennen. So ging der nominelle Wirklichkeitscharakter des Einzeldings auf den der Gruppe über und so weiter. Nun wunderte ihn fast noch mehr die Tatsache, dass er ‚denken' konnte, als das Resultat. Was ist denn das? Die Welt, die er vergleichbar einem Spektrogramm zu sehen lernte, musste Gegenstand für Gegenstand mit Dingen angefüllt werden, bevor das Lernen selbst ‚dinglich' wurde und andere Namen und Namensklassen mit sich brachte, indem das Neue nominalistisch getauft wurde. Das Erfinden der Namen war – zauberhaft – die erste wahrhaft menschliche Tätigkeit. Es war auch zauberhaft, woher die Namen kamen, denn vorher gab es sie nicht, nirgends. Als der Mensch den Gedanken zu Ende führte, erkannte er als einzig mögliche Antwort, dass er die Namen ‚spontan' – von selbst – erfunden haben musste. Dass er dachte, erfolgte ebenfalls spontan. *Erstaunlich, dass er dazu in der Lage war!* Nun hatte er zwei innere Erkenntnisse, die er nach Nikolaus von Kues die eine ‚Denken', die andere ‚Spontaneität' taufte. Denken war erst Fragen, dann Erkennen, dann Taufen. Der Mensch erfand sich und beurteilte die Welt. (Luthe, R., Der fingierte Mensch. Wie die Seele den Leib bewegt. Lang, 1993, Frankfurt/M Berlin Bern New York Paris Wien). An der eigenen Gegenständlichkeit unterschied dieser Mensch sodann eine körperlich materielle (Leib) und eine geistig seelische Form und für die gemeinsame Einheit in gemeinsamem Bewegen relativ zur Umwelt erfand er als Namen das ‚Ich' als erste Person Einzahl sämtlicher Tätigkeitswörter. Nachdem er darauf aufmerksam geworden war, dass er entweder wachte oder schlief, sah er das Gleiche bei seinesgleichen, die wie er im Wachen meist mit ‚etwas' beschäftigt waren, etwas zu tun hatten. So bemerkte er, dass Menschen in regelmäßigem Abstand den Realitätskontakt mit dem Körper und der Umwelt verloren, in der sie ähnlich wie er tätig waren, und er dachte, das begleitende Gefühl sei Müdigkeit. Dann verlor er sie für eine Weile aus dem Blick, und erinnerte sich, dass er auch in diesem zweiten Zustand tätig war, wenngleich er dabei nicht wach war sondern schlief. Das heißt, er trat sich selbst gegenüber, wie ein Anderer, trat sinnlich oder phänomenal in Erscheinung und dabei verwendete er das Wörtchen ‚Ich' anders als im Wachzustand: nicht als ‚Monade' sondern irgendwie umfassender und sozusagen transparenter.

Für diesen Zustand des Bewusstseins, der auftrat, wenn er schlief, und in dem er Erstaunliches unternahm, erfand er die Bezeichnung ‚Traum'. Das Tun des Traumes nannte er ‚träumen'. Traum und träumen finden im Schlaf statt, wenn sich das wache Ich unsichtbar gemacht, in einen Nebenraum der Existenz zurückgezogen hat. Für das anfängliche Nicht-Sehen des Namenlosen erfand der Mensch die Wörter ‚da!' und ‚Wissen' und für das Erfinden der Namen das Wort *Sprache*. (Schmid, W., Der Versuch, die Identität des Subjekts nicht zu denken. In: Barkhaus, A., Mayer, M., Roughley, N., Thürnau, D., Identität Leiblichkeit Normativität. Neue Horizonte anthropologischen Denkens. Suhrkamp Frankfurt/M). Im Anfang seiner Tätigkeiten war also das Wort. Das war das Wort: ‚denken' als Tun und als Name. Das eine erklärte das Andere. Alles ganz natürlich. Davor kam wissen noch nicht als Name, sondern als die alles umfassende rein geistige Tätigkeit, in der er restlos aufging, wobei außer ihm und seinen Tätigkeiten nur die Gegenstände und seinesgleichen beiderlei Geschlechts vorhanden waren, soweit er sie bereits benannt hatte, und die er beim Wachwerden wieder so antraf, wie er sie beim Einschlafen verlassen hatte. Als dieser Mensch die Augen erneut öffnete und sich sah, dachte er: *„In Ordnung! Also bin ich!"* – Nun hatte er auch das Sein erfunden, dem bald das Seiende folgte. Das beantwortete nicht die Frage, woher das Wissen gekommen war. Nicht vom Sehen, denn beim Öffnen der Augen hatte er ja schon, wenn auch namenlos Verschiedenes wissen und sich darauf einstellen können, besonders, wenn die Erfahrungen, die er dabei gesammelt hatte, schlecht gewesen waren. Wie die andern Tiere, die als Vogel zwitschern und als Hund bellen, aber nicht sprechen, weil sie nicht denken lernen können. Wirklich erstaunlich. ‚Es' war weder dagewesen noch nicht dagewesen, es hatte einfach gewirkt. – Staunend, vielleicht auch etwas verwirrt erfand der Mensch die Philosophie und der Philosoph die Wissenschaft einschließlich der Philosophie. Nicht nur er, auch die Welt wurden ständig größer. Er wuchs, vermehrte sich. Sich nannte er ‚Subjekt' und die Welt, mit der er in Beziehung getreten war, als phänomenalen Gegenstand ‚Objekt'. Das war die Grundeinteilung der Namen, von der alles Weitere ausging. Später erfand er den Namen ‚Gott' für ein besonderes ‚Subjekt'.

Gott war das Subjekt, das seine ursprüngliche ‚Zauberkraft' dauerhaft behielt, während er und seinesgleichen sie verloren, nachdem alles erschaffen war. Gott starb im Gegensatz zu ihm und seinesgleichen nicht. Aber da war noch das Träumen, und wenn er träumte, kamen unter Umständen Reste alter Zauberkraft zurück, die ihn merkwürdig ‚befangen' machten und die er – zwischenzeitlich Wissenschaftler geworden – ‚übersinnlich' nannte, obwohl ihre Qualität im Traum als ästhetische ‚Erfahrung' atemberaubender sein konnte als im Wachzustand. Manchmal schauderte ihm dabei. Die Kennzeichnung als übersinnlich kennzeichnete in erster Linie seine Verlegenheit, für die fehlende Erklärung des zeitweisen Daseins von Traumphänomen einen ‚Erkenntniszugang' zu finden. Dem soll hier nachgegangen werden, auch wenn insoweit die Auffassung verbreitet ist, dass dazu nichts Neues zu sagen geblieben wäre. Aber das kann man nicht nur, das muss man bestreiten und in diesem Sinne möchte ich hier bereits im Hinblick auf die *praktische* Bedeutung als für die aktuelle Psychiatrie (F.P.) wichtigen Erkenntnisschritt bei der Erforschung der Persönlichkeit auf die Psychopathenlehre von K. Schneider verweisen, denn deren Kenntnis ist Voraussetzung für die Beurteilung der ‚Persönlichkeitsartung', von der in der forensischen Psychiatrie, mit der wir uns nachfolgend beschäftigen wollen, ständig die Rede ist. – Die intensive Beschäftigung mit dem Verhältnis von Geist, Seele und Persönlichkeit, war zuvor schon fachübergreifend gewesen. Aber anstatt zu einer Auf- und Abklärung zu führen, war daraus eine Situation entstanden, die in ihrer Unübersichtlichkeit dringend nach einer methodologisch und methodisch befriedigenden Lösung verlangte. W. Wundt hatte eine Typologie der Typen, M. Weber den *Idealtyp* beigesteuert, der primär allerdings an sozioökonomischen Beispielen ausgerichtet war.

Diese Vielfältigkeit der Einflüsse, von der Natur- und anderen Philosophie gar nicht zu reden, war aus der Kölner, später Heidelberger Sicht von K. Schneider ein Hindernis bei der Auswahl der ihm forensisch wichtig erscheinenden Psychopathentypen, das es mit dem Blick für das Wesentliche aus dem Weg zu räumen galt. Schneider bemühte sich in seiner Schrift über „Die psychopathischen Persönlichkeiten" um ein möglichst einfaches Schema, wobei er sich zu Einteilungszwecken an „hervorstechenden" Eigenschaften orientierte. Die Einteilung Schneiders beantwortete die Frage, ob die Abnormität vorrangig die Gesellschaft oder die Persönlichkeit selbst störte. Sie gewann große Bedeutung für die forensische Psychiatrie, obgleich sie ansonsten „unsystematisch" war. – Bei der Klassifikation von Persönlichkeitsstörungen, wie Schneider sie der Psychiatrie nahelegte, fallen „Typen" auch dann, wenn die Störung als so schwer imponiert, dass dadurch im zivilrechtlichen Wortlaut die ‚eigenen Angelegenheiten' nicht mehr besorgt werden können, strafrechtlich nicht unter den Krankheitsbegriff einer an der Sinnkontinuität des Erlebens orientierten Diagnostik und daher sind Probanden dieser Kategorie für Schneider in der Medizin unwillkommene Eindringlinge forensisch als im vollen Umfang schuldfähig anzusehen.

Da sie dennoch nach sachverständigem Urteil gleichzeitig zivilrechtlich ihre Angelegenheiten nicht besorgen können, werden sie mit entsprechenden Konsequenzen unter Vormundschaft gestellt. Dies verstehe, wer will, dies ist jedenfalls ein fakultatives aber kein singuläres Beispiel für das Ungenügen typologischer Betrachtungsweisen mit erheblichen Auswirkungen auf die forensische Praxis. Während Schneider in einem prominenten Gutachten keine Zweifel an der vollen strafrechtlichen Verantwortlichkeit eines Probanden hatte, hat er denselben zivilrechtlich als Psychopathen für geschäftsunfähig beurteilt (vgl. Krahl, A. und Schifferdecker, M., ‚Max Scheler und Kurt Schneider. Wissenschaftlicher Einfluß und persönliche Begegnung.' Fortschr. Neur. Psychiat., 1998, 66, 94–100. Sowie Kroeber, H.R., 1993). – Ähnliche Erfahrungen bei der psychiatrischen Begutachtung hatte zuvor der Nervenarzt Panniza gemacht (J. Müller, 1999, Der Pazjent als Psychiater. Oskar Panizzas Weg vom Irrenarzt zum Insassen). Übrigens erstaunt diese Divergenz im Ergebnis nur bei wirklich systematischer Betrachtungsweise; deskriptiv phänomenologisch ist das Ergebnis nach meiner eigenen forensischen Erfahrung im Sinne ‚sozialer Zweckbegrifflichkeit' typischer Ausdruck einer durch Kompetenzanmaßung ein für allemal getroffenen Wertung. Da das Ganze der Struktur als Referenz nicht zur Verfügung steht, weil bei phänomenologisch deskriptiver Betrachtungsweise Einheit nicht aus der Idee des Bewegens abgeleitet, sondern in formal fertiger Abgeschlossenheit am Pult der Gelehrtenstube ‚vorverstanden' ist, kann der allgemeine Stellenwert von Einzelerkenntnissen in diesem Rahmen nur willkürlich bestimmt werden und zwar im Zivilrecht anders als im Strafrecht. In beiden Fällen müsste und könnte indessen die rechtliche Frage an den Gutachter im Interesse von Rechtsgleichheit und -sicherheit im Hinblick auf ein für alle möglichen Probanden *natürliches,* nicht ausgedachtes System beantwortet werden, das in gleicher Weise die psychische Störung und die Störung des Rechtsfriedens umfassend und wirklich sachverständig erklärt. Ein solches System ist aber leider taxonomisch typisierenden Gutachtern unbekannt und darüber hinaus für sie phänomenologisch-deskriptiv nicht vorstellbar. Deshalb kann ohne polemische Absicht oder Nebenabsicht gesagt werden, dass in diesem Rahmen die Richtung der Begutachtung im Ganzen nicht unerheblich von Zufällen und partikulären Interessen bestimmt wird, wobei das Recht sich damit abzufinden hat, dass seine Wahrheit eine doppelte ist, materiell und prozessual, inhaltlich und formal.

Diesbezüglich hat erst J. Piaget in ausdrücklicher Anlehnung an Kant den sicheren epistemologischen Zugang aufgezeigt: Die Organisation der homöodynamischen Entwicklung des Menschen zu einer antinomisch strukturierten Einheit (Ontogenese) erlaubt dem Psychiater die Aufstellung eines bimodal dynamisch den Ausgleich suchenden Modells psychopathologisch in Betracht kommender Störungen. Es verdankt seine innere Stimmigkeit und Vollständigkeit dem Umstand, dass es im Falle geistiger Gesundheit bei Piaget in der Ontogenese der Persönlichkeit chronologisch geordnet um die Gleichzeitigkeit von zweierlei geht, ‚*Assimilation* und *Adaptation*' (1983, Meine Theorie der geistigen Entwicklung. Fatke, H., Hg., Fischer, Frankfurt/M). – ‚*Integration* und *Differenzierung*' heißt dies gleichbedeutend in der strukturalen Psychopathologie. Es geht dabei auf der einen Seite um die absolute Unteilbarkeit der lebendigen Einheit: Assimilation; und auf der adaptativen Seite um additive Vielfalt und die dabei nötige Plastizität. In der Umkehrung des entwicklungpsychologischen Gedankens ist jetzt jeder in der psychiatrischen Praxis vorkommende Störfall nur innerhalb dieses Umkreises alternativ möglich, das heißt, entweder fehlt der ‚Persönlichkeit' die Einheit der Integration oder die Vielfalt der Differenzierung, entweder tritt Labilität oder Erstarrung in Erscheinung. Die weitere Unterteilung dieses Systems kann unbeschadet der inneren Logik anhand davon unabhängiger Kriterien erfolgen, indem zwischen Entwicklungsstörungen einerseits und Krankheiten andererseits, primären und sekundären Störungen unterschieden wird. Hierbei steht im Fall der Entwicklungsstörung der Proband/Patient von Geburt an – platonisch: ‚artverwandt', psychiatrisch: anlagebedingt – ‚in der Wolle gefärbt' im Zeichen strukturaler Einseitigkeit; oder im andern Fall, dem der Krankheit, kommt es nach vorher normaler Entwicklung sekundär dazu. – Ferner ist bei der Aufstellung dieser funktionalen Kategorientafel möglicher Störfälle zu berücksichtigen, dass unabhängig von der subjektiven Beschaffenheit auch systemfremde, äußere Einflüsse vorübergehend das personale Gleichgewicht stören können, indem sie auf der einen oder anderen Seite für die Dauer ihrer Einwirkung primär oder sekundär ein umfassendes Defizit herbeiführen. Bei der Frage, was die Störung für die rechtlich qualifizierten Fähigkeiten als solche besagt, wird psychiatrisch auf den Begriff der Geisteskrankheit meist so Bezug genommen, als wäre dieser abgeklärt, was außerhalb der strukturalen Bezugnahme auf Entwicklungsprinzipien nicht der Fall ist, und als stünde von daher fest, dass beispielsweise die als Psychopathie zu diagnostizierende Störung der integrativen Entwicklung nicht darunterfalle, Schwachsinn als Entwicklungsstörung der Intelligenz hingegen wohl. Die Isolation wissenschaftlicher Perspektiven, die so als Mangel in Erscheinung tritt, ist ein gravierender Nachteil taxonomisch unsystematischen Klassifizierens. Dessen Fortsetzung in der aktuellen, psychopharmakologisch induzierten Klassifikation geistiger Störungen in der forensischen Psychiatrie geschah des ungeachtet. Sie erscheint den meisten Sachverständigen unanfechtbar trotz grundsätzlicher Unabschließbarkeit der Typenreihen und Unvergleichbarkeit der erfassten Typen hinsichtlich der juristischerseits gefragten ‚Krankheitswertigkeit'.

Schneider lehrte in Heidelberg, etwas weiter südlich war Tübingen Wirkungsstätte eines anderen großen Typologen. Hier unternahm E. Kretschmer den Versuch, psychologische Persönlichkeitsprofile anhand des sogenannten Konstitutionstypus zu erfassen, wobei Klaus Conrad hinsichtlich der Unterscheidung: Pykniker, Astheniker versuchte, den Typus mit der Abfolge in der menschlichen Entwicklung als biologischem Organismus in Einklang zu bringen. ‚*Ein ‚Typus'*, schreibt Conrad, ‚*bedeutet… keine bestimmte ‚species'…, ‚sondern ein Bündel von bestimmten miteinander korrelierten Wachstumsprinzipien, die neben anderen bei der Entstehung der Form wirksam sind'.* – Und im Vorwort zur 2. Auflage schreibt Conrad: ‚*Man kann nicht behaupten, der nun 20 Jahre zurückliegenden ersten Auflage dieses Werkes (1941) sei ein großer, äußerer Erfolg beschieden gewesen… Ich finde keine andere Erklärung, als daß unsere Denkgeleise hinsichtlich des Konstitutionsproblems, vor allem durch die sehr statisch deskriptive Lehre Kretschmers, so ausgefahren sind, daß ein Hinüberwechseln in eine etwas andere Sichtweise des Problems, nämlich die genetisch dynamische vorläufig für die meisten nicht vollziehbar ist. Kretschmers Erkenntnis vom gesetzlichen Zusammenhang zwischen Körperbautypus und Charakter (‚pyknisch, leptosom') hatte eine so überzeugende Stimmigkeit für die meisten Leser, daß sie nicht zu sehen scheinen, daß damit eine Frage gestellt – nämlich diejenige nach den Gesetzen dieses Zusammenhangs – nicht aber bereits eine Lösung des Problems gegeben wurde.'* Das erinnert an die Entdeckung des Zwischenkieferknochens am kindlichen Schädel.

Die große praktische Relevanz der methodologischen Unterschiede zwischen Idee und Gestalt (Form) ist damit ontogenetisch auf den Begriff gebracht und forensisch rehabilitiert. Es gibt Berührungspunkte dieser strukturalen Psychopathologie mit der späteren *Entwicklungspsychologie* von Piaget und mit der organodynamischen Psychiatrie von Henri Ey, nicht hingegen mit der Analytischen Psychologie, der Psychoanalyse und der Pharmakapsychiatrie, aus der heraus sich die sogenannte biologische Psychiatrie und im Rahmen der forensischen Psychiatrie die aktuelle deskriptiv phänomenologische Forschungsrichtung entwickelt hat, was mit der ‚AMDP' genannten Klassifikationsmethode verbunden ist. In diesem Zusammenhang soll hier kurz, auf das „AMDP-System" zurückgekommen und dieses in den geschichtlichen Kontext zurückversetzt werden, in dem die eigentlich psychiatrische Fundierung als Geisteskrankheit oder Störung im Sinne der klassischen Psychiatrie zu finden ist, deren medizinisches Wissen als Nebeneinander von *Erklären* und *Verstehen* komplexqualitativ empirisch war, bevor an dessen Stelle konventionalisierte Sprachregelungen wissenschaftlich verwendet und mathematisch aufgearbeitet wurden.

Wie der Verlag mitteilt und der Verfasser es miterlebt hat, wurde das AMDP-System von der Arbeitsgemeinschaft für Methodik und Dokumentation in der Psychiatrie (AMDP) 1965 unter maßgeblicher Beteiligung der Universitätsnervenklinik Homburg, später Klinik Sonnenberg, Saarbrücken (W. Schmidt, daneben u. a. Bente Erlangen, Engelmeier Münster, Heinrich Mainz, Hippius und Helmchen Berlin) ins Leben gerufen. Ich hatte mich damals noch nicht speziell der forensischen Psychiatrie zugewandt, sondern arbeitete in der psychiatrischen Klinik Homburg mit an einem psychopharmakologischen Forschungsprojekt, in dessen Rahmen symptombezogene Fragebögen entwickelt wurden, die dann der Arbeitsgemeinschaft (AMDP) zugrunde lagen. Daraus sind wie nachfolgend aufgeführt mehrere wissenschaftliche Arbeiten hervorgegangen. Erste Ergebnisse wurden auf einem Internationalen Kongress in Washington DC (Sheraton-Hotel) vorgetragen. Zum Zweck internationaler Breitenwirkung wurde sodann der AMDP e.V. gegründet. – Mit diesem Projekt war die Homburger Nervenklinik an vorderer Stelle in den internationalen Arbeitskreis einbezogen (Bundesrepublik Deutschland, Österreich, Schweiz) aus dessen Ergebnissen letztlich das vorstehend erwähnte AMDP-System hervorgegangen ist. Von daher war mir frühzeitig klar, dass dabei nicht ein in einem organischen Sinn echtes System entwickelt wurde, sondern eine statistisch ausgewertete Nebeneinanderreihung kasuistischer Einzelfeststellungen, die sonst in der Wissenschaft ‚taxonomisch' genannt wird. Als meine damaligen Hinweise (Luthe, R., 1967, Zielsymptom – Erkenntnismittel der Pharmakopsychiatrie? Nervenarzt 38, 4, 155–158. – Ders., 1967, Methodological Problems in the Registration of Psychopharmatherapeutic Effects in the Psychiatric Clinic. Compreh. Psychiat. 8, 3, 198–201) unbeachtet blieben und auf der anderen Seite im Recht der Begriff der Geisteskrankheit zu einem „sozialen Zweckbegriff des Rechts" umfunktioniert werden sollte, was die Abwendung der Psychopathologie von ganzheitlich komplexqualitativen Interessen bedeutete, wandte ich mich der forensischen Psychiatrie zu, die nach der Abberufung von Conrad in Homburg durch Witter prominent vertreten wurde. Ich entschloss mich dazu, obwohl die Praxis der Rechtsprechung zwar offiziell dem Gesetzgeber folgte und sich der Umfunktionierung ihres regulativen Grundprinzips zunächst nicht anschloss, indem sie weiterhin über das Schuldprinzip am Freiheitsgedanken festhielt, allerdings der rechtsschöpferischen

Wirkung der Gerichtspraxis auch nicht entschieden entgegentrat, obwohl diese sich nach und nach mehrheitlich der Verschweigensstrategie der weitaus meisten Sachverständigen anschloss und so mit der schließlich ‚gebündelten Kraft des Faktischen' dazu beitrug, dass aus der ursprünglichen *Spitzenreiterposition* der forensischen Psychiatrie die *Schlusslichtposition* innerhalb der bundesrepublikanischen Psychiatrie wurde. Das war ein Aufsehen erregendes Ergebnis der Psychiatrie-Enquète der Länderreferenten für Psychiatrie (1975).

Dadurch dass die von Schneider selektiv herausgestellten ‚Typen' allesamt scharf beobachtet, gut beschrieben und sorgfältig klassifiziert waren und Schneider wegen seiner klaren Diktion bei Juristen allgemein in hohem Ansehen stand, wie dies auch für Witter gilt, ist in der forensischen Psychiatrie noch relativ lange und auch überregional am empirisch rationalen Charakter der agnostischen Beurteilung im Sinne des Freiheitsgedankens des synthetischen Urteils *a priori* nach außen festgehalten worden. Gleichzeitig wurde die phänomenologisch deskriptive Methode mehr oder weniger offenkundig Wirklichkeit und war mit einer bis dahin nicht gekannten Vermehrung der Anzahl von Sachverständigen und deren Anonymisierung verbunden. Dass sich die von Schneider ‚agnostisch' genannte Methode in der forensischen Praxis letztendlich nicht durchsetzte, hatte die geschilderten Gründe, die mich nach den erwähnten Anfängen in der Psychopharmakologie (Fünfgeld, E.W., Luthe, R., Über organische und psychische Begleitsymptome bei der Pharmakotherapie im Involutionsalter. Zbl ges Neur Psychiat 191, 10–11, 1968. – Vortrag 82. Wanderversammlung Südwestdt. Neurologen u. Psychiater, Baden Baden, 1966) – Schmitt, W., Luthe, R., Die Relevanz pharmakogener Delirien für die Therapie endogener Depressionen. Therapie der Gegenwart, 1966, 105, 10, 1268–1274. – Luthe, R., Gruppenuntersuchungen über antidepressiv wirksame Arzneimittelkombinationen. – Proc. 5th Int. Congr. of Neuropsychopharmacology, Exerpta Medica Foundation, 1967. – Vortrag Washington, März 1966. – Luthe, R., Schmitt, W., Wirkungsspektrum und Indikation antidepressiv wirksamer Arzneimittelmittelkombinationen. – Proc. 5th Int. Congr. of Neuropsychopharmacology, Exerpta Medica Foundation, 1967. – Vortrag Washington, März 1966. – Meyer, H.-H, Luthe, R., Schmitt, W., Zum Problem der therapeutischen Relevanz des spontanen pharmakogenen Delirs. – Proc. 5th Int. Congr. of Neuropsychopharmacology, Exerpta Medica Foundation, 1967. – Vortrag Washington, März 1966. – Luthe, R., Schmitt, W., Taeschler, M., Klinische und pharmakologische Erfahrungen mit antidepressiven Arzneimittelkombinationen. – Proc. IV World Congr. of Psychiat. Part III. – Vortrag Madrid, März 1966) – Luthe, R., Möglichkeiten einer Problemdifferenzierung in der deskriptiven Psychiatrie durch klinisch psychopharmakologische Untersuchungen.

Arzneimittelforsch. 19, 469–470, 1969. – Vortrag Zentr. eur. Sympos. f. Pharmakapsychiatrie u. Psychopharmakologie, Karlsbad, 1967) letztlich bewogen haben, nach einer anderen, für mich organischen Lösung zu suchen, was für meine berufliche Orientierung ausschlaggebend war.

Ich fand diese Lösung unter vielfältigen Einflüssen (K. Conrad, J. Piaget, H. Ey u.a.). Ey wurde 1968 auf Betreiben von Witter von der Medizinischen Fakultät Homburg 5 Jahre, bevor die Universität Barcelona nachfolgte, in Homburg ‚Dr.h.c.', während Witter an der Juristischen Fakultät in Saarbrücken Honorarprofessor und an der Medizinischen in Homburg Dekan war. Witter war durch Conrad mit den Ideen von Hughlings Jackson und gestaltpsychologischen Konzepten vertraut, hatte sich aber noch nicht endgültig zu einer dynamisch äquilibrierenden Einstellung durchgerungen, wie dies im Sinne von Ey und Piaget zu erwarten gewesen wäre. Piaget ging im entwicklungstheoretischen Rahmen von einem systematisch regulierten Gleichgewicht aus, wie dies auch Conrad getan hatte und es mit dem ‚Mittleren' der Gigantomachie genannten Idee des Guten bei Platon entspricht, bei der das ‚Helle' und das ‚Dunkle' Heraklits – in dem zwischen beiden Prinzipien herrschenden ‚Streit' – einander homöodynamisch im fließenden Gleichgewicht halten. (Kurtz, E., Interpretationen zu den Logos-Fragmenten Heraklits. Olms, 1971, Hildesheim New York. – Luthe, R., Persönlichkeit und Erleben, Habilitationsschrift, Homburg, 1969. – Ders.: Die zweifelhafte Schuldfähigkeit. Lang, 1996, Frankfurt/M Berlin Bern New York Paris). Haddenbrock, mit dem ich in Briefwechsel trat, hielt weiter an der ‚seinswissenschaftlich' genannten, agnostischen Linie fest, ebenfalls Bresser (Köln), der das Lehrbuch der forensischen Psychiatrie von Langelüdekke fortsetzte.

Die in lebendigen Systemen organisch ständig notwendig werdenden Kursberichtigungen des derart von der ‚Persönlichkeit im Fluss' gebildeten, rechts und links doppelt gefährdeten autoregulativen Gleichgewichts der psychischen Grundkräfte waren als Gegenstand der späteren strukturalen Psychopathologie das, was zuvor in der Schneider'schen Psychopathentypologie als *Persönlichkeitsabnormität* bloß additiv summiert, von Henri Ey dagegen in der Perspektive auf Hughlings Jackson und Herbert Spencer ‚organodynamisch' konkretisiert und ausdrücklich als ‚Pathologie der Freiheit' bezeichnet worden war. – Witter hielt zunächst an seiner mit Haddenbrock und Bresser geteilten seinswissenschaftlich klassischen Einstellung im Sinne Kurt Schneiders fest, verfolgte die strukturale Entwicklung und deren Anwendung auf forensische Fragestellungen aber von Anfang an nicht nur mit größtmöglicher Toleranz, sondern mit Wohlwollen, zumal er damit als Oberarzt bei Conrad im ganzheitlichen Sinn vertraut war, während er in der forensischen Praxis mit Haddenbrock zusammen zunächst noch die agnostische Einstellung vertrat, wie dies aus seinem in hoher Auflage erschienenen Grundriss der forensischen Psychiatrie und seinem Beitrag in dem von ihm und H. Göppinger herausgegebenen Handbuch (1972, Springer, Heidelberg und Witter, H., (1970) Grundriß der gerichtlichen Psychologie und Psychiatrie. Springer, Berlin Heidelberg New York) hervorgeht. – Es folgten weitere Veröffentlichungen zur Theorie und strukturalen Praxis, die aber – nach Witter – den wirklichkeitserzeugenden Lauf der täglichen Gutachtenerstattung nicht stoppten, während ich gleichzeitig im universitär institutionalisierten Rahmen ungehindert die strukturale Methode rechtskräftig praktizieren und praktisch ausbauen konnte.

Derweil wurde parallel im reduktionistischen Rahmen der deskriptiv phänomenologischen Gutachtenspraxis das theoretische Gerüst der aktuellen Praxis der Gutachtertätigkeit in großem Stil weiterentwickelt und nun von Rechtsprechung und wissenschaftlicher Literatur bestätigt zur allgemeinen Meinung. Dass ihr der Psychologismusstreit in neuer Form zugrunde lag, blieb unerkannt, weil das einverständliche Verschweigen der Sachverständigen in der Nachfolge von Kurt Schneider in mehr oder weniger unbewusstes ‚Verstummen' übergegangen war und im Hinblick auf die hohe Beanspruchung aller zur Verfügung stehenden Kräfte die psychiatrische Aufmerksamkeit auf das jeweils Nächstliegende gerichtet werden musste. – Außer von Persönlichkeit war wissenschaftlich immer noch von Charakter und Typus die Rede, was aber ähnlich wie beim Begriff der Geisteskrankheit selbst letztlich ungeklärt blieb, weil andere, ‚metaphysisch' unbelastete, das heißt den Begriff ‚Geist' nahezu idiosynkratisch vermeidende Themen in den Vordergrund traten. – Geht man dem im einzelnen nach, dann zeigt sich, dass mit im Ergebnis oft wenig voneinander divergierenden Resultaten die beiden methodologisch radikal verschiedenen Betrachtungsweisen miteinander kaum offen konkurrierten, wobei im Rahmen der strukturalen Theorie auf den Begriff der ‚Situation' eingegangen werden musste, bezüglich dessen in der Literaturwissenschaft nach Goethes ‚Iphigenie auf Tauris' zwischen einer ‚inneren' und einer ‚äußeren Situation' als Geschehensvarianten unterschieden wird.

Für die forensische Psychiatrie brauchte sich nicht erst herauszustellen, dass nicht fraglich ist, ob Situationen bei der Definition des Typs erlebnisrelevant sind oder nicht. Es gibt überhaupt nur innere – manchmal echt ‚tragische' – Situationen, die auch Gutachter innerlich berühren und ihre Entscheidungen beeinflussen können, deren ‚Tragik' aber nicht die Fähigkeit eines Probanden als solche, sondern deren Gebrauch tangiert (vgl. Schillers ‚*wahre Geschichte* des >*Verbrechers aus verlorener Ehre*<' in ‚Gott, Götter…', S 364 ff). Das Wetter am Tatort kann zwar auch handlungsrelevant sein, ist aber keine Situation im inneren oder äußeren Sinne. – Phänomenologisch und struktural blieb die individuelle Einheit der Person (Monade aus Subjekt und Objekt) im Kostüm ihrer anlagebedingten oder durch Gewöhnung erworbenen Eigenschaften als ‚Persönlichkeit' unangetastet. – Bei der phänomenologisch deskriptiven Betrachtungsweise geht es dagegen um die formularmäßige Erfassung vordefinierter Eigenschaftsprofile des Subjekts, als deren Träger die Persönlichkeit (Person) und als deren Zentrum das wache, stimmungsstabile Ich unterstellt wird. Es hat mit dem Antrieb, ohne den als Lebensprinzip nichts bewegt wird, als weiterem Merkmal im Sinne eines von ihm unabhängigen Motors zu tun, dass von hier das Prinzip in den Blick gerät. Freud spricht stattdessen von einem ‚psychischen Apparat', dessen Funktionsweise global als ‚Libido' (Sexualtrieb) verstanden wird. Jung hält die Einengung auf Sexualität für falsch und nähert sich einem unspezifischen Antriebsverständnis physikalischer Art, in das mystische und fernöstliche Einflüsse einfließen. Zur Effizienz benötigt dieses Ensemble von mehr oder weniger (akzidentell oder substanziell) miteinander verbundenen Eigenschaften den Körper in seiner Beweglichkeit als eine Art Generator oder Akkumulator. (Jung, C. G., 1976, Die Archetypen und das kollektive Unbewusste. 9/I, 5.A. Walter, Olten).

Bei dynamischer Betrachtungsweise ist unter ‚Antrieb' die Persönlichkeit als Lebewesen selbst zu verstehen (Wille) und das im Bewusstsein gebildete Ich hat als spontanes Subjekt spontan Anteil an der uranfänglichen, quasi göttlichen Idee unendlichen Bewegens (Methexis: ‚Teilhabe'). – Abweichend von der im Handwörterbuch UTB von A. Preussner vertretenen Auffassung von Platons ‚Methexis' verliert die platonische Idee als Verbindung zwischen Sinnenwelt (Kosmos. aisthetos; Phänomen) und Ideenwelt (Kosmos. noetos, Noumenon) bei strukturaler Betrachtungsweise im kasuistischen Sinne Anaximanders im Übergang zur Vollständigkeit des Seins und phänomenologisch Seienden mit der ursprünglichen Vollkommenheit des Prinzips den Charakter des Ewigen, Zeitunabhängigen und ist als Anschauungsform fortan vergänglich, vorläufig, ‚sterblich'. Hierbei bezieht sich die struktural verstandene Idee des Guten auf das Individuum als kreatives Subjekt ihres dynamischen Hervorrufens nicht horizontal auf Augenhöhe sondern hierarchisch als im generativen Sinn des Wissens von ihr hergestellten Produkts und ist auch nur so aus dem Wissen für Erkennen zugänglich (das ‚Wunder' des Bewusstseins). Insofern sie als Subjekt selbst bewegt, ist sie der Welt gegenüber prinzipiell, insofern sie sekundär von der Bewegung ergriffen, synthetisch also zur Einheit bestimmt und vorläufig ist, ist ihre Beschaffenheit prinzipiiert und befindet sich nur relativ in vorläufiger Ruhe. In prinzipieller Hinsicht schafft und unterhält sie den fortlaufenden Sinn und hat auf diese Weise die Form des im Innersten als ‚Ding an sich‘ zu Bezeichnenden, Seienden, von dem wir als solchem darüber hinaus nichts wissen könnten, wenn es das synthetische Urteil a priori nicht gäbe, wie zum Beispiel bei der sogenannten Willensfreiheit, die, wenn sie von Psychiatern postuliert wird, so genannt, als Wortbildung tautologisch ist.

Damit im Zusammenhang ist mit dem überpersönlichen Begriff ‚Subjekt‘ auch der Begriff ‚Prinzip‘ relevant geworden. Er veranlasst uns hinsichtlich seines vor jeglichem Psychologismus zu denkenden Ursprungs auf Anaximander als vorsokratischen Philosophen nachdrücklich hinzuweisen. Der von ihm >arche< genannte Begriff meint das Prinzip als echten Anfang. Er ist über Heraklit für die platonische Ideenlehre von grundlegender Bedeutung, so wie diese über Nikolaus von Kues und andere Vorstufen (Descartes, Spinoza, Hume) für das synthetische Urteil a priori der kritischen Vernunftphilosophie (Natorp, P., Allgemeine Psychologie nach kritischer Methode. Mohr, 1912, Tübingen). – Der Ausdruck Prinzip wird zusammen mit den davon abgeleiteten Adjektiven ‚prinzipiell‘ und ‚prinzipiiert‘ oft synonym für Ausdrücke wie ‚im allgemeinen‘, ‚grundsätzlich‘ oder ähnlich verwendet, woraus leicht Unklarheiten und sprachliche Missverständnisse entstehen können. So ist das Prinzip der Bewegung nicht die Bewegung selbst sondern Bewegen, dessen Inbegriff in Ideen bewegt/bewegend das spontane Subjekt als ‚tätiger Geist‘ ist, da in diesem Begriffsbereich – wie auch sonst – Bewegen prinzipiell weder anfangen noch aufhören kann, weil dazu in jedem Fall anderes Bewegen gehören würde. Darin liegt ein essentielles Attribut des Subjekts vor, für das es hinsichtlich seiner Zeitlosigkeit mehrere Synonyma gibt. Deren bekanntestes ist der Vergleich mit dem Paarlingsbild von Licht und Schatten (hell und dunkel), das älter als der Name ‚Idee‘ selbst ist und beispielsweise in der altägyptischen Mythologie eine herausragende Rolle spielt (s.u.).

Forensisch war die Psychopathentypologie von Schneider mit ihrer unsystematischen Nebeneinanderreihung von 5 + 5 ausgesuchten Typen ein entscheidender Schritt, sie hat sich aber ihrerseits als diskutabel erwiesen. Dennoch hat sie in den diagnostischen Manualen des letzten halben Jahrhunderts weltweit große Wirksamkeit entfaltet, bei welcher die Verknüpfung von Begriffen wie Typ und Persönlichkeit weiterhin problematisch ist. Mit ihr beginnt kurz nach Ende des zweiten Weltkriegs die moderne Geschichte der forensischen Psychiatrie, wie ich sie teilweise persönlich erinnere. – Von H. Witter erfuhr ich, dass Kurt Schneider in Heidelberg kurz nach Kriegsende eine Rede gehalten habe: *„Die Psychiatrie und die Fakultäten“*, deren Grundgedanken in: ‚Die Beurteilung der Zurechnungsfähigkeit‘ endgültig formuliert worden sind: Ein Manifest, das mehrfach im Druck aufgelegt wurde. In einem Referat für das Zentralblatt der Neurologie und Psychiatrie schrieb Witter anlässlich der dritten Auflage 1956: „Die Anwendung der Schneider'schen Gedankengänge hat sich in der Theorie und Praxis der forensischen Psychiatrie schon außerordentlich bewährt", und meinte, dass „jeder in der gerichtlichen Psychiatrie Tätige das kleine Meisterwerk genau kennen muss". – Das war die Nachkriegszeit, in der überall neue Fundamente gelegt wurden (Hassler, R., Funktionelle Neuroanatomie und Psychiatrie. In: Gruhle, H.-W., Jung, R., Mayer-Gross, W., Müller, M., Hg., Psychiatrie der Gegenwart. Forschung und Praxis. Band I/1 A. Grundlagenforschung zur Psychiatrie. Springer, 1967, Berlin Heidelberg New York). Und das war auch die Zeit, in der ich Witter und die forensische Psychiatrie an der medizinischen Fakultät in Homburg mitsamt dem Thema meiner Dissertation persönlich kennenlernte und K. Schneider, der aus einem juristischen Elternhaus stammte, für zu apodiktisch hielt (Schneider, K., 1953, Klinische Gedanken über die Sinngesetzlichkeit. Msch Psychiat Neurol, 125, 666–670). Später änderte ich meine Meinung diesbezüglich und ich verfüge über detaillierte Aufzeichnungen aus dieser Zeit, in denen ausführlich auf diese Seite meines beruflichen Werdeganges eingegangen wird.

Vom psychiatrischen Sachverständigen wurde in erster Linie die gutachtliche Beurteilung der Schuldfähigkeit erwartet und die war ‚metaphysisch' vorbelastet (Witter), denn wenn von Schuldfähigkeit sinnvoll gesprochen werden soll, dann muss der Schuldfähige selbst wollen können, innerlich „frei" sein. Damit hatten sich Sachverständige auseinanderzusetzen. Es geht um Schuld, Gerechtigkeit und Gerichte und das ist ein Thema, das, wie Witter bemerkte, mitsamt seiner Aporie bereits in der klassischen griechischen Tragödie behandelt worden war, worauf hier im Zusammenhang mit der Psychoanalyse zurückzukommen ist. Der Streit darüber ist bis heute nicht beigelegt, wobei sich jeder Sachverständige mit Kant (‚Von dem ersten Grunde des Unterschiedes der Gegenden im Raume'. Immanuels Kants sämtliche Werke in 6 Bänden. Groß, F. (Hg.) 4. Band. 1916, Leipzig, Insel. S 315–325) zur Freiheit bekennen konnte oder nicht, wenn er sie nur vor Gericht seiner Beurteilung zugrunde legte, denn hier hörte die Freistellung auf. Hier musste zumindest fiktiv von Freiheit als Voraussetzung der Persönlichkeit als Ganzem ausgegangen werden. Wenn der Gutachter sich nicht dazu bekannte, hatte er ein persönliches Problem, mit dem er sich arrangieren musste, sofern er konnte. Ich erinnere mich, dass Witter damals im Rahmen einer juristischen Vortragsveranstaltung in Saarbrücken vor Richtern und Staatsanwälten darüber gesprochen hat, wobei er teilweise auf Unverständnis stieß. Er räumte ein, dass man es in diesem Fall als eine Anmaßung empfinden könne, direkt oder indirekt etwas beurteilen zu sollen, von dessen Nichtvorhandensein man überzeugt sei, und nur „so zu tun", als gäbe es Freiheit. – Als sozusagen ‚sophistischen' Ausweg aus dieser begrifflichen Schwierigkeit hatte Schneider für die Psychiatrie den sogenannten ‚Agnostizismus' als ‚*eine Art gewollten Vorbeisprechens*' erfunden, wohingegen der Psychoanalytiker K. Menninger die Zunft aufforderte, keine Gutachten zur Schuldfrage zu erstellen, was konsequent war, aber die rasch wachsende Bedarfslage eklatant verkannte. Schneider schrieb: *„Diese letzten Fragen nach der Fähigkeit der Einsicht und der Fähigkeit, nach dieser Einsicht zu handeln, sind nun tatsächlich unbeantwortbar, vor allem die zweite. Und deshalb antworten wir darauf gar nicht unmittelbar, sondern weit gröber, als wir gefragt sind. Wir bleiben bei den klinischen (psychopathologischen) Tasttbeständen des „oberen Stockwerkes"* (gemeint ist der § 51) *und nehmen, wenn sie da sind, stillschweigend an, daß die Fähigkeit der Einsicht oder die Fähigkeit, nach dieser Einsicht zu handeln, nicht vorlagen."* – Witter (mit Schneider befreundet) schrieb unter Bezug auf strukturale Überlegungen dazu: ‚*Ich beabsichtige, vor Ihnen das Gerüst aufzuschlagen, auf dem ich stehe. Von diesem Gerüst aus, von der Entwicklung einer psychiatrischen Systematik her, ist dann zum § 51 StGB Stellung zu nehmen*" und er kommentierte: ‚*Kurt Schneider kommt bei der Erläuterung seines Standpunkts mit der Unterscheidung zwischen potentieller und aktueller Einsicht dem Begriff der Einsichtsfähigkeit zwar nahe, bei seiner Argumentation geht er aber von Einsicht, nicht von Einsichtsfähigkeit aus. Was die Fähigkeit, einsichtsgemäß zu handeln, betrifft, wechselt er den Argumentationstyp. Hier spricht er übereinstimmend mit dem Text des Gesetzes von „Fähigkeit", weil das begriffliche Äquivalent für „Einsicht" fehlt*'. Er schrieb weiter: ‚*Dem Text des § 51 liegt eine Psychologie der Handlung zugrunde, die lebensfern ist* (!) *und sich auch mit der heutigen psychologischen Auffassung nicht vereinigen läßt... Er gliedert die Handlung in einen rationalen, intellektuellen Teil und in den der Willensentscheidung und meint, der Handelnde überlege sich vorher, ob die Handlung richtig oder falsch, erlaubt oder verboten sei, und darauf gegründet, also überlegt, erfolge dann der Entschluss zur Handlung. Wäre es tatsächlich so, dann könnte man Kurt Schneider nur nachdrücklich zustimmen. So ist es aber nicht. Der Text setzt lediglich jenes Gleichgewicht voraus, das dort, wo gehandelt wird, zwischen äußerer Vielfalt und innerer Einheit eingehalten werden muss. Die Vielfalt erkennen wir, weil wir einsichtsfähig sind; die Einheit stellen wir im Zusammenhang jener Bedeutung her, den wir von da an sind.*' – Und weiter: ‚*Daß wir Letzteres können, ist jene Willensfähigkeit, die in unserer Spontaneität besteht. Jetzt geht es in der Tat um den Begriff der Freiheit – und dazu, so sagt Kurt Schneider, könne wissenschaftlich nichts ausgesagt werden.*' – A.a.O.: ‚*Einen freien Willen annehmen und annehmen, daß man im Einzelfall von außen sein Dasein oder gar die Fähigkeit dazu beurteilen kann, ist aber etwas völlig anderes... Nur sehr zögernd gehe man an die Anwendung von § 51 Abs. 2 auf* *abnorme (psychopathische) Persönlichkeiten. Würde das die Regel, entstünde eine, kriminalpolitisch unheilvolle Lage. Das darf zwar streng genommen die Schuldfrage nicht beeinflussen, beeinflußt sie aber doch'...* und schließlich: *„Wir finden in der Welt die leibliche und die seelische Gegebenheit miteinander unvergleichbar vor und können unsere Erfahrung kaum anders ausdrücken als dualistisch und zwar nach Art der Wechselwirkung, zum mindesten Entsprechung dieser beiden Reihen."* Doch: *„Ganz allgemein anerkanntes Gemeingut der Psychiatrie gibt es, soweit sie sich im Psychopathologischen bewegt, hier fast nirgends. Beinahe alles, was man sagen kann, wird mit mehr oder weniger Recht auch irgendwo bestritten.'*

Juristen bevorzugten notgedrungen eine praktikablere Lösung, indem sie an der Schuldfähigkeit festhielten aber nicht an deren Definition. So wurde die logische Voraussetzung der Freiheit mehrdeutig. Aus dem alten Terminus „Schuldfähigkeit" mit seinen einschneidenden praktischen Folgen wurde in der juristischen Fachliteratur mehr oder weniger *„ein sozialer Zweckbegriff des Rechts"*, an dem im Hinblick auf seine Ergebnisse alles falsch war, der aber im Zusammenhang mit der Vokabel ‚sozial' der Zeit sehr entgegenkam, auch wenn er in Wirklichkeit nicht sozial war. Darunter war zu verstehen, dass Straftäter als schuldfähig anzusehen oder nicht anzusehen seien, je nachdem, ob dies ‚sozial' zweckmäßig erschien oder nicht – eine himmelschreiende Inkongruenz, die funktionierte, indem auch der Begriff der Strafe (Pein, peine, poena) neu gefasst wurde. Protest vonseiten der Probanden war nicht zu befürchten, auch wenn sie letzten Endes für die Kosten der Begutachtung aufzukommen hatten, doch damals war der Slogan „Heilen statt Strafen" in aller Munde und hierbei wurde unterstellt, dass es sich im Namen der Humanität um kontradiktorische Begriffe handele. W. Schild beschreibt eine ähnliche analytische Reduktion auf das – von ihm in Anführungszeichen gesetzte – objektive ‚Merkmal', als den langen Weg des Strafrechts zur Wissenschaftlichkeit. – (1990, Der freiheitliche Straftatbegriff – Vorbemerkungen vor §§ 13 ff. Schuldfähigkeit – §§ 20,21. – Sonderdruck aus: Alternativ-Kommentar StGB Bd. 1, 1990. Luchterhand, Frankfurt a. M., S 286 ff. – vgl. auch: Wahl, G., Schmitt, W., 1997, Heilen Verwahren Vernichten. Wissenschaftliche Beiträge zur Geschichte der Seelenheilkunde. Bd. 2. Verlag Kommunikative Medien und Medizin, Reichenbach). – Dass die Psychowissenschaft außerhalb der forensischen Psychiatrie damit kein inhaltliches Problem hatte, weder metaphysisch noch praktisch, versteht sich von selbst und dies wird auch von Piaget für die Psychologie ausdrücklich bestätigt (vgl. Dawson jr. und Piaget 1972, S 60). Dafür erfuhr der Leistungsbegriff eine signifikante Abwertung als ‚elitär', was praktisch bedeutete, dass im Interesse sozialer Gerechtigkeit bloß die Adresse für Schuldzuweisungen geändert werden musste. Das rief auf der einen Seite wissenschaftliche und feuilletonistische Autoren und auf der anderen als ‚repressiv' beschimpfte Psychiater auf den Plan und passte gut in die geistige Landschaft jener antiautoritären Jahre, wobei die neue, soziale Definition des Krankheitsbegriffs als Unbehagen in der Kultur auch medizinwirtschaftlich segensreich wirkte. Krank im weitesten Sinne war nun, wer sich nicht recht in der üppig gewordenen Gesellschaft und deren Optimismus wohlfühlte – hoch auf dem Gelben Wagen – und seine Heilung sollte in der Teilhabe an jenem Wohlgefühl bestehen, das man hat, wenn einem, wie Witter sagte, ‚der Schuh passt'. Die Pharmaaktien zogen an.

Niemand, auch kein Psychiater wäre auf die Idee gekommen, wenn er im Wissenschaftsbetrieb reüssieren wollte, die neue Heilsidee in Frage zu stellen und deren gewollt illusionären Charakter mit begrifflichen, gar ‚metaphysischen' Argumenten zu begegnen. Dass aus Schuldfähigkeit ‚klamm heimlich' ein Unbegriff geworden war, störte allenfalls unverbesserliche Prinzipienreiter und repressive ‚hardliner', die unter der Hand in rechtsradikaler Beleuchtung gesehen wurden. So verabschiedete sich die neue Gesellschaft von ihrer, was die Vergangenheit und teilweise Gegenwart betraf, zu Recht in vielen Fällen als missbräuchlich denunzierten Strafgewalt und stellte sich frohgemut auf die umfassend geplante fürsorgerisch sozialpädagogische Zukunft ein. Das Berufsfeld der Psychowissenschaftler, denen in der Formulierung von Witter ‚*nach der antimetaphysischen Askese ihrer strengen Altvorderen der weite Mantel des Philanthropen wohltat*', hatten sich nach dieser Wendung nun mit menschlichem Elend im allgemeinen zu befassen.

Kein Zweifel, dass Krankheit, auch Geisteskrankheit medizinisch behandelt werden muss, auch wenn das kostspielig ist. Aber soll man deswegen nicht nach ihrer Definition fragen dürfen? Was hat ein an die Stelle von Freiheit, Geist und Schuld gesetzter sozialer Zweckbegriff damit zu tun, dass ein Gutachter aufgefordert wird, ‚soziales Unbehagen' von offensichtlich Geistesgesunden als Krankheit zu bezeichnen und sich dabei nicht um die realen Möglichkeiten der Beseitigung und die *soziale* Kostenrechnung zu kümmern? Und hat Witter nicht auch gesagt, dass man gesund und elend zugleich sein kann, oder sich wohlfühlen und Straftaten begehen könne. Wird nicht darum herum oder daran vorbeigesprochen, wie Schneider dies empfohlen hatte, ist es vielleicht heilsam klarzustellen, dass das eigentliche Ziel in der Abschaffung des Schuldstrafrechts in Zusammenarbeit mit philanthropisch gesonnenen psychiatrischen Sachverständigen bestand und das politische Endziel die Beseitigung sozialer Ungerechtigkeit überhaupt war. Darin wurde im Hinblick auf eine in Zukunft klassenlose Gesellschaft die Voraussetzung für allgemeines Wohlbefinden gesehen und gehofft, dieses Ziel in den Budgets der ‚Sozialleistungsträger' irgendwie unterbringen zu können, wonach nicht nur ‚Kriminalität, sondern auch Wahn und Stimmenhören' abgeschafft und dem Entwurf der Neuen Gerechtigkeit von Foucault genüge getan sein wird, wie dies im Jahr 1910 eine prominente Jury um Berta v. Suttner nahezu gleichlautend für 2010 öffentlich prophezeit hatte.

Was beim ‚Diskurs' nicht mehr gebraucht wurde, waren die alten geisteswissenschaftlichen Argumente, die weit über Kant und davor bis zu Platon zurückreichen und sich bewährt haben. Freiheitsverständnis ist für den Wissenschaftler nun allenfalls noch liberalistisch akzeptabel. Im Übrigen erscheint die dazu gehörige Begrifflichkeit bei wissenschaftlicher Verwendung kompromittierend. Die Diskussion des Freiheitsproblems wird als anachronistisch empfunden, weil kein sozialer Zweck damit zu erreichen ist. Der Schneider'sche Agnostizismus hatte sich um den Preis unwahrhaftiger Sprachregelungen erübrigt und dies wurde subjektiv nicht mehr als belastend sondern als wissenschaftlicher Fortschritt empfunden. Schneider hat dies nicht vorausgesehen. Das Wort ‚sozial' hat er nicht in einem psychiatrischen Zusammenhang sondern seinswissenschaftlich empirisch verwendet und dabei von „Agnostizimus" gesprochen, weil er die verbreitete Einstellung der Naturwissenschaften, die als ‚Subjektvergessenheit' bekannt ist, im allgemeinen teilte. – Indem Psychiater sich jeglichen Urteils über Freiheit enthalten, verwirklichen sie die agnostische Einstellung. Dass es in der Allgemeinpsychiatrie (wie Piaget zufolge in der Psychologie allgemein) auch für den Begriff der Persönlichkeit nicht auf Freiheit anzukommen scheint und der Psychiater es bei seiner Tätigkeit als forensischer Sachverständiger kurz und bündig dahingestellt sein lassen soll, ob es Freiheit gibt oder nicht, zeigt, dass nicht genügend über den komplexqualitativen Zusammenhang von Freiheit und Geist nachgedacht worden ist, sonst hätte man nicht nur gewusst sondern auch erkannt, dass darin unter anderem die Schwierigkeit mit dem Begriff der Geisteskrankheit begründet sein kann, denn warum sollte der Verlust der Entscheidungsfreiheit nicht hochsignifikantes Symptom einer Geisteskrankheit und dann auch im Umkehrschluss ihr Gewinn bei der Persönlichkeitsentwicklung sein?

Forensische Erfahrung zeigte indessen, dass der Gutachter, der nach der Schuldfähigkeit gefragt wurde, es dem Gericht überlassen wollte und konnte, was dieses aus seiner psychiatrisch diagnostischen Erkenntnis hinsichtlich des Vorliegens oder Nichtvorliegens einer Geisteskrankheit im Hinblick auf den metaphysischen Begriff der Freiheit rechtlich folgen lassen wollte, und er konnte dies auch ebenso ruhig dessen Sache sein lassen, „denn für wen," sagt Witter, „sei er Laie, Mediziner oder Jurist, wäre nicht von Anfang an und zutiefst selbstverständlich, dass Geisteskranke, wie Kurt Schneider und die Schneider'sche Psychiatrie ihn verstehen, *auf jeden Fall* unfrei ist". Er ist dies auf ganz unmetaphysische Weise, die man sofort erkennt, wenn und wo man ihr begegnet (Baeyer, W. v., 1957, Die Freiheitsfrage in der forensischen Psychiatrie mit besonderer Berücksichtigung der Entschädigungsneurosen. Nervenarzt, 28, 367–343). In diesem Sinn konstatiert Schneider vom Ergebnis her in Witter'scher Unterkühlung die *„vollkommene Deckung" der alten Rechtsbegriffe der ‚Bewusstseinsstörung', der ‚krankhaften Störung der Geistestätigkeit' und der ‚Geistesschwäche' mit den nachgewiesenen oder postulierten psychischen Krankheiten, deren Gruppe durch die „seltenen erlebnisreaktiven Dämmerzustände" und der „angeborenen Verstandesschwäche" sozusagen natürlich abgerundet wird. „So" – nämlich natürlich – „wußte und weiß auch der Psychiater, der sich bzw. sein Wissen agnostisch zurückhält, in Wirklichkeit sehr gut, was aus seiner empirischen Diagnose hinsichtlich der Freiheitshypothese im Einzelfall folgen muß. Er tut nur so, als spreche er vorbei. Natürliche und rechtliche Schuldunfähigkeit kommen bei seiner Diagnose miteinander zur Deckung und so kann er auch – ob er will oder nicht – gar nicht umhin, eine Aussage über Freiheit zu machen, denn daß Schuldfähigkeit Freiheit voraussetzt, das wird von Kurt Schneider nicht bezweifelt. Er räumt nur nicht offen ein, daß er Freiheit (Willensfreiheit – Fähigkeit, einsichtsgemäß zu handeln) allein kraft seiner Diagnose (scheinbar) ausgeschlossen hat; letzten Endes tut er dies deshalb nicht, weil ihm für sein natürliches Tun jene Sprache fehlt, deren Gebrauch im Wissenschaftsbetrieb Respekt verschafft. Er folgt dem Rat Wittgensteins: ‚Worüber man nicht sprechen kann, darüber muss man schweigen… Und so spricht er scheinbar über anderes und wird auf diese Weise formalistisch. Er kann sich – formal – zwar unangreifbar fühlen; aber wer könnte bei Entscheidungen, wie sie hier mit lebendigen Folgen tagtäglich getroffen werden müssen, mit formalistischem Handeln innerlich zufrieden sein?"* fragt Witter.

Der Schneider'sche Agnostizismus in seinem deskriptiven Formalismus fand zwar im Hinblick auf seine Kompromisslosigkeit und scheinbaren Rigorismus Zustimmung aufseiten der Gerichte, begegnete in der Praxis aber intuitiver Skepsis, zumal er die Gutachter *de facto* in zwei Gruppen teilte, von denen die eine dem Vorliegen von ‚Neurosen' oder ‚Psychopathien' entgegen der Empfehlung von Schneider nahezu generell insbesondere aber bei Sexualstraftaten eine schuldmindernde Bedeutung beimaß, während die andere Gruppe diese Täter ebenso pauschal für voll verantwortlich ansah. In beiden Fällen waren insbesondere bei psychiatrischen Laien viele Gutachten nicht nachzuvollziehen, weil kasuistisch oft schon im Ansatz die Evidenz fehlte, die den Psychosen sozusagen vorauseilt und den Krankheiten, die als sozialer Zweckbegriff verstanden werden, von vornherein fehlt. Wenn agnostische Sachverständige insbesondere bei Sexual- und Drogenkriminalität im Sinne der „actio libera in causa" Persönlichkeitsabnormitäten, die keine hirnorganische Begleiterscheinungen waren, als innerhalb der normalen Spielbreite menschlichen Wesens befindlich vor Gericht eine dekulpierende Bedeutung pauschal absprachen, indem sie diese ganz einfach nicht als Krankheit bezeichneten, so schloss sich die Rechtsprechung dieser Verweigerungshaltung in anderen Fällen nicht an, zumal die medizinische Begründung zunehmend als zu dogmatisch und kritikanfällig empfunden wurde und auch zum Teil massiv in Gerichtsreportagen oder wissenschaftlichen Polemiken kritisiert wurde. Dadurch wendete sich das juristische Freiheitsverständnis in der Rechtsprechung vom medizinischen Verständnis der Sachverständigen ab, wobei der Begriff der Geisteskrankheit ungeklärt blieb und der philosophische Meinungsstreit nicht beendet, sondern nur umetikettiert war. Die moderne philosophisch positivistische Argumentation wurde als sozial zweckmäßig und die medizinische als ‚biologisch' fundiert beurteilt, während gleichzeitig immer mehr Sachverständige Einlass in die Gerichtssäle fanden und das ‚Vorbeireden und Verschweigen' nicht mehr vorrangig die Freiheitsfrage sondern zusätzlich oder hauptsächlich die Kompetenzfrage betraf. ‚Die vom Schneider'schen Agnostizismus geprägte klassische Psychiatrie geriet ‚in der Rechtsprechung bei aller Hochachtung vor ihren theoretischen Leistungen forensisch-praktisch immer mehr ins Hintertreffen' (Witter). Gleichzeitig hatte der ‚Zweifel, der für den Angeklagten streitet' die allgemeine Rechtssicherheit beeinträchtigt, ohne dass auf der anderen Seite seine restriktive Absicht die große sozialtherapeutische Bedeutung erlangt hätte, die ihr propagandistisch vorausgesagt worden war.

Die Weiterentwicklung der forensischen Psychiatrie erfolgte nicht nur im Hinblick auf allgemein gesellschaftliche äußere Einflüsse; hinzutrat eine innere Umgestaltung und die erwies sich in doppelter Hinsicht über die forensische Psychiatrie hinaus auch für die Allgemeinpsychiatrie als bedeutsam, wobei letztere mit der Entdeckung der Psychopharmaka durch einen Anästhesisten (Laborit) und eine apparative Vervollkommnung ungeahnten Ausmaßes einerseits eine ‚biologisch' genannte Prägung erhielt und andererseits, was die psychopathologische Symptomatik betraf eine ‚Atomisierung' erfuhr, die immer mehr Lebenserscheinungen in ihren Bann zog und diagnostisch elementarisierte, wobei der aus der vorbiologischen Psychiatrie übernommene Methodendualismus von Erklären und Verstehen (Jaspers, Dilthey), auf dem die klinische Systematik der Schneider'schen Psychiatrie und die entscheidende Bedeutung des Sinnkriteriums, sowie verschiedene Typologien und syndromatologische Ordnungen beruhten, in der nunmehr >Pharmapsychiatrie< und bald schon ‚biologisch' genannten Psychiatrie mit der phänomenologisch-deskriptiven Methode in methodischer Hinsicht ein beliebiges ‚Neben- und nosologisches Durcheinander' (Witter) ergab. Dabei ging es im wesentlichen nur noch um Merkmalsbeschreibung. Merkmalskonfigurationen wurden in ‚Syndromen' zusammengefasst und katechismusähnlich in Manualen aufgelistet. Witter schrieb: „Dies geschah, indem sie von dem im empirisch-dualistischen Krankheitsbegriff absichtlich unausgesprochen verankerten, natürlichen Wissen, der Intuition, daß Geisteskranke – wie Kinder – unfrei sind, losgelöst und in die allseits offene Unverbindlichkeit des ubiquitär Abnormen entlassen waren. Konnte man früher hüben und drüben genau wissen, was aus der sachverständigen Auskunft „krank" strafrechtlich an Folgen entsteht, so weiß man dies heute nicht mehr." Und Witter schloss daraus: „Nun ist die Funktion des Sachverständigen im Wind der Meinungen sozusagen frei flottierend. – Daß der enge psychopathologische Begriff der Geisteskrankheit – im wesentlichen sind es die endogenen Psychosen – mit dem Methodendualismus von Erklären und Verstehen als erkenntnistheoretischem Unterbau sich… letztlich doch nur als das Ergebnis einer Intuition herausstellen muß, ohne daß man sagen konnte, welche Intuition dies war, ließ sich nicht mehr länger verschweigen."

So wiederholte sich in der noch immer jungen Geschichte des Faches zumindest theoretisch das Scheitern des Agnostizismus an der ‚wirklichkeitserzeugenden Macht des konkret Faktischen' und: „So offenbarte sich in der allgemeinen Psychiatrie die Hinfälligkeit des alten nosologischen Schemas, sobald es seiner intuitiven Stütze beraubt war. Jetzt wollten die Psychiater es auf andere Weise genau wissen und zu diesem Zweck verbanden sie das Vorbild phänomenologischen Reduzierens mit positivistischen Absichten; unter Verzicht auf alle seinswissenschaftlichen Postulate gingen sie auf das Unbestreitbare, auf das direkt als solches zu beschreibende Merkmal sogar dort zurück, wo sie von ‚negativen Symptomen' sprachen. Daß der objektive Dekriptivismus der modernen Psychiatrie… gleichzeitig gewollt anspruchslos und konsequent ist, bedeutet, daß er beides in hohem Maße ist. Die zum Programm erhobene Anspruchslosigkeit besteht in der mehr oder weniger strengen Ausschaltung des Subjekts, bzw. in der entsprechenden Absicht." Witter fährt in seiner Abrechnung fort: „Kam es bis dahin für die Diagnose der Krankheit darauf an, ob man ihr Erscheinungsbild verstehend nachvollziehen konnte, so kommt es bei der statistisch-deskriptiven Aufarbeitung der Psychopathologie nicht mehr auf einen dermaßen subjektiven Maßstab an; hier werden psychische Krankheiten analytisch nach im voraus definierten Ein- und Ausschlußkriterien diagnostiziert; das heißt, sie werden als eine regelhaft in Erscheinung tretende Kombination von Merkmalen beschrieben.

Methodologisch wird vorausgesetzt, daß – wenn schon nicht die Sache selbst, so doch deren – Merkmale regelhaft unveränderlich erfasst werden können, weil, so glaubt man, ihre *Wirklichkeit* feststeht, immer dieselbe ist." – Bewiesen ist das nicht, weil es nicht beweisbar ist. Für die forensische Psychiatrie ist das ein bequemer Holzweg, weil mit der Ausschaltung des Subjekts, der nach Kant (K. d. r. V.) entscheidende Nachweis der faktischen Freiheit entfällt, wodurch die forensische Psychiatrie am gleichen Ausgangspunkt angelangt ist, an dem sie in der Jaspers Nachfolge bei Kurt Schneider schon einmal angelangt gewesen war.

Witter schreibt weiter: „Die Psychopathologie der Merkmale und die statistisch-deskriptive Methode setzen so ein additives Menschenbild voraus, dessen besondere Eignung für wissenschaftliche Zwecke wie bei der in-vitro-Färbung des histologischen Präparats auf der Unveränderlichkeit der Merkmale beruht und bei dem das Ganze nicht mehr als die Summe seiner Teile ist. Mit diesem unausgesprochenen Postulat steht und fällt sie; Merkmale, die man verstehen, das heißt auf eine eigene innere Wahrheit beziehen mußte, ließen sich nicht mehr identifizieren, weil ihnen die objektive Unveränderlichkeit abginge. So ist Merkmalsanalyse auf ein Menschenbild angewiesen, das auf fundamentale Weise statisch ist. Was sich darin nicht quantifizieren lässt, das lässt sich auch nicht denken. – Kurt Schneider hatte Freiheit absichtlich verschwiegen und konnte doch dem strafrechtlichen Bedürfnis Genüge tun, weil er über die innere Sicherheit eines sich selbst verstehenden Wissens verfügte. Davon hat sich die deskriptive Psychiatrie im Hinblick auf ihr Quantifizierungsbedürfnis offiziell distanziert. Sie begnügt sich mit Merkmalen. Dabei begegnet sie den nach Art von Zielscheiben verstandenen Merkmalskonfigurationen mit dem ihr zur Verfügung stehenden Spektrum von Psychopharmaka und erfüllt damit eher recht als schlecht ihre allgemeine Aufgabe. Was ihre forensische Aufgabe betrifft, versucht sie, die mit der Intuition der Unfreiheit verlorene Sicherheit dadurch zurückzugewinnen, daß dem in foro bestehenden Handlungszwang adaptativ, von Hauptverhandlung zu Hauptverhandlung, nachgegeben wird; dies geschieht in der Hoffnung, daß sich aus der Vielzahl der unsystematisch *ad hoc* abgegebenen Stellungnahmen am Ende irgendwie statistisch ein System herausfiltrieren lasse." – Die Vokabel ‚adaptativ' meint hier ‚opportunistisch', wovon Witter aus Höflichkeit nicht spricht.

Was geschah, war der Übergang von agnostisch kontrollierter Intuition zu phänomenal deskriptivem Formalismus, für den die Freiheitsfrage auf beiden Ebenen – Schuld und Geist – nicht beantwortet zu werden brauchte, weil sie nicht gestellt wurde. Der Erfolg war verblüffend, und Witter schrieb: „Erschien früher kontrollierte Intuition, als mit Wissenschaft unverträglich, so erscheint bei statistisch aufgearbeitetem Beschreiben jetzt die unkontrollierte Intuition, die einmal da ist und einmal nicht, wissenschaftlich, ja, durch den operational-quantitativen Anspruch, quasi naturwissenschaftlich". An die Stelle des Problembewusstseins trat dessen Ausklammerung. Was Persönlichkeit ist, konnte auf sich beruhen, an die Stelle der Persönlichkeitsartung der Schneider'schen Psychopathen trat deren Standardisierung in wechselnden Merkmalen. Der Mensch wurde „merkmalskompatibel" und aus dem *Metaphysicum* Freiheit/Schuld eine als solche apodiktisch definierte Kombination von Merkmalen (ein Ding), was sie auch früher schon gewesen war, jetzt aber mit der Behauptung ihrer Quantifizierbarkeit ausgestattet, deren statistische Überprüfbarkeit dadurch zustande kam, dass viel mehr Gutachten als früher erstattet wurden, wobei zusätzlich die Übersichtlichkeit erschwert wurde und die wissenschaftliche Schlusslichtposition durch Quantität wettgemacht wurde. Witter konstatiert: „So verfestigt, erhält ‚Freiheit' in Kurven, Tabellen und graphischen Darstellungen als Schuldunfähigkeit ein sozusagen negatives Profil, das an ästhetischer Klarheit nichts zu wünschen übrig läßt." Wie das möglich gewesen war? Dazu Witter: „Kraft einfacher Wiederholung ist aus der Fiktion der Einzelbehauptung die Summe einer statistisch signifikanten Faktizität entstanden." Statistisch gesprochen war das Wittgenstein'sche Verfahren Nicht-wissen zu verschweigen umgestülpt worden. „In der Scholastik", so Witter weiter zur Lage der forensischen Psychiatrie in der Bundesrepublik Deutschland, „wurde über Probleme… nicht nur nachgedacht, sondern auch laut disputiert;" der statistisch-deskriptive Psychiater tut das nicht. Er rechnet zwar statistisch mit diesen Merkmale und kreiert Signifikanzen, *„schweigt sich aber über den Begriff des „Merkmals" selbst und den dazu gehörigen der Persönlichkeit aus. Weil es als selbstverständlich gilt, weil jeder zu wissen scheint, was es zum Beispiel heißt, wenn man sagt, da dieser Mensch ist traurig, so glaubt man, eine kritische Diskussion, was unter „Trauer" als Merkmal zu verstehen sei, könne unterbleiben. Aber gibt es Trauer, wie man dies von echten Merkmalen erwarten sollte wirklich, in-vitro, ein für alle Mal, in der Ja-oder-Nein-Form oder handelt es sich nicht vielmehr darum, daß man Mensch ist, weil man in eben der Weise stets mehr oder weniger traurig ist, wie man gleichzeitig – und darin besteht vielleicht das Rätsel der menschlichen Individualität – mehr oder weniger lustig ist. Ich will damit nicht sagen, dass sich Depressive* über *ihre Trauer gleichzeitig lustig machten, sondern nur zu erwägen geben, dass „Trauer" als Merkmal definiert etwas als in festen Grenzen positiv vorhanden, als quantitativ existierend unterstellt, was ebensogut oder vielleicht sogar besser als Abwesenheit von Sein, als Nicht-Sein von etwas anderem oder – am besten – als keine von beiden Seinsformen, nämlich einfach dynamisch zu verstehen wäre."* Ich kann nicht feststellen, dass diese Kritik die Adressaten innerlich erreicht hätte. Wo das hin führt, wenn mit Witter bedacht wird, „daß auch das Gegenteil von Trauer wiederum als deren Nicht-Sein zu begreifen wäre," beantwortete Witter mit einer weiteren Frage: „Müßte sich dann schlechterdings nicht alles auflösen? Nein! Das Umgekehrte ist der Fall. In Wirklichkeit wird in der wissenschaftlichen Hinwendung zu Merkmalen, die statisch als fest definiert werden, das Thema des Zerstörens und Zerbröckelns aufgegriffen... das immer dann einsetzt, wenn die grundlegenden Ideen fortgeschritten sind und Bewahren als Kontinuität aufgehört hat."

An anderem Ort in der Psychiatrie führte die nicht am Merkmal orientierte Betrachtungsweise zur strukturalen Psychopathologie, die gerade deshalb dasjenige, was sie zeigen will, zusammenhält, weil sie anstatt vom Sein fertiger Merkmale nach Klaus Conrad komplexqualitativ von jener Dynamik der Bedeutung ausging, die immer und überall im ganzheitlichen Sinn auf Bewährung zielt. Das Nichtsein der Dynamik besagt, daß Sein erst wird und dass es die Spontaneität des Subjekts ist, die jedem Sein vorausgeht, um sodann jedes Sein, sobald es existiert, als Station einer toten Spur hinter sich zurückzulassen. – Merkmalsphänomenologie nimmt bloß die Spur auf; sie setzt sich das Subjekt als Objekt zum Ziel, das nach der systemischen und systematischen Anihilierung des – nicht mehr operierenden, sondern operational gewordenen – Subjekts als dem Untersucher wissenschaftlich rein vor Augen liegend gedacht wird. Wenn psychiatrische Patienten nun nach Zielsymptomen etwa *stimmungsaufhellend, angstlösend und antriebssteigernd* beurteilt oder sonst behandelt werden, dann soll der behandelnde Arzt der wissenschaftlichen Intention nach von der Bedeutung des Hintergrunds systematisch absehen. „Er wirft," schreibt Witter, der ein großer Auto-Fan war, „einen Blick über den Schreibtisch und einen in das vor ihm liegende Manual und macht an einer bestimmten Stelle ein Kreuzchen. Ob dasjenige, was behandelt wurde, eine Depression bedeutete, kann nachher keiner mehr wissen und das interessiert auch nicht mehr; worauf es ankommt, ist die Beseitigung der Symptome, gleichgültig, was diese bedeuten, ganz so, als ob man zur Erlangung von Gesundheit, das Symptom wie eine Eindellung am Kotflügel nur auszubeulen brauche."

Dann kommt er auf mich zu sprechen: „Der Versuch, kritisch auf die damit begrifflich verbundene Problematik aufmerksam zu machen, ist so alt wie der praktische Niedergang des Schneider'schen Agnostizismus und älter als dessen theoretischer Höhepunkt, der wahrscheinlich im Handbuchartikel von S. Haddenbrock (Strafrechtliche Handlungsfähigkeit und „Schuldfähigkeit" (Verantwortlichkeit); auch Schuldformen. In: Göppinger, H., Witter, H., (Hg.) Handbuch der forensischen Psychiatrie II, Teil C. Springer, Berlin Heidelberg

New York, 1972, S 886. – Ders., Soziale oder forensische Schuldfähigkeit (Zurechnungsfähigkeit), Gruyter, 1993, Berlin) – erreicht war. Heute sehe ich die Unbeholfenheit meiner damaligen Ausführungen; dennoch kann nicht behauptet werden, daß das Problem als solches – es liegt in Abhängigkeit vom Verstehen auf der Bedeutungsebene – darin nicht ausgesprochen wäre. Ich kann im Rückblick nicht erkennen, daß dies irgendwelche Folgen allgemeiner Art gehabt hätte oder hat, obwohl der Artikel immerhin im Nervenarzt und leicht abgewandelt auch in einer amerikanischen Fachzeitschrift erschienen war" (Luthe, R., 1967, Zielsymptom – Erkenntnismittel der Pharmakopsychiatrie? Nervenarzt 38, 4, 155–158. – Ders., 1967, Methodological Problems in the Registration of Psychopharmatherapeutic Effects in the Psychiatric Clinic. Compreh. Psychiat. 8, 3, 198–201) – Ja! Ich habe das Thema seither öfters aufgegriffen und bei einer Veranstaltung des Homburger Instituts, bei der es speziell um dieses Problem gegangen war, zum wiederholten Mal auf das Illusorische aufmerksam gemacht, das darin besteht zu glauben, Merkmale seien Figuren ohne Hintergrund. Zur Verdeutlichung diente mir dabei die leicht abgewandelte Vorstellung ‚Hafenstadt' von Leibniz, die ja einen objektiven Charakter hat; ich machte darauf aufmerksam, dass sie je nach Blickwinkel als Merkmal definiert Gegenteiliges bedeutet. Nähere ich mich ihr aus dem gebirgigen Hinterland, dann hat der Gesichtspunkt ihrer Weltoffenheit als Verheißung und Risiko den Vorrang. Auf hoher See bedeutet Hafen hingegen in erster Linie jenen Platz, an dem man vor Anker geht, etwas festmacht. Ich wollte damit sagen: Worauf es bei Merkmalen stets ankommt, ist die komplex-qualitative Bedeutung, die sich der Quantifizierung grundsätzlich entzieht. Bedeutung, die nicht subjektiv wäre, gibt es, wie Kant gezeigt hat, nicht einmal bei so eindeutigen Feststellungen wie rechts und links, oben und unten.

Wenn es in Fortsetzung des Witter'schen Zitats heißt, dass es in der Konsequenz einer solchen Entwicklung zur subjektfreien phänomenologischen Psychopathologie läge, „wenn bald Fragen wie die, ob es überhaupt Depressionen gebe, von Psychiatern mit dem gleichen positivistischen Schulterzucken beantwortet würden, mit dem man andernorts auf die Frage nach dem Bewußtsein antwortet, ist hier zu ergänzen, dass Kurt Schneider in der Tat das Verstehen aus der Psychiatrie hatte eliminieren und zur Medizin zurückkehren wollen. Aber hier ist nicht der Platz, darüber nachzusinnen, wer Fragen, wie Witter sie aufgeworfen hat, dann beantworten wird. „Aber für den forensischen Psychiater," so Witter, „steht damit nun der alte natürliche Begriff der Schuldfähigkeit nicht nur – wie bei Kurt Schneider – hinsichtlich seiner Grenzen, sondern in seiner Gänze zur Disposition. Schuldfähigkeit lässt sich – mit dem Begriff der Freiheit verwoben – weder als Merkmal noch als Merkmalskonfiguration auf irgendeine Weise wie ein Zielsymptom dingfest machen – nicht einmal falsifizierend, wie dies auf dem Boden der alten verschwiegenen Intuition noch in gewissem Umfang möglich war. Aus dieser Erkenntnissituation wurde geschlossen, daß Schuldfähigkeit nicht existiere; der Schluss erfolgte zu Recht, sofern Existenz an jene festen Grenzen gebunden ist, ohne die es kein Etwas gibt." – Der forensischen Psychiatrie konnte der Mangel nicht verborgen bleiben, der für sie mit der Orientierung an nur formal gültigen Merkmalen unvermeidlich war und auf den bezogen Witter von einem „Datenfriedhof" gesprochen hat. „Einer, der dem mit exzeptioneller Klarsicht Rechnung trug," war Witter zufolge Saß (1985, Der Beitrag der Psychopathologie zur forensischen Psychiatrie – Vom somatopathologischen Krankheitskonzept zur psychopathologischen Beurteilungsnorm. In: Janzarik, W., (Hg.) Psychopathologie und ‚Praxis. Enke Stuttgart)". „Dessen an die forensische Psychiatrie gerichtete Forderung nach einem Referenzsystem im Anschluß an Witter und Schneider," griff die Intuition der alten Psychiatrie wieder auf, um „durch weitere Verfeinerung ihrer dem Krankheitsbegriff geltenden Überlegungen (diesen) gleichzeitig zu vertiefen und zu verallgemeinern", wobei allerdings die alte forensische Psychiatrie sich inzwischen zurückgezogen, praktisch ‚tot' war und Witter den früheren agnostischen Standpunkt aufgegeben hatte, während in der strukturalen Psychopathologie längst wirklich systematisch gedacht worden war. – Nun wurde von der neuen forensischen Psychiatrie das ‚AMDP-System' übernommen, das sich im Rahmen der Allgemeinpsychiatrie aus der Psychopharmakologie entwickelt hatte. Witter formulierte: „Die Anwendung des Systemgedankens auf die Beurteilung der Schuldfähigkeit besagte in der Tat, daß hier ein regulatives Prinzip unterstellt wurde, auf das bezogen, die Vielfalt psychopathologischer Befunde ihren, dem ersten Anschein nach hoffnungslos heterogenen Charakter verliert. Tatsächlich setzt sich das AMDP-Manual aus einem lexikalischen ‚Glossar' psychopathologischer Symptome und mehreren ‚Rating-Bögen' zusammen. Erst und nur im Rahmen des strukturalen Gedankens werden Schwachsinn und Psychopathie, Wesensänderung und Psychose, Rausch und Primitivreaktion, die Witter aufzählt, nicht mehr willkürlich von außen einander gleichgeschaltet, sondern von einem gemeinsamen Prinzip her einander echt vergleichbar gedacht, nämlich anhand der Umkehrung des Entwicklungsgedankens. – In diesem Sinn war Ey, der eminente französische Psychiater, seit den Dreißigerjahren nicht müde geworden, Psychiatrie ohne psychologistische Berührungsängste als ‚Pathologie der Freiheit' zu definieren und daher habe ich aus meiner auf die forensische Psychiatrie eingeengten Sicht den Verlust der Freiheit im Anschluss an Ey schon in den Siebzigerjahren als ‚psychopathologisches Grundfaktum' bezeichnet. (Luthe, R., Strukturaler Ansatz und psychopathologisches Grundfaktum der forensischen Psychiatrie. In: Schütz, H., Kaatsch, H.-J., Thomsen, H., (Hg.), Medizinrecht-Psychopathologie-Rechtsmedizin. Festschrift für Günter Schewe. Springer, 1991, Berlin Heidelberg New York London Paris Tokyo Hong Kong Barcelona. – Und Vortrag auf Einladung d. psychiat.-psychol.-jurist. Arbeitskreises, Univ. Erlangen, 20.02.1990.) Das galt auch der Abgrenzung von der Psychopathentypologie Kurt Schneiders, der diese ausdrücklich *unsystematisch* genannt hatte, während das merkmalsorientierte ‚AMDP' sich im Titel: „als System" bezeichnet aber in Anlehnung an die antike Taufkatechese des hl. Augustinus *de facto* einen Katechismus mit prägnant definierten Lernzielen meint. Witter schreibt weiter: „All diese Systementwürfe haben das eine gemeinsam, daß ihre Systematik dem wissenschaftlichen Handeln erst folgt und daß diese dadurch für das wissenschaftliche Handeln, das sie begründet, selbst nicht verbindlich sein kann. Ihnen fehlt seit Kurt Schneider der explizite und im übrigen sogar der implizite Bezug auf ein Funktionsprinzip. Die Frage, die forensisch entscheidend ist, lautet, wie man die Intuition der Freiheit dort und diejenige der Geisteskrankheit hier so miteinander verbinden und die Verbindung mitteilbar erkennen kann, daß anstatt von einem unabschließbaren Merkmalskonglomerat von einem organisch funktionierenden Ganzen ausgegangen werden kann; die Frage blieb bei Kurt Schneider nicht nur offen; der Weg zu ihrer Beantwortung wurde gesperrt…" (1990, Unterschiedliche Perspektiven in der allgemeinen und in der forensischen Psychiatrie. Springer, Berlin Heidelberg New York).

Will man im Hinblick auf die Verwendung des Systembegriffs echte und unechte Systeme voneinander unterscheiden, dann gibt es ein untrügliches Mittel, das vielleicht auch für das oder die Systeme des Rechts brauchbar wäre: Kennzeichen des echten Systems ist sein dynamischer Ganzheitscharakter, der Ausdruck jener Kontinuität ist, in der das Ende den Anfang bewahrt. Man darf einen Systemzusammenhang niemals unterbrechen. Wie beim Leben hebt die geringste Unterbrechung das Ganze auf; entweder man lebt oder man lebt nicht – tertium non datur… „Mit Merkmalen, in denen Diskontinuität ihren operationalisierten Ausdruck findet, lassen sich daher keine echten Systeme erfassen, sondern allenfalls deren Hinterlassenschaften beschreiben. Merkmale verhalten sich zum System, wie Radspuren zum Bewegen. Sie können erst dann analysiert werden, wenn die Bewegung vorbei ist, die Funktion aufgehört hat." Dann ist aber auch das System verschwunden. Das ist der „Fluch der Kröte", der den Tausendfüßler erstarren ließ, als er ihrer Aufforderung folgte, seine Beine zu zählen (Meyrink). Schlössen sich die Begriffe von Bewegen und Zahl einander nicht aus, könnte nicht gezählt werden, wie ähnlich auch nur etwas gedacht werden kann. Merkmale sind ihrem ureigensten Wesen nach adynamisch und daher ungeeignet, wenn ein brauchbares Referenzsystem erarbeitet werden soll. Dazu braucht man, wie Ey gezeigt hat, ein dynamisches Prinzip; weshalb er seine Theorie *organo-dynamisch* nannte. Diesem Prinzip gilt das strukturpsychopathologische Interesse; aus ihm erschließt sich das Verständnis der Geisteskrankheit als Versuch, das intuitiv natürliche Wissen in ein durch Sprache kommunizierbares Wissen überzuleiten, das geeignet ist, auch die rechtlich erforderlichen Abgrenzungen zu ermöglichen. Freiheit erweist sich so verstanden als jeglichem Merkmal und jeglicher Merkmalskonfiguration (Ding) vorgegeben; sie ist die dynamische Vorbedingung jeglicher Existenz. Ihr entspricht jener Freiraum, in den hinein unsere Spontaneität wirkt; gäbe es ihn nicht, gäbe es nichts.

Das ist die Idee des Bewegens, bei der Freiheit nicht eine tote Eigenschaft sondern – dynamisch verstanden – das produktive Medium oder die anhaltende Herstellungsweise der Persönlichkeit und „Wille" keine psychische Entität, sondern der Ausdruck von deren Wirken ist. Es ist daher strukturpsychopathologisch betrachtet tautologisch, von „Willensfreiheit" zu sprechen, denn das Dynamische am Willen besagt eo ipso Freiheit". Darin erstreckt dieser sich auf das vor ihm liegenden Offene wie auf ein Flusstal zwischen Prärie und Meer. – „Nunmehr erscheint Depression auch dann, wenn von ihr als Merkmal im Ausdrucksverhalten keine Spur zu erkennen ist, als die Abwesenheit jener dynamischen Idee, um deretwillen der Mensch lebt. Sie ist es, die uns weiterführt, indem wir jene Welt, die sich in unserem Tun unablässig ausdifferenziert, „organodynamisch", wie Ey sagt, in die Einheit unseres Körpers und unseres Bewußtseins integrieren. – Witter fährt fort: „So gesehen kann der Intuition, von der wir und andere ausgegangen sind, Sprache abgewonnen werden; kann man andern zeigen und selbst einsehen, wann und warum zum Beispiel Depressive schuldunfähig sind."

Witter greift ebenfalls auf das Beispiel des Radfahrens zurück und der Freiheitsbegriff, der hier ins Spiel kommt, ist nicht viel metaphysischer als dessen Erfahrung. „Beim Radfahren bin ich determiniert und frei. Ich muss das Gleichgewicht halten und tue das, indem ich das System mit einem gewissen Schwung dorthin bewege, wo keine Wand sein darf: nach vorne. Das System ist folglich beides, homöodynamisch und auf dynamisch-lineare Weise offen (frei). Der Freiheitsaspekt tritt umso deutlicher hervor, je umfassender die Situation betrachtet wird. Betrachte ich sie aus der Perspektive des Vortages, dann kann ich frei entscheiden, ob ich überhaupt fahren will oder nicht. Bin ich schon aufgestiegen und sitze mehr oder weniger fest im Sattel, dann kann ich an der nächsten Abzweigung nach rechts oder links fahren oder zunächst noch, je nach den Straßen- und Verkehrsverhältnissen einen Kreis beschreiben, wie es mir beliebt. Je mehr ich mich einem Hindernis nähere, desto bewusster wird mir die aus einer unübersehbaren Zahl von Parametern zusammengesetzte Determiniertheit, die aber so groß sein mag, wie sie will, das Loslassen des Lenkers steht mir immer noch offen, wenn ich dem kausalen Zwang der Summe aller Seinsmomente letztendlich nicht folgen will." – Aus dem dynamischen Freiheitsbegriff folgt das Funktionsprinzip für das Referenzsystem, das die forensische Psychiatrie in der Tat dringend benötigt. Im einzelnen ergibt es sich, wie auch Piaget gezeigt hat, aus dem homöodynamischen Charakter der Bewegung. In der Bewegung der menschlichen Entwicklung befinden sich die einander komplementären Teilprinzipien der Anpassung und der Vereinheitlichung organisch im Gleichgewicht; Freiheitsverlust ist daher ebenfalls nach zwei Seiten hin möglich: Ist das Anpassungsvermögen gestört, fehlen dem System Flexibilität und Vielfalt. Es wird eintönig. Betrifft die Störung die Assimilation, dann ist Unentschlossenheit die Folge. Die Bindungsschwäche, die das Moment der fehlenden Fähigkeit zur Einheit und gesellschaftlich fehlende Solidarität meint, äußert sich auf das Erleben bezogen in Widersprüchlichkeit und Inkonsequenz und, auf das Verhalten bezogen in jener Unstetigkeit und Labilität, die Gemeinsamkeit auf Dauer ausschließt.

Soll der psychiatrische Sachverständige etwas zur Beantwortung der rechtlichen Fragen nach Einsichtsfähigkeit und der Steuerungsfähigkeit beitragen, dann kann er dies nunmehr unter Bezug auf das so oder so gestörte Gleichgewicht mühelos. Wo Monotonie als Störung in Erscheinung tritt, wo es im Denken nur noch die Eintönigkeit der Mönchskutte und des Uniformen gibt, „schließt dies zwar nicht richtige Einsichten aus, wohl aber die Fähigkeit, effizient zu urteilen, denken, richtige Einsichten systematisch zu gewinnen." In grober Vereinfachung kann dann von „Schwachsinn" gesprochen werden. – Wo im andern Fall die Störung des dynamischen Gleichgewichts in fehlender Bindungsfähigkeit als Uneinheitlichkeit zum Ausdruck kommt, handelt es sich um eine Dysfunktion jenes Fühlens, das wie Liebe und Trauer im Gemüt wurzelt und die Persönlichkeit als Einheit zusammenhält. Im Fühlen werden Bedeutungen motorisch; sie veranlassen uns im Extremfall zur Flucht oder zum Angriff. Das ist der intentionale Aspekt der Bedeutung und daher erscheint – in grober Vereinfachung – der „Unsinn" falscher Bedeutungen bei rechtlicher Sichtweise als fehlende Steuerungsfähigkeit. – So betrachtet ist die alte Intuition, wonach Geisteskranke unfrei sind, nun auch mitteilbar und sagt uns, inwiefern wir es mit einer echten Systemstörung zu tun haben, bei dem das psychopathologische Grundfaktum nicht nur für Bewusstseinsgestörte, für Schizophrene und Imbezille gilt, sondern auch für die Zustände affektiver Abnormität zum Beispiel bei der als „moral insanity" bekannten Gemütsverkümmerung, die in der Kriminologie der Primitivreaktionen und der psychopathischen Persönlichkeitsabnormitäten praktisch so überaus wichtig sind und so oft in ihrer forensischen Relevanz verkannt werden.

Wenn psychiatrische Patienten nach Zielsymptomen wie ‚stimmungsaufhellend, angstlösend und antriebssteigernd' katechismusgerecht behandelt werden, ist der Therapeut aufgefordert, die Bedeutung des Hintergrunds auszuklammern. Wie aus Vorstehendem ersichtlich, müsste er im Interesse des Patienten oder Probanden sich gerade umgekehrt – komplexqualitativ – bemühen, den strukturalen Freiheitsgedanken in die diagnostische Strategie einzubeziehen (was er unbewusst wahrscheinlich ohnehin tut) weil die strikte Befolgung des phänomenologisch deskriptiven Katechismus, den das ‚Manual' oder die ICD darstellen, auf direktem Weg in die analytische ‚Atomisierung' (Ey) sämtlicher diagnostischer Kategorien führt, deren komplexqualitativer Bezug zum Subjekt des tätigen Geistes in den Sternen steht. – Ist ‚Antrieb' gefragt, bedeutet das herausgehobene Merkmal die Persönlichkeit insgesamt, woraufhin der Untersucher Items wie ‚unruhig', ‚verlangsamt' und ähnliche ankreuzen wird, die den Persönlichkeitsbegriff kaum tangieren. Ob und was das im Kontext persönlicher Ganzheit mit Schuldfähigkeit zu tun hat, ist völlig offen. Im Fall der dynamischen Betrachtungsweise wird Antrieb als Kriterium der diagnostischen Aufmerksamkeit nicht als Figur (Eigenschaft) verstanden, sondern ist dynamischer Hintergrund für alle möglichen Fälle, das synthetische Moment, von dem alle Einzelsymptome in der Perspektive auf Einheit und Vielfalt der Persönlichkeit ihre Bedeutung beziehen und so in ihrer Gesamtheit beispielsweise die Diagnose ‚Depression' ergeben, wobei ‚Antrieb' ähnlich wie ‚Trauer' als Ausdruck des Prinzips *prinzipiell* und nicht *prinzipiiert* zu verstehen ist, in völliger phänomenologischen Indifferenz, wie es in faktischer Synonymität jegliches Leben begleitet und so als eine Bezeichnung für das Wesen der ‚Idee' zu verstehen ist.

Im AMDP-Glossar (4. A., Springer, 1981, S 75) ist Antrieb ‚die vom Willen weitgehend unabhängig wirkende belebende Kraft, die die Bewegung aller seelischen (ergz. und körperlichen) Leistungen hinsichtlich Tempo, Intensität und Ausdauer bewirkt. Wille ist kraftlos, Antrieb nicht gewollt. Antrieb wird in erster Linie erkennbar am Ausdrucksverhalten, an der Psychomotorik, heiß es hier. So unterhält der Antrieb „Lebendigkeit, Schwung, Initiative, Zuwendung, Aufmerksamkeit, Tatkraft, Unternehmungsgeist" – ein *passe-partout* – für eine Psychopathologie, die keine spezifische Aussage mehr zulässt, gleichgültig ob es sich im Einzelfall um eine krankhafte (endogene), reaktive, oder – wie das sogenannte ‚Nullbock-Phänomen' und andere toxisch verursachte

Syndrome – Bewusstseinsstörung als Durchgangssyndrom handelt. Als Ausdruck des Bewegungsprinzips ‚Idee', versteht sich, dass Antrieb als Prinzip nicht ‚gesteigert', nur in seiner homöodynamischen Funktion dereguliert werden kann. Er kann auch nicht willkürlich verschwinden und sekundär überlagert das Erscheinungsbild modulieren – etwa durch Angst oder Schläfrigkeit. Darauf mit der Hoffnung auf Erfolg medikamentös zu ‚schießen' und tatsächlich Erfolg zu haben, kann nur bedeuten, dass das Medikament in hohem Maße auf das medizinische Diagnosespektrum bezogen unspezifisch wirkt und sowohl lang- als auch kurzfristig zahlreiche unkontrollierbare Nebenwirkungen mit sich bringen kann. Eine derart symptomatische Orientierung bedeutet praktisch die Computerisierung des Patienten, der in der Summe der Faktoren seiner eigenen subjektiven Bedeutung entkleidet unfassbar wird. – Mittlerweile kündigt der AMDP-Nachfolgeverlag (Hogrefe, Göttingen, 13. A.) Schulungsseminare an, die für die Facharztanerkennung vorgeschrieben sind. – Da die Verwendung sogenannter psychotroper Medikamente eine sehr große wirtschaftliche Bedeutung hat, wäre es allerdings vermessen, zu erwarten, dass die hier angeführten Bedenken in der ‚biologischen' Psychiatrie im Hinblick auf die Relevanz für den Arbeitsmarkt viel am Gebrauch der deskriptiv phänomenologischen Methode ändern wird. Sie hätten das längst tun müssen, nachdem ich sie schon 1967 an prominenter Stelle geäußert habe. Darin liegt allerdings auch nicht die eigentliche Zielsetzung des hier vorliegenden Textes, der in erster Linie für die forensische Psychiatrie gedacht und dem Andenken von Hermann Witter gewidmet ist, den ich mit zwei Unterbrechungen von 1956 bis zum plötzlichen Tod im Juni 1991 wissenschaftlich und menschlich begleitet habe (vgl. meinen Nachruf im Nervenarzt).

Wo auf dem Beipackzettel zur Indikation eines Psychopharmakons gesagt wird, dass dieses u.a. Angst löse, die Stimmung aufhelle und den Antrieb steigere, werden Begriffe verwendet, die sich mit der aktiven Komponente sämtlich auf Dynamik und damit auf subjektive Spontaneität beziehen, was nicht tautologisch ist aber phänomenologisch auf das gleiche hinausläuft. Dass es wichtig sein könnte, die Lebensgeschichte des Patienten zu kennen, da diese vielleicht erklären kann, warum er Angst und Sorgen hat und so weiter, sonst Vertrautes ihm fremd bleibt oder dass es überhaupt keinen Grund für all das gibt, ist mindestens so wichtig wie die Leberwerte. Für den Einsatz des Medikamentes spielt das aber bei der Therapie nicht die entscheidende Rolle, die dem Medikament zukommt, weil die systematische Ausgrenzung des Hintergrunds als intersubjektivem Quellgrund aller Bedeutung, wonach das Ganze komplexqualitativ mehr als die Summe der Teile bedeutet, methodologisch falsch ist. Die Subjektivität des Therapeuten (Kennerschaft) ist nicht dadurch zu ersetzen, dass in der zur Verfügung stehenden Auswahl von Merkmalen eine beliebige Vielfalt isolierter Einzelbefunde zum Ankreuzen und Gewichten dem Manual beigefügt ist, Kenner- und Könnerschaft sind gefragt, wie dies im Rahmen der Medizin sonst außer Frage steht. Was die forensische Psychiatrie betrifft, entspräche methodisch und methododologisch die komplexqualitativ ganzheitliche Vorgehensweise, wie beispielsweise auch von Conrad in der Aphasieforschung bei Hirnverletzten methodisch ausgearbeitet, den juristischerseits gestellten Anforderungen. Hierbei wird dem Begriff ‚Persönlichkeit' als *antinomischer* Einheit aus Subjekt und Objekt interpersonal Rechnung getragen und dem erkennenden Subjekt seine wirklichkeitsstiftende Bedeutung belassen, für die es juristisch zur Verantwortung gezogen werden kann. Ihm ist als wirklichem Subjekt die spontan kreative Dynamik zuzugestehen, auf deren Wirksamkeit die Objektwelt signiert als Ganzes mehr bedeutet, als sie im Sinne einer phänomenal ‚additiven' Einheit effektiv ist, denn die Bedeutung überragt das Sein. – Dies ist für die Allgemeinpsychiatrie wichtig. Dramatisch wird dies für den forensisch tätigen Psychiater, der als Gutachter agnostisch gescheitert und sich nun erneut in einer Position befindet, aus der heraus die Psychiatrie mit einer Methode, die auf sinnindifferenten Merkmalen beruht, und der anders als in der Allgemeinpsychiatrie explizit mit der Freiheitsfrage konfrontiert ist aber nur scheinbar die Frage des Rechts beantwortet und dabei gewollt an dem, was das Recht von ihm zu wissen benötigt, ‚vorbeiredet'. – Gesetzgeber und Recht haben sich für das Festhalten am Schuldgedanken und damit für eine Doppelstrategie entschieden. Das muss der Gutachter respektieren und wenn er dies aus persönlichen Gründen nicht tut, muss er zur Kenntnis nehmen, dass dies im Endergebnis die Existenzberechtigung des Faches insgesamt in Frage stellt.

Dieses ist nach wie vor auf den Begriff der Geisteskrankheit angewiesen und Geisteskrankheit ist ihrem tiefsten Wesen gemäß Verlust der Freiheit. Hier treffen Recht und Medizin zusammen. K. Schneider hat dies zwar gesehen, Psychopathologie aber aus der Psychiatrie entfernen wollen, weil deren Berücksichtigung nicht seiner Auffassung von Medizin als einer Wissenschaft äußerer Erfahrung entsprach, da diese der ‚Evidenz' als Erkenntnismittel nur den religiösen Charakter eines Glaubensartikels beimessen kann. Das Recht hingegen hält unabhängig von dieser positivistischen Auslegung des Wissenschaftsbegriffs den Menschen, für den es da ist, nach wie vor für verantwortlich, das heißt für frei, und sagt nicht, dass der Mensch umgekehrt für den Subjektivismus einer speziellen Auffassung von Wissenschaft da zu sein habe. Ob psychologistisch denkende Sachverständige an Freiheit glauben oder nicht, ist dabei gleichgültig. Wer sich selbst für unfrei hält und ein Gutachten über diese Fragen zu erstatten hat, kann, wenn er dem nachkommt, auch darin nur seiner eigenen Unfreiheit Rechnung tragen.

Diese Klarstellung sollte auch von Wissenschaftlern, die sich für fortschrittlich halten, rational berücksichtigt werden, denn es kann im Hinblick auf ihre Subjektvergessenheit keine richtigeren Argumente in der Sache geben, da diese als solche jedenfalls prinzipiiert ist. Es ist einfach nicht wahr, dass es das, was in sprachlicher Hybris für wissenschaftlich widerlegt gehalten wird, ‚Willensfreiheit' nämlich, phänomenologisch und von daher empirisch nicht geben könne. Darauf dass die Vokabel ‚Willensfreiheit' als solche falsch ist, kommt es hierbei nicht an. Die Tautologie im Unbegriff ‚Willensfreiheit' liegt nicht daran, dass Unfreiheit im Gegensatz zu Freiheit tatsächlich empirisch festgestellt werden könnte, sondern daran, dass schon im Begriff ‚Wille' der Bezug auf Freiheit definitorisch eine *conditio sine qua non* ist. Kants ‚Kritik der reinen Vernunft' weist dies logisch stringent nach, der Nachweis wird aber in der Regel ignoriert, wobei Kant unter der Hand für ebenso antiquiert wie Platon gehalten wird. – Dazu soll an dieser Stelle über das Vorstehende hinausgehend nichts weiter von dem wiederholt werden, was in meinem Buch ‚Gott, Götter, Götzen…' und zuvor bereits vielfach von mir bereits publiziert wurde, wenn davon abgesehen wird, was nachfolgend speziell auf die Psychowissenschaften bezogen aus den angegebenen formalen Gründen noch zu ergänzen geblieben ist. Dies ist, was die aktuelle biologische Psychiatrie betrifft, zum Teil bereits kurz geschehen, wobei es um Begriffe wie ‚Geisteskrankheit' und ‚Persönlichkeit' ging. Im Folgenden soll zunächst nachgetragen werden, was zur methodologischen Problematik der Persönlichkeit offen geblieben ist, da dies aus forensischer Sicht im Hinblick auf die praktischen Folgen, besonders dringlich erscheint. Hier wiederholt sich offenbar wissenschaftsgeschichtlich ein alter Konflikt, bei dem Psychologie und Philosophie unter dem Etikett des ‚Psychologismus' um den Vorrang im Erkennen streiten.

Aus dem Spektrum von Zielsymptomen wie Angst, Antrieb, Stimmung kommt für den praktischen Therapeuten ‚Antrieb' wie gesagt nur ganz allgemein als ubiquitäre Erscheinungsform des die Einheit und Norm *jeder* Persönlichkeit bildenden, sie bewegenden und gegebenenfalls mit ihr leidenden Prinzips in Betracht, synonym mit ‚leben'. Für die Beziehung zur Persönlichkeit, gleichviel wie diese als solche geartet ist, besagt Antrieb zunächst nur, dass sie im Rahmen einer biografisch alterabhängig konstanten persönlichen Antriebsnorm lebt. Der Begriff ist davon unabhängig, wie auch die historische Persönlichkeit eine solche mit und ohne Antrieb ist. Auf Antrieb als Norm ist das gesamte Befinden zu beziehen, Stimmung und Intelligenz, Vigilanz und Intentionalität,

Interesse, Konzentration etc., wobei qualitativ und quantitativ alle möglichen Erscheinungsbilder aus ätiologisch unterschiedlichsten Bereichen allein oder in Kombination mit andern in Betracht zu ziehen sind, weshalb es im Querschnitt wenig Sinn macht, isoliert von ‚Antrieb' anstatt gleich von Expansivität, Agitation, Ruhelosigkeit oder Hemmung pp. zu sprechen. Ähnliches gilt für Angst und Stimmung. Warum dann überhaupt die feststehende Persönlichkeit als diagnostische Referenz bei der Diagnostik ins Spiel kommt anstelle von entsprechenden Merkmalsaggregaten oder -profilen, hängt offenbar mit sachfremden Erwägungen zusammen, die nur willkürlich mit Begriffen wie *Krankheit* oder *Persönlichkeitsentwicklung* in Verbindung zu bringen sind. Mich erinnert das daran, dass mir Haddenbrock einmal vorgehalten hat, das strukturale Diagnoseschema sei ansonsten zwar umfassend, berücksichtige aber den Antrieb nicht. – Der Anteil der Patienten an der Gesamtbevölkerung hat sich jedenfalls drastisch erhöht. Setzte sich dieser Trend endgültig durch, würde die neue Begriffsbildung für das Fach Psychiatrie schnell uninteressant, denn dann wäre gleich klar, dass man sich unter der Hand vom medizinischen Krankheitsbegriff verabschiedet, ihn medizinfremd durch etwas anderes ersetzt, es sogar konsequent wäre von einer ‚Normopathie' als Behandlungsziel auszugehen und die Sorgen und anderen Härten des Lebens – Angst, Ärger, Sorge, kurz Antrieb und Stimmung – auf die Breite der Bevölkerung allgemein zu verteilen, was dann auch rechtlich dazu führen müsste, entweder alle Straftäter oder keinen psychiatrisch untersuchen zu lassen, bevor sie vor Gericht erscheinen ohne die derzeit gültige Vorbedingung *begründeter Zweifel* an der Schuldfähigkeit. Der Arztkittel und bald auch der psychiatrische Sachverständige als solcher würden überflüssig, und man könnte diese Einstellung gleichzeitig konsequent und paradox nennen, weil niemand sie gewollt hat. Die Kompetenz könnte im Sinne des TÜV-Gedankens an Computerprogramme übertragen werden, weil diese die rechtliche Aufgabe nicht im Einzelnen, aber statistisch und ökonomisch besser ausführten als ‚Eigenschafts-Verständige', die den Platz der bisherigen Sachverständigen einnehmen werden, was hier keinesfalls polemisch gemeint ist, sondern schlicht resigniert.

Hier soll aber – was Freiheit und Krankheit, Schuldzuweisung und Evidenz betrifft – nicht mehr auf den in methodologischer Hinsicht letztlich ungeklärt zugrundeliegenden *Universalienstreit* zurück gekommen werden, vielmehr soll dieser im Zusammenhang mit dem Psychologismusstreit zumindest für dieses Buch erübrigt werden, indem die statische Aufzählung von Eigenschaften (Denkfiguren ohne Subjekt als Hintergrund), wie sie im Hinblick auf das phänomenologisch-deskriptive Verständnis der psychopathologischen Symptomatik taxonomisch ausgesucht wurden, wodurch das dynamische Verständnis der Persönlichkeit als einheitliches Wesen des Subjekts, wie es im ‚Feld' der Idee bewegt wird, entfällt. Die Anwendung der taxonomisch horizontalen Methode hat schon scholastisch beim sogenannten Universalienstreit die abschließende Meinungsbildung in allgemeiner Form verhindert, so dass diese bis dato in der Philosophie offen geblieben ist. Der begriffliche Gehalt dieses Streites – buchstäblich – um Worte war aber schon lange vor der Scholastik in der Auseinandersetzung von Platon und Aristoteles – Ideenlehre versus Formenlehre – ein zentrales Thema der Philosophie (Oehler, K., 1969, Die systematische Integration der aristotelischen Metaphysik. Physik und Erste Philosophie im Buch Lambda. In: Düring, I., (Hg.), Naturphilosophie bei Aristoteles und Theophrast. Stiehm, Heidelberg. – S. auch Schaaf, J., 1965, Beziehung und Idee. Eine platonische Besinnung. In: Parusia, Festschrift J. Hirschberger, Frankfurt, 3, 20). – Darauf ist hier kurz einzugehen, ohne die praktische Seite unseres Zieles aus den Augen zu verlieren. Das ist die Abklärung des Verhältnisses von Geist und Geisteskrankheit im Sinne einer dialektisch dynamischen Annäherung, bei welcher Erkenntnisgegenstand und Erkenntnismittel miteinander so kompatibel sind, dass die ganzheitlich Bedeutung stiftende Rolle des Psychiaters oder Kriminologen im Mittelpunkt bleibt. Damit wird vermieden, dass Bildbeschreibungen oder Protokollsätze als abschließendes Ziel wissenschaftlichen Bemühens definiert werden, deren Ergebnis typologische Musterprofile sind, in denen die Gruppierung von Merkmalen als Bestandsaufnahme einer formularmäßigen Wirklichkeit gedacht ist, die subsequent auch wirklich entsteht. Die Grundlage ihres Zusammenhalts ist die Kraftlosigkeit des ihnen fremden Gewebes, auf dem sie gedruckt oder in anderer Form objektiviert werden. Fällt die künstliche Folie weg, gibt es die Profile nicht mehr, denn in der Natur oder auf dem Land kommen merkmalgestützte Typen und Typologien als solche nicht oder nur nach Maßgabe der Projektion vor, mit der bestimmte Einteilungszwecke verfolgt werden, die aus dieser oder jener Sicht mehr oder weniger plausibel sind, je nachdem, wie allgemein die Betrachtungsweise ist, die auf diese Weise verabsolutiert wird.

Knüpfen wir erneut bei Kurt Schneider an, so hat dieser bei der Ausarbeitung der agnostischen Methode mit der unsystematischen Psychopathentypologie zwar auf Merkmale, die er als *‚hervorstechende Eigenschaften'* bezeichnete, zurückgegriffen, man wird ihn aber trotzdem nicht einem Roboter vergleichen, weil er bei der Anwendung seiner Methode im Unterschied zur phänomenologisch deskriptiven Methodik in der Tradition des Psychopathologieverständnisses von K. Jaspers geblieben ist und an der Komplementarität von Erklären und nolens volens Verstehen und damit wie zuvor Jaspers mittels des Sinnkriteriums am Prinzip festhielt, auch wenn das wesentliche voluntative Moment dabei – die

Idee des Guten – unklar blieb. Auf diese Weise und nur so kann der lebendig Einheit bildende Zusammenhang zwischen der psychiatrischen Vorstellung von Geisteskrankheit und dem juristischen Freiheitsbegriff, wie er der Schuldfähigkeit zugrunde liegt, gewahrt bleiben und nur dies erlaubt es, von einem echten, nicht bloß äußerlich bedingten, durch vorhergehende Beschreibung begründeten System auszugehen, wobei der dialektisch dynamische Charakter des Vorgehens aus den so gewonnenen Einzelerkenntnissen systematisch die Ganzheit herstellt, die das apparative Sein des Automaten ‚überragt', indem es auf Erfahrungen Bezug nimmt, die das Fach im Lauf seiner Geschichte und mit vielen in der Psychiatrie berühmten Namen verbunden erarbeitet hat.

Bei den deskriptiv phänomenologisch gewonnenen Aggregaten sogenannter Items ist dies nicht der Fall, was bei forensischer Anwendung die Evidenz, dass Geisteskranke schuldunfähig sind, als Ermittlungsergebnis von vornherein verhindert, subjektiv auf der Sachverstandsebene allerdings nicht, und das ist es, was verdeckt auch der Beurteilung zugrunde liegt, ohne methodisch offengelegt zu werden, wie dies erforderlich wäre, wenn gemäß dem Sinn der höchstrichterlichen Rechtsprechung die Kompetenzentrennung von Gericht und Sachverständigen gewährleistet bleiben soll. – Anders als in der deskriptiv phänomenologischen Psychiatrie kommen in der Natur Typen und Typologien nicht oder nur nach Maßgabe der Projektion vor, mit der diese dem Gegenstand willkürlich attribuiert bestimmte Einteilungszwecke verfolgt werden, die mehr oder weniger plausibel sind, je nachdem, wie allgemein die Betrachtungsweise ist. Was dabei aus dem Blickwinkel des Typisierens in Wahrheit akzidentell oder substanziell als ‚Eigenschaft' isoliert werden kann, bringt ein mehr oder weniger offenkundiges, vom Untersucher hinzugefügtes Verhältnis zum Ausdruck, das die Voraussetzung für die eingeschränkt zu erreichende Gültigkeit seiner Ergebnisse ist. Was diesen Typologien im Hinblick auf ihre peripatetische Herkunft fehlt, ist die spontane Eigenständigkeit des zu erfassenden Geschehens als Grundlage des Zusammenhalts der Glieder des Ganzen in Bewegung: Der Tausendfüßler als Totemtier in Bewegung. – Eigenständigkeit als Grundlage des koordinierten Zusammenhalts der Glieder eines einheitlich Ganzen ist das systematische Kennzeichen wirklich organischer Systeme. Taxonomische Typologien sind nie aus sich heraus systematisch, ihnen wird die Systematik nachträglich zugefügt. Sie ist umso besser, je weniger sie mit dem dynamischen Wesen des darin Beschriebenen zu tun hat. Daher können diese Typologien und Typen sich nicht entwickeln und daher funktioniert eine Münzanstalt entweder stereotyp oder gar nicht.

Das synthetische Apriori der Anamnesis

Der Psychiater spricht von ‚Anamnese' in der Bedeutung „Vorgeschichte" als doppelter Verneinung (An-a). In einfacher Verneinung lautet es ‚Amnesie' und bedeutet den Verlust der Erinnerung als Gedächtnislücke, woraus hervorgeht dass das positive Stammwort „*Noein*' (denken) und ‚Nous' im Sinne von ‚Gedächtnis' auf die Vorstellung von Wissen als Denken zurückzuführen ist. Für Platon bedeutet Amnesie aber nicht notwendig einen bestimmten Verlust von Gedächtnisinhalten, sondern auf das wache Bewusstsein bezogen den einfachen Nichtgebrauch in großem Umfang, das Unbewusste sozusagen als ökonomische Maßnahme im ‚Speicher-status', die punktuell von Fall zu Fall rückgängig gemacht werden kann, wenn dazu im aktuellen Erleben Veranlassung besteht, ein Erinnerungszusammenhang klar, in den Anschauungsformen von Zeit und Raum bestimmt, ausdrücklich gewusst werden soll. Dies geschieht normalerweise spontan, im Krankheitsfall spricht man von ‚Erinnerungs-Störungen', die es organisch und neurotisch gibt, oder man spricht physiologisch von ‚Vergessen'. In diesem Sinne haben wir es bei der ‚Anamnesis' mit einer Vorstellung von zentraler Bedeutung in der Ideenlehre zu tun, die in Verbindung mit der Reinkarnationslehre bei Pythagoras bedeutet, dass der Mensch im Anschluss an die Geburt Wissen verwaltet, das vor die Geburt zurückreicht und das er unerkannt reaktivieren kann. Es besteht also eine gewisse Ähnlichkeit mit der hier vertretenen Hypothese des Wissens als Bezeichnung für prinzipielles Bewegen der ‚Idee'. Dies gehört in den Bereich des Übersinnlichen, der in der Ideenlehre nicht berücksichtigt wird. Dem *Gigantenkampf* als komplementärem Vorgang im polarisierten Feld fehlt der Bezug auf den Erkenntnisvorgang, der erst bei Kant als ‚synthetisches Urteil a priori' philosophisch in Erscheinung tritt, wobei Kant die Ideenlehre außer Betracht lässt.

Was die psychiatrische Verwendung des Namens *Anamnesis* betrifft, bedeutet das Wort *Wiedererinnerung* noch nicht Benennen wohl aber *Erkennen* als Weg oder ‚Platz', auf dem der Mensch intersubjektiv das Phänomen kennen und ‚handhaben' lernt. Im *Theaitetos,* im *Phaidon* aber auch an anderen Stellen hat Platon die Wiedererinnerung hervorgehoben und hinsichtlich der Ideenlehre auf deren zentrale Rolle für das Bewusstsein hingewiesen. Sie beinhaltet im Sinne des Nikolaus von Kues eine überpersönliche ‚Theorie der Vertikalität des Wissens', bei welcher die Idee das Sein ‚überragt' : Da Allgemeines als Gutes, Wahres, Schönes nicht gedacht werden könnte, wenn es seine Idee nicht auch als Begriffsmöglichkeit rational in sich trüge und da überdies feststeht, dass es gemäß seinem von Raum und Zeit unabhängigen Wesen als ‚Bedeutung' der direkten individuellen Erfahrung unzugänglich ist, folgt aus der tatsächlich vorhandenen Kenntnis des Ideals, das diese Begriffe beispielsweise im Sinne der Anschauungsformen bedeuten, dass der Mensch damit in Verbindung treten muss und kann und zwar so, dass die Verbindung dem generativen Apriori einer Allgemeinheit überindividueller Art entspricht. Das heißt, dass er daran aktiv teilhaben muss, um daraus im Willen das Ziel seines Strebens aufrichten zu können. Der Mensch kann diese Forderung einfacher Logik nur als tätiges Subjekt erfüllen, indem er einer Grundfunktion seines Werdens folgt, bei der er im kompetitiven Bemühen um Bewährung die triplizierende Bedeutung prinzipieller Dynamik als Spontaneität in sich vorfindet, was Platon als ‚Methexis' (Teilhabe) bezeichnet, das heißt, indem er sich mit ihr als autonom ausführendes Organ unter anderen identifiziert und sich auf diese Weise, die Sokrates in Delphi verkündet worden ist, selbst erkennt. Was jeder unmittelbar an dieser Stelle, in sich selbst also, vorfindet, ist die Spontaneität unausdrücklichen Wissens, die nach dem Gedanken von Sokrates, indem sie gedacht wird, in Wollen, Lieben übergeht. Dieses synthetische Apriori des Subjekts liefert den archimedischen Punkt zu allem übrigen, indem es die Kontinuität des Wissens als Denken in Anbetracht der Vorläufigkeit des Bewusstseins zu erklären vermag. Im empirischen Sinn bezieht sich Piaget ausdrücklich auf Kant, wenn er schreibt:

> *Faire la critique de la science consiste, en effet, à montrer que toute expérience est une structuration du réel dans laquelle le sujet épistémique prend une part active, de telle sorte que la connaissance apparaît comme une interaction entre les opérations structurantes du sujet et les propriétés de l'objet (Piaget 1972 S 119).*

Nicht anders ist es und das ist eine andere Formulierung für den platonischen Gedanken der Teilhabe („Methexis"), der auf diese Weise in der Ideenlehre die Funktion übernimmt, die im Rahmen der Analytischen Psychologie von Jung dem Mysterium der Vermehrung durch Vererbung als „Eingangstür" des Verständnisses durch die Möglichkeit „spontanen Wiederentstehens" angereichert vorbehalten ist. Wiedererinnerung im Sinne Platons ist auf diese Weise der tiefere Sinn des Delphischen Orakelspruchs: „Erkenne dich selbst". Der Spruch handelt vom schöpferischen Wissen der mitgebrachten Idee, das als Wissen auch in allgemeiner Form nicht gleichzeitig sein Gegenteil – unbewusst – sein kann. Allenfalls kann der einzelne Teilnehmer am Wissen ihm gegenüber als ein solcher bezeichnet werden, der nicht nur sein Wissen nicht denkt, sondern auch als einer, der wie der Schamane um das Feuer vor seinem Zelt tanzt, zwar weiß, aber nicht denkt, dass er ein Wissender ist. Sokrates, der vom Areopag nicht verstanden wurde, als er in diesem Sinne sagte, er wisse, dass er nichts wisse, und

Nikolaus von Kues, der als päpstlicher Gesandter auf dem Marmarameer die „göttliche Einstrahlung“ zu einem Buch ‚*De Docta ignorantia*‘ empfing, rufen aus diesen Gründen bei vielen, Erstaunen und Unglauben hervor.

Die Aussage des auf Nicht-Wissen bezüglichen Wissens erscheint paradox, die nicht durchschaute Rede vom Unbewussten hingegen (die, wenn sie durchschaut wäre, das gleiche besagen würde) ist es wirklich. Bertalanffy hebt in seinem Resümee des kusanischen Buches die Stelle hervor, an der Nikolaus von Kues ausdrücklich auf die Nous-Lehre des Anaxagoras Bezug nimmt, und bezeichnet ihn als Vorläufer von Kopernikus, Kepler und Bruno. Er findet die gleichen Motive in der Monadenlehre von Leibniz und nennt als Leitmotiv der kusanischen Philosophie das Beieinander der Gegensätze von Heraklit... Dabei beansprucht die Jung'sche Beschreibung von Archetypen eine Sonderstellung, indem diese in erster Annäherung wie gestalthafte Reminiszenzen an die platonische Lehre von der Wiedererinnerung anmuten. In „*Bewusstsein, Unbewusstes und Individuation*“ fragt Jung: „Oder könnte es sein, dass das Unbewusste sein Zentrum durch die Geburt des Ich verloren hat?“ (Bd 9/1 S 299). Die Frage ist interessant, bleibt aber unbeantwortet; Platon macht sich nur in den Kulissen bemerkbar. Indem Jung den Bogen zurück zur Antike schlägt, knüpft er mit dem Konzept des Archetypus nicht bei Platon, sondern an neuplatonische Begriffsbildungen an, die, wie beispielsweise bei Nikolaus von Kues auch dort, wo von ‚Platonikern‘ gesprochen wird, als aristotelische Fußnoten zu verstehen sind. Jung schreibt:

> *„Es gibt so viele Archetypen, als es typische Situationen im Leben gibt. Endlose Wiederholung hat diese Erfahrungen in die psychische Konstitution eingeprägt, nicht in Form von Bildern, die von einem Inhalt erfüllt wären, sondern zunächst beinahe nur als Formen ohne Inhalte, welche bloß die Möglichkeit eines bestimmten Typus der Auffassung und des Handelns darstellen.“*

Zwischen der Lehre von Archetypen zu Beginn jeder Menschwerdung – das sind Typen in prinzipiiert/prinzipieller Bedeutung – und der sonstigen Typenlehre, die auf die Entschlüsselung von Eigenschaftsprofilen hinausläuft, klafft von daher ein Abgrund, der schwierig zu überbrücken ist. Jung hebt seine Unterscheidung von Extra- und Introvertierten ausdrücklich von diesen Entwürfen, die im Gegensatz zu seinem Ansatz nicht praktisch psychotherapeutisch konzipiert sind, ab. Im Rahmen der ‚Analytischen Psychologie‘ bleibt es insoweit dabei und dies ist ein letztes Wort: *„Typen“ sind nicht Einzelfälle, was jeder Gebildete wissen sollte. Auch ist ‚Typus‘ kein erfundenes Schema, in welches alle vorkommenden Fälle hineingepreßt werden müssen. ‚Typen‘ sind ideale Konstruktionen, Durchschnittsbilder der Erfahrung, womit sich nie ein Einzelfall identifizieren läßt“* (Bd 9/1 S 101 f FN).

Das Urbild des Lichts, von dem Jung als Symbol des Wissens im archetypischen Zusammenhang spricht, kann es an sich nicht geben, weil es nirgends im Sein vollständig existiert, Licht und Bild inkompatible Vorstellungen sind. Das sogenannte Bild existiert erst, sobald es gesehen wird, dann ist es in dem, was hier gemeint ist, reine Tätigkeit kein Bild. Auch der Archetyp des Mütterlichen oder welcher Archetyp auch immer muss, um zu existieren, gedacht, fertig gestellt, realisiert werden. *Archetyp* und *Idee* bedeuten nur dann dasselbe, wenn *Idee*, wie Jung dies als zutreffend unterstellt, aristotelisch als *Form* übersetzt wird, dann handelt es sich aber nicht mehr um das, was Platon sagen will. Die aristotelische Unterscheidung von Potenz und Akt, auf die Jung in diesem Zusammenhang zurückgreift, ist eine anthropomorphe Projektion auf den Begriff der Existenz, in der diese Interpretation der Idee insofern zum Ausdruck kommt, als sie nicht als Inbegriff ursprünglicher Dynamik – Spontaneität als kusanisch vertikaler Quellgrund des Wissens – erkannt wird. Indem Jung sich *de facto* Aristoteles anschließt, ersetzt er die platonisch kusanische Vertikalität durch horizontale Ontologie, die Aristoteles *via* Anaxagoras und Demokrit von Parmenides übernimmt und umgestaltet, indem er ihr horizontal die Zirkularität von Potenz und Akt hinzufügt.

Ludwig v. Bertalanffy, der große österreichisch-kanadische Biologe, hat mit seiner Systemtheorie den Begriff des „Fließgleichgewichts" in die Biologie eingeführt (Piaget, 1967, S 58) und ist dem unter Bezug auf die wichtigsten Texte des Nikolaus von Kues, die er mit philologischer Akribie in einem schmalen Büchlein zusammengestellt, herausgegeben und mit einer Einleitung versehen hat, nachgegangen. Beide, Einleitung und Texte, sind auch in der gegenwärtigen Situation der Identitätsfindung der Wissenschaften in hohem Maße aktuell. Dass sie bislang nicht die ihnen gebührende Beachtung gefunden haben, hängt damit zusammen, dass es Wissenschaftler im allgemeinen verprellt, wenn in der Nachfolge Platons die Idee über das Sein gestellt wird und sie dies nicht widerlegen können. Beides trifft auf Nikolaus von Kues zu. Er hat nicht nur Wissenschaftler vorwegnehmend verprellt, sondern auch, um die Provokation ungewollt auf die Spitze zu treiben, intuitiv – er spricht von seinen „Eingebungen" – und dennoch spezifisch Erkenntnisse vorweggenommen, zu denen die Wissenschaften, die das ansonsten nicht anficht, erst Jahrhunderte später gelangt sind. Außer der Unendlichkeit des Weltalls beispielsweise die androgyne Natur der als eines von zwei Geschlechtern vorkommenden Lebewesen, die bei Jung nicht nur im Hinblick auf die konträre Rolle der *Anima/Animus* genannten Archetypen, sondern auch auf die astronomische Sonnenkonstellation, die als *Syzygien* genanntes Sinnbild eine große Rolle bei ihm spielen. – Von Bertalanffy schreibt: ‚In der Philosophie des Kusaners wohnen wir dem machtvollen Schauspiel der Geburt des modernen Geistes bei. Cusanus war der erste Mensch, dem sich der Gedanke der Unendlichkeit eröffnete. Er zertrümmerte die aristotelischen Kristallsphären des Himmels und lehrte die Unendlichkeit der Welt im unendlichen Raum. Wenn Spengler sagt, der unendliche Raum sei das „Ursymbol" des „faustischen", abendländischen Menschen, ebenso wie der plastische schöne Körper das Ursymbol des griechischen Menschen war – wenn Spengler in dieser Lehre recht hat, dann fängt die Geistesgeschichte des abendländischen Menschen mit Cusanus an, welchem als erstem der Begriff des unendlichen Raums aufging.

Nikolaus von Kues brauchte den Giftbecher dank persönlicher Beziehungen nicht zu trinken. Einhundertfünfzig Jahre später, als die Aristotelesbeschäftigung im Begriff war, die Front zu wechseln, tat dies Giordano Bruno an seiner Stelle. Zu diesem Zeitpunkt war der Renaissancegeist des Petrarca in demjenigen des Barock untergegangen und die Freiheit des Renaissancedenkens, dem Jakob Burckhardt so beredt Ausdruck verliehen hat (vgl. Bertalanffy S 6 f), hatte, wie Heine richtig bemerkt, dem dogmatisch engen Geist der Inquisition Platz gemacht. In der Dynamik der Ideenlehre ist der Widerstand der Trägheit (Masse) als Antithese das Komplement der Idee. Beide zusammen bilden die dialektische – antinomisch äquilibrierte – Struktur eines Feldes, bei der es sich um die Struktur der kusanischen *Coincidentia oppositorum* handelt. Der Widerstand, auf den die Idee bei dieser Organisation ihrer Verwirklichung trifft, kann bildlich dem Pendelschlag von Licht und Nacht, endlos spülendem Wasser und träger Küste verglichen werden. Unendlich heißt ewig. Anfang und Ende sind unvorstellbar, nichts ist dazwischen. Wenn nichts anfängt oder aufhört, könnte Spontaneität dann eine Kreisvorstellung sein? Bis zwei Seelen aufstehen, miteinander streiten, Chaos und Kosmos. Jetzt sind sie, Streit nämlich. Der, welcher seit Heraklit Vater aller Dinge ist, der „gerecht" ausgleichende Widerstand in gleichem Maße wie die bewegende Idee, beide Giganten notwendige Bestandteile des Individuums als ihres Produkts. Sein positiver Ausdruck ist der gespannte Zwang der festen Form, den darin die Idee erleidet. Hierbei erscheint deren befreiender Dynamismus als Inbegriff subjektiver Spontaneität im Phänomen gebunden, wobei ursprüngliche Einfachheit nunmehr in die prinzipiierte Polarität gegenspännigen Einigens umschlägt, wenn das Pendel die Richtung wechselnd einhält, umschlägt, der Pfeil die Bogensehne verlässt, mit zunehmender Geschwindigkeit im Flug Stabilität gewinnt und phänomenologisch transzendental Festigkeit verliert. Aus Sein ist Bewusstsein geworden. Der Widerstand ist für das Erreichen des Ziels, aus dem prinzipiellen Zweierlei der Idee und ihres Anderen als ‚Eins' eine von vielen Einheiten zu bilden, ebenso nötig wie die dynamische Kraft jener

Bewegung, die aus dem *a priori* der Spontaneität stammt. Von der Negation ihres Anderen, in dem alles gleichmäßig zur Ruhe kommt, heißt es in gewöhnlicher Sprache, dass ihre Beharrlichkeit „den Stein höhle". Dieses Andere lässt sich nicht wegdenken, ohne dass das Individuum *eo ipso* das gleiche Schicksal erleidet: Es wird weggedacht, indem es in sich entzweit die dynamische Bestimmtheit phänomenologischer Einheit in Zeit und Raum verliert.

Da ist die Bewusstlosigkeit des Schlafes, der Mensch hat abgeschaltet, um sein Bett hat sich eine riesige Menschenschar versammelt, die ihn schweigend betrachtet. In sein Träumen fällt Licht. Er bewegt im Schlaf unruhig die Beine, läuft weg. Was ist passiert? Es gibt zwischen dem Denken im Wachen und der Organisation des Lebens als weitere Form das Wissen des Schlafs und Träumen unter Ausschluss des Ich, von dem Jung als *zweiter Art des Denkens,* der symbolischen nämlich, spricht. Vielleicht. Voraussetzung des Träumens ist der Schlaf. Das Licht seines Wissens wird beim Schlaf auch durch die geschlossenen Lider des Schlafenden nicht gehindert, sich in dessen Kenntnis auszubreiten. Deshalb sieht er sie. Sie dringen auf ihn ein. Männer und Frauen. Er kann sie deutlich sehen. Sie werfen mit Gegenständen. Es ist das vorliegende Buch. Aber wo ist er selbst? Und wer? Eigentlich müsste er sich endlos wundern, dass er überhaupt etwas sieht, denn seine Augen sind zu und im Schlafzimmer ist es nach wie vor stockdunkel. Man sieht von außen, dass er sie rollt: *Rapid Eye Movement,* nennen die EEG-Spezialisten es. Engländer offenbar. Woher hat er das Licht, das er zum Sehen dieser Szene braucht, denn es gehört dazu. Das wollen sie von ihm erfahren. Es muss in seinem Kopf sein, auch wenn dieser nur geträumt in der Traumwirklichkeit gar nicht da ist. Offenbar macht er das Licht selbst und zwar genau wie im Wachen. Aber wieso kann er sicher sein, dass es in der Außenwelt des Traums Licht gibt. Weil er sieht. Also ist er auch außen und sieht innen beim Schlafen. Dass die Erklärung dieser Aporie in der psychoanalytischen Theorie anders geartet ist, hängt mit der souveränen Voreingenommenheit Freuds hinsichtlich theoretischer Fragen zusammen. Für Jung fängt alles mit Licht an. Die Frage lautet nicht, wieso es Licht gibt, sondern Sehen.

Freud lebte in Wien entscheidende Jahre in direkter akademischer Nachbarschaft der Machnachfolger (vgl. J. W. Dawson jr.); in seinen Augen hat Philosophie der Naturwissenschaft, zu der er seine Theorie rechnet, so wenig wie irgendein religiöser Glaube zu sagen. Er winkt unwillig ab. Zu seiner nachdenklich positivistischen Unbekümmertheit gehört, dass die psychoanalytische Hypothese zwar voraussetzt, alles psychische Geschehen sei vollständig determiniert; jeder noch so beliebig erscheinende Einfall hat einen materiellen Grund im Schicksal, das die Sinneseindrücke in der „Tiefe des Organismus" erleiden und erleiden machen, wobei Zufälle ausgeschlossen sind, dennoch wird die zur Erhellung des Unbewussten angewendete Methode als „freies Assoziieren“ bezeichnet, was ausdrücklich mit der Erwartung verbunden wird, dass sie es nicht ist, weil die Methode andernfalls wertlos wäre. Sie wird trotzdem nicht grundlos „frei“ genannt, denn der Patient sagt nur, was ihm gerade ganz von selbst einzufallen scheint, obwohl er es nicht versteht. Ähnlich wie dabei der Anschein von Willkür wissentlich falsch und nur dem Anschein nach als „frei“ bezeichnet wird, so verhält es sich auch mit der Bezeichnung „Unbewusstes“, das nur deshalb wirksam ist, weil es in Wirklichkeit durchaus gewusst, wenn auch nicht reflektiert wird. Die „Freiheit des Assoziierens“ meint also eine der kleineren oder größeren Freiheiten, die ein Wissenschaftler sich der Sprache gegenüber herausnehmen darf, ohne befürchten zu müssen, dass dadurch Zweifel an seiner Ernsthaftigkeit und der rationalen Richtigkeit seiner Ergebnisse erweckt würden. Da die wissenschaftliche Sprachverwendung nicht problematisiert wird, besteht kein Erklärungsbedarf und daher wird auch nicht danach gefragt oder darüber gesprochen.

Vielleicht kann ein praktisches Beispiel es uns ersparen, den Ausführungen Freuds zum Begriff des Unbewussten langwierig in ihre sprachlichen Verzweigungen hinein zu verfolgen, um beispielsweise festzustellen, dass sich hinter dem Ausdruck „Repräsentanzen“ als Bezeichnung für die hermeneutisch zugängliche Textur der psychischen Epiphänomene des Traumtriebgeschehens das Rätsel des ‚Wissenkönnens‘ verbirgt. Freud schildert die Anwendung des „freien Assoziierens“ sehr einleuchtend etwa im Zusammenhang mit alltäglichen Fehlhandlungen, was unter Bezug auf ein Beispiel aus seiner „Psychopathologie des Alltagslebens“ (hier: Vergessen von fremdsprachigen Worten) aufgegriffen werden soll, zumal auf diese Weise ein lebendiger Eindruck seines überlegenen Stils jenseits wissenschaftlicher Fachsprachen vermittelt wird (vgl. E. Bleuler, 1995, Das autistisch-undisziplinierte Denken in der Medizin und seine Überwindung, Springer). Das Wort lautet ‚aliquis‘; das Spiel des Unbewussten mit dessen konventionellen Bedeutungen beruht bei diesem Traum darauf, dass es in der Form ‚a liquis‘ die Verneinung der ‚Liquidität‘ sowohl im Geschäftsleben als auch bei der weiblichen Monatsblutung bedeuten und einen Träumer zum Verdrängen veranlassen kann, was in dem von Freud referierten Beispiel so gewesen sein soll. Dies wird unter Umgehung einer logischen Schwierigkeit beschrieben. Die Schwierigkeit folgt daraus, dass der Träumer zu Beginn der Traumsmitteilung an Freud, der daraufhin unverzüglich mit dessen Analyse beginnt, noch keinesfalls wissen kann, dass es im Verlauf der Mitteilung zur Fehlhandlung tatsächlich kommen wird. Die Fehlhandlung und deren Deutung kann daher nicht der

Grund der Mitteilung sein. – Freud schreibt: ‚Im letzten Sommer erneuerte ich… die Bekanntschaft eines jungen Mannes von akademischer Bildung, der, wie ich bald merkte, mit einigen meiner psychologischen Publikationen vertraut war..‘. Es geht dann darum, dass in einer Kirche in Neapel jährlich Blut eines Heiligen ausgestellt wird. Im Traum muss bei einer solchen Gelegenheit dessen Flüssigwerden militärisch erzwungen werden. Der Träumer assoziiert in diesem Zusammenhang die Befürchtung einer Schwangerschaft bei der Dame, mit der er die Kirche besucht hat. Dabei wehrt er den Gedanken an eine etwaige Schwangerschaftsunterbrechung ab, wobei er Vergil zitiert und ihm die richtige Verwendung des Wortes ‚aliquis‘ nicht einfällt. Dies ist der wesentliche Inhalt des Traumberichts und der Traumauslegung, wobei die erstaunlich detaillierte Kenntnis der Märtyrergestalten der frühen römischen Kirchengeschichte auffällt. Freud schließt den Aufsatz: „Die Störung der Reproduktion (das Versprechen) erfolgt hier aus dem Innern des Themas heraus, indem sich unbewusst ein Widerspruch gegen die in dem Zitat dargestellte Wunschidee erhebt." Er beschreibt eine Situation, die des allgemeinen Interesses und besonderer Anteilnahme sicher ist, und kann bereits im Hinblick auf die Themenauswahl auf breiteste Zustimmung zählen. Gleichzeitig verblüfft er den Leser, indem die reiche religiöse Bildung, wie sie von beiden Gesprächsteilnehmern an den Tag gelegt wird, Bewunderung erregt. Man wird sich fragen, ob die Detailkenntnis eines so abseits liegenden Wissensgebietes wie die Hagiographie des frühen Christentums heute noch bei Patienten als Kostüm der Verdrängung und beim Therapeuten als Heilmittel in dieser Form ohne weiteres vorausgesetzt werden darf. Aus eigener Erfahrung kann ich sagen, dass bei mir im Fach Religion der „im Kindesalter hingeopferte heilige Simon" ebenso wenig vorkam, wie das „Blutwunder des heiligen Januarius". Aber warum ist das beim therapeutischen Gespräch beider Zugreisender anders? Jedenfalls ist hermeneutisch auch eine andere Textauslegung möglich als die Freud'sche, nämlich, dass Freuds Gesprächspartner weniger naiv war, als es scheinen könnte und dass er sich schämte einzugestehen, daran gedacht zu haben, durch Opportunismus auf Reisen den Segen des heiligen Benedikt als Greis mit Raubvogelprofil für seine Geschäfte zu erflehen, zu diesem Zweck schon einmal auf heiligem Boden bei Kirchenbesuchen das Terrain erkundet und sich als Konvertit in seiner Haut nicht wohlgefühlt zu haben, obwohl er so die erstaunlichen Detailkenntnisse der frühen römischen Kirchengeschichte erworben haben mag. Da an der als Kreditwürdigkeit verstandenen Liquidität des Träumers kein Zweifel besteht, was von E. Bleuler im Bankstil nachgerechnet wird, kommt die merkantile Deutungsmöglichkeit nicht wirklich in Betracht. Auf die offenbar erfolgreiche Traumdeutung kommt es aber hier nicht an. Der Widerstand gegen das Fremdwort a-liquis aufseiten des Träumers mag durch den lästigen Gedanken an die Amenorrhoe der Gefährtin bedingt sein oder nicht, dass er die zufällige Anwesenheit eines so prominenten Traumdeuters wie Freud im selben Zugabteil geschickt zum persönlichen Vorteil wahrnimmt, wodurch er die Kosten für eine eigentlich gar nicht nötige Behandlung spart, ergibt hermeneutisch ebenfalls eine zwar banale aber widerspruchsfreie Interpretationsmöglichkeit. Es kommt jedoch wie gesagt nicht darauf an, ob ungeachtet der Plausibilität der Freud'schen Interpretation noch eine weitere Interpretationsebene in Betracht zu ziehen ist oder nicht, sondern nur, dass eine solche hermeneutische Annäherung grundsätzlich die Bereitschaft der Deutungsakzeptanz im Hinblick auf die Überzeugungskompetenz des Traumdeuters voraussetzt, für die man unter weniger günstigen Umständen zu einem Opfer bereit sein muss. Es bleibt dabei, dass der Versprecher mit dem Wort ‚aliquis' nicht der wahre Anlass zur Verabredung der Traumdeutung gewesen sein kann, weil er bei deren Beginn noch nicht abzusehen gewesen war.

Worauf es hier ankommt, ist zu erkennen, wie verblendet man sein muss, um nicht zu sehen, dass aus der Zielgerichtetheit sämtlicher >freien< Assoziationen nur geschlossen werden kann, dass ihr Subjekt genau darüber im Bilde ist, was heißt, dass es dies alles weiß, bevor es so bemerkenswert umständlich den Weg zur Einsicht in das ausgesprochen klare Wissen der Reisenden zurückgefunden hat. Es sollte also nicht einfach und fraglos hingenommen werden, dass in der psychoanalytischen Theorie so offenkundig widersprüchlich von Wissen, das „unbewusst" ist, Gebrauch gemacht wird. In Wirklichkeit war das Assoziieren, wie vorausgesetzt, selbstverständlich nicht frei, weil das Thema, der Text, als das eigentliche Subjekt angesehen werden muss, dasjenige, was den Gedankenaustausch wissend provoziert hat. Es kommandiert den Sprechenden, indem es ihn mit seiner Idee bewegt, und nicht umgekehrt. – Es ist nicht für jeden ein selbstverständlicher Gedanke, „Texten" als Bausteinen des Ich eigene Aktivität zuzusprechen, aber mit Abstand betrachtet bleibt auf der Basis des Freud'schen Berichts keine andere Wahl als die Annahme, dass dieser Text einen Abkömmling delegiert hatte, der sich aus dem Mund des einen dem Ohr des andern direkt und indirekt mitteilte. Dies setzt voraus, dass man den Text nicht in der Repräsentanz eines merkwürdig differenzierten Triebgeschehens auffasst, sondern umgekehrt, das Triebgeschehen als Wirkung des Textes betrachtet. Dazu war Freud nicht bereit und Lacan war darauf nicht vorbereitet. Wilhelm v. Humboldt hat dieses eigentliche Subjekt des Textes, das den Gedankenaustausch wissend provoziert und sich darauf einlässt, als „tätigen Geist" bezeichnet, der auch für die Lichtversorgung im schlafenden Gehirn sorgt *(Nous-Wissen)*, womit der Geist des

Anaxagoras und der Ionischen Naturphilosophie gemeint ist. Er kommandiert den Sprechenden und nicht umgekehrt und aus seiner Perspektive gibt es das Unbewusste nicht. Es gibt nur die gewollte Ignoranz aufseiten des Träumers und unterschiedliche Einstellungen, mit denen der Anwesenheit dieses Subjekts im Organismus begegnet werden kann. Das wirklich Unbewusste kann es aus der Perspektive der Vertikalität spontanen Hervorgehens nicht geben, weil „wissen" ganz am Anfang das Prinzip von allem ist, dessen Konstruktionen sodann im Denken das Bewusstsein, das Ich und zuletzt die Welt ausmachen. Alles Bewusste ist, es ist im Wissen des tätigen, nach dem *Alltagsleben* in Italien sogar „heiligen" Geistes dazu geworden. Die Texte des Bewusstseins bestehen aus Wörtern, von denen das bei weitem wichtigste „Ich" lautet; es verknüpft alle übrigen. Ein weiteres lautet „unbewusst", um zu besagen, dass der darin tätige Geist im Sprechenden eine Parenthese (in der sich noch weitere Parenthesen befinden können) eröffnet hatte. (Witter, H., Die Traumforschung und ihre Bedeutung für die Psychopathologie. 1967, Fortschr. Neur. 35, 6, 293–334).

Es wird im allgemeinen wenig beachtet, dass der Träumer als Subjekt des Traumes unsichtbar ist, während er als dessen Objekt oft merkwürdig prägnant in Erscheinung tritt. Dieser große ‚Unsichtbare', von dem man im Traum das Gefühl hat, er sei überall darin oder dabei, ist da und nicht. In der Traummythologie sind es Unterirdische, Kleingewachsene mit knallroten Zipfelmützen, die da sind, ohne dass man sie sieht. Sie hüten Schätze. Hier, hinter den ‚sieben Bergen', überrascht der noch nicht gehürnte Siegfried den Zwergenkönig und erhält einen Umhang, der ihn unsichtbar macht und vor Überraschungen schützt. Wie wir von Nietzsches Beispiel wissen, behält der Stoff dieser Sage für viele eine anhaltende Faszination, die meisten wollen aber lieber ‚da sein', gesehen werden. Die symbolische Bedeutung der profanen Blicken entzogenen Verborgenheit und des Gegensatzes zwischen dem Wert des gehüteten Schatzes und der Kleinwüchsigkeit der Wächter, liegt auf der Hand. Es handelt sich um die Diastole der Dunkelheit in ihrer restaurativ lebenserhaltenden Bedeutung, die ihr mühselig und beladen seid. Jung behandelt sie unter dem Aspekt unterirdischer Gänge und Höhlendarstellungen in der primitiven Kunst (Bd 5 S 160 ff). Hier herrscht Nacht. Der Schlaf taucht in die Nacht ein und der Mensch taucht erholt daraus im Sonnenlicht barocker Küsten wieder auf und erinnert oder erinnert nicht, was er im Schlaf geträumt hat – vielleicht hat er wie ich kurz vor dem Wachwerden aus dem Nichts heraus übermütigen Kindern verboten, noch einmal lärmend das Zimmer zu betreten. Wenn der Träumer sich erinnert, handelt es sich meist um mehr oder weniger seltsame Bruchstücke eines verborgenen Sinnes, die wie die phallische Bedeutung der Gartenzwerge grell und plastisch, in gutbürgerliche Vorgärten ragen.

Die höhlenartige Dunkelheit der Nacht ist als Schlaf die Vorbedingung der Introversion des Träumens. Darin verliert das ewige Licht jene rational organisierende Kraft, die der Grund des Bewusstseins und der Klarheit der gewöhnlichen Sprache ist, in dem sich der ‚corps psychique' (Ey) unter den bekannten Anstrengungen um Bewährung zu bemühen hat, ohne die er nicht dauert, und die Beweglichkeit des Leibes ist dabei wie die der Pflanzen auf den nächtlichen Ausgleich des Stoffwechsels umgestellt. Der Mensch ist im Schlaf weder Empfangender noch Gebender, der motorische und sensorische Apparat befinden sich aller Beweggründe ledig entspannt in Ruhe. Der Vergleich mit dem Rhythmus von Gezeiten, der sich im Hinblick auf den wie die äußere Dunkelheit im ‚kollektiven' Charakter des Geschehens anbietet, macht sogleich die Grenzen deutlich, die es verbieten, solche Metaphern von der Welt des bewusst Seienden direkt in den Bereich der Seinsgründe zu übertragen, denn falls Nachtwächter im Dienst träumen, tun sie dies wachend anders als andere, die gleichzeitig kollektiv träumen, was auch Nachtarbeiter im Gleichtakt tun müssten, wenn die kollektive Veranstaltung im Unbewussten wirklich alle zur gleichen Zeit erfassen würde, wie Ebbe und Flut im feststehenden Rhythmus mit der Küste. Der Einzelne ist diesem Kommen und Gehen zwar unterworfen, er ist dies aber individuell für sich allein, nachdem er sich, ob bei Tages- oder Kunstlicht redlich abgemüht hat und davon müde geworden war.

Nach Nietzsche handelt es sich beim Träumen um die schlechthin „innerste" Erlebensform, beim Rausch um die äußerste. Wenn er mit der Feststellung Recht hat, kann aus ihrer Verallgemeinerung abgeleitet werden, dass Träumen eine Art kollektiver Introversion ist, ähnlich wie Rausch und Ekstase eine Kollektivform aktueller Extraversion darstellen. Im *Phaidros* hat Platon im Zusammenhang mit der Selbstbewegung und darin der Unsterblichkeit der Seele mehrere solcher Arten „höheren Wahnsinns" aufgezählt, an die sich die Feststellung Nietzsches anlehnen könnte. – Da Dionys der eine Schutzgott ist, ist der andere Apollo; das heißt, dass für Nietzsche die Erlebensform, die er als „innerste" bezeichnet, das Träumen, auch Licht erfüllt sein kann. Wenn man vor das Bett des Schläfers tritt, sieht man ihm allerdings den Glanz Apollos nicht an. Offenbar geht er nach innen, was an den Mythos vom Sternenzelt erinnert, in dem die Sterne nichts anderes als Löcher im himmlischen Zelttuch darstellen, durch die beschützend überirdisches Licht strömt. Nüchtern betrachtet sind Traum und Rausch auf den Körper und dessen Erleben bezogen beide „innen"; ebenso wie beide das, was zu anderen Zeiten das Ich ist, nach „außen" kehren. Was Nietzsche mit seinem

Vergleich sagen will, lässt sich besser mit dem Goethe'schen Bild von der Diastole und Systole als mit den Richtungsangaben *innen/außen* umschreiben, deren Bezugspunkt der Polarstern, ansonsten ungewiss ist, sobald er absolut gedacht werden soll. Mit Goethe umschrieben gibt der Hinweis Nietzsches jedoch einen psychologisch brauchbaren Fingerzeig, indem daraus hervorgeht, was die Umstellung beim Schlaf hinsichtlich des Bewusstseins in der Tat bewirkt. Der Schlaf stellt auf das Bewusstsein bezogen eine Diastole dar, die andauert. Er hebt mit der zielgerichteten Aktivität des Empfangens und Gebens die Struktur des Bewusstseins auf, das heißt die ich-zentrierte Organisation des Denkens entfällt zugunsten freien Flottierens aller Erlebensinhalte, deren Subjekt unpersönlich oder überpersönlich ist, das jedoch aus der Erinnerung heraus das Subjekt des Wacherlebens und dessen Meinhaftigkeitsqualität zum Thema haben kann. Während dieses freie Flottieren im allgemeinen unterhalb der Schwelle des Bewusstwerdens bleibt, können im besonderen sekundäre Organisationszentren in Erscheinung treten, durch deren im Wachen unterdrückte Aktivität sich die Traumszenerie manchmal wie vom Blitz beleuchtet dem Betrachter darbietet.

Die ich-zentrierte Organisation des Denkens, die beim Wachen in der ersten Person Singular der Tätigkeitswörter meinhaftig stattfindet, verschafft dem Ich einen stabilen Halt gegen den Widerstand der Welt als Küste, in der es sich an allen möglichen Situationen aktiv und passiv beteiligt vorfindet. Die Stabilität, die beim Wachzustand im Pendelschwung der persönlichen Dynamik angetroffen wird, fehlt dem Schläfer und dadurch verliert umgekehrt auch die Welt hier ihre formale Bestimmtheit. In der dialektischen Struktur des Erlebens ist Stagnation eingetreten und so, wie den Formen der antithetisch agierenden Welt Bestimmtheit fehlt, so fehlt dem Subjekt der persönliche Sinn. Es ist heimgekehrt; heimgekehrt in die Allgemeinheit des Quellgrunds. Dies bedeutet struktural gesehen nicht die in alle Richtungen verrannte Einseitigkeit des Geisteskranken, sondern das Heraustreten aus der Ausgangsverfassung des Individuums im Seienden von Einheit und Vielfalt. Beide Begriffe sind zugleich ineinander aufgehoben. So könnte der Schläfer, was das Bewusstsein betrifft, einem schwerelosen Mondbewohner verglichen werden. Unter diesen Umständen ist nicht verwunderlich, wenn dem Träumer beim Flug durch die Phantasie – auch hierfür gibt es im platonischen *Phaidros* ein grandioses Bild – des Halts im Widerstand beraubt die Orientierung fehlt, er sich nicht halten kann und torkelt, wobei Platon witzigerweise Philosophen Sonderkonditionen einräumt.

Wird das Fehlen des Widerstands der inneren Welt der Situationen mit der Veräußerung und Isolation des dionysischen Rausches verglichen, dann ist dort etwas anderes zu bemerken, nämlich das Fehlen desjenigen, worauf der

Volksmund anspielt, wenn es sagt, im Wein sei Wahrheit, diejenige nämlich, deren Bekanntwerden im nüchternen Zustand gewöhnlich durch Hemmungen verhindert wird. Im angetrunkenen Zustand wird der Schüchterne wagemutig und der Schweigsame redet. Wäre der Traum wirklich, wie Nietzsche sagt, das Gegenteil des Rauschs, dann wäre es logisch zu folgern, dass er Wahrheit *verberge*, das heißt, dass er lüge und umgekehrt müsste beim Rausch die formale Bestimmtheit der Welt einen sonst nicht erreichten Grad an Festigkeit gewinnen. Beides trifft nicht zu. Im Traum kann der Wagemut des Schüchternen welterschütternd werden. Der Rausch deckt kleine Wahrheiten, niemals die ganze Wahrheit auf, diejenige, die großgeschrieben werden sollte, weil sie dem tätigen Geist als Bezugspunkt für den Sinn, den er macht, dient. Unter Umständen kann der private Sinn des Traums, wenn er in die allgemeine Tätigkeit des Geistes zurückversetzt wird, eine im Wachzustand nie erreichte, atemberaubende Tiefe offenbaren, so in dem weiter oben erwähnten, von Jung referierten Traum jener jungen Dame, für die ein Kanonenrohr „Sieg" (oder Niederlage) bedeutet verbunden mit dem Wunsch, die Geschlechtsrolle zu wechseln. Die junge Frau, welche als zweifelhafte Schenkung die Kugel, die soeben vom konstantinischen Bogen aus einer Kanone auf sie abgeschossen wurde, in ihrem Portemonnaie auffing und sorgfältig darin verwahrte, beschloss ihren Traum mit dem Bild des Kanonenrohrs (als Symbol für den Geburtskanal) und darüber dem Wahlspruch: *IN HOC SIGNO VINCES* In der Tat! Dies könnte blasphemisch erscheinen, ist aber nichts weniger als das. In dem Kind, das geträumt in ihrer Dunkelheit wächst und das sie, wenn es groß genug ist, ans Licht der Welt befördern wird, besiegt sie im Wissen des Schlafes die Bewegungslosigkeit des Todes der Welt.

Dass es dieses Wissen des Schläfers gibt, heißt, dass auch der Schlaf selbst als eine Leistung des Organismus gewusst werden muss, um erbracht werden zu können. Der Traum benutzt für seine Unwirklichkeit die Formen der Wirklichkeit, um sich darüber lustig zu machen, sie scheinbar zu verspotten, damit Angst oder Lust zu erzeugen. – In der Tat, das ‚Realitätsprinzip' ist im Traum außer Kraft gesetzt. Aber genügt es, wenn gesagt wird, das ‚Lustprinzip' sei an seine Stelle getreten? Das Gleichgewicht von synthetischer, ich-erzeugender Dynamik, die in der spontanen Kontinuität der Ideen besteht, und der die statische Form erzeugenden Trägheit des Widerstandes, auf den sie trifft, ist ein anderes als das Gleichgewicht zwischen Bewusstsein und Unbewusstem, das von Jung in das Bild des „Eisens" zwischen Hammer und Amboss projiziert wird. Überdies handelt es sich hier in einem ganz andern Sinn, nämlich dem der Giganten, die miteinander kämpfen, um Prinzipien als dort, wo Realitäts- und Lustprinzip als *Prinzipien* bezeichnet, einander gegenüber gestellt werden. Die beiden Giganten der Gegenspännigkeit von Heraklit, der seinerseits das Bild von Tag und Nacht gebraucht, die Grenzenlosigkeit Anaximanders und die Idee des Bewegens von Platon, sind in dem Sinne authentische Benennungen für das Prinzip. Dass sie selbst nicht prinzipiiert sind, heißt, mit ihnen als Anhypotheton fängt alles an. Die Idee ist die Idee der spontanen Bewegung, die, was sie mit der Kraft ihrer Bedeutung, das heißt Begeisterung aufgreift und mitreißt, wie bei der Umschlingung zweier Ringer vereinigt und in festem Griff zusammenhält. Was sie als Prinzip aufgreift, existiert noch nicht im Sein, ist aber dem Ergebnis der Vereinigung *vorangehend*, „präexistent". Dabei handelt es sich nicht um irgendeine „Materie" oder einen Stoff, sondern um die träge Grenzenlosigkeit absoluter Ruhe, das Gewicht des Apeiron, in das zurückzukehren den gerechten Lauf alles Gewordenen bedeutet.

Der urtümliche Kampf beider Prinzipien wogt auf der Walstatt der Struktur. Struktur ist die weibliche Organisation des Kampfes, der seinerseits Vater aller Dinge ist, womit nicht nur die bewussten gemeint sind, auf die bezogen ein anderer Großer gesagt hat, *also bin ich*. Dabei geht es um die Formen menschlicher Sprache, insbesondere die erste Person Einzahl der *Tätigkeitswörter*. Die Einseitigkeit, die der Schlaf in diese Organisation auf der strukturalen Ebene ich-zentrierten Denkens bringt, ist der Grund für die Unwirklichkeit des Traumes. Sie ist Beispiel und Beweis dafür, dass ohne den Antagonisten auch der Protagonist keinen Bestand hat. Was Bestand hat, hat ihn auf fundamentale Weise und zwar nirgends sonst vorstellbar als in der dialektischen Ausgewogenheit des Seins, dessen Grundverfassung auf diese Weise „schwebend" ist. Dem Träumer fehlt der Widerstand der Formen, durch die er über das wache Sensorium mit der lichtvollen Vielfalt der Welt als Küste in ästhetische Verbindung tritt. Deshalb kann er nichts tun; er kann sich nicht denken, weil das Band der ersten Person Einzahl der Tätigkeitswörter im Traum aufgeknüpft ist. Deshalb nennt Jung den Traum „ich-los". Das heißt, dass nun alles, was einmal bewusst war, kunterbunt durcheinander purzelt. Zum Glück ist der Untergrund, die „Spielwiese" dieses Getümmels, das Sein des Körpers auch im Schlaf tragfest. Demgegenüber „jongliert" der Berauschte mit Fragmenten der geformten Welt. Er mag, ohne vom Seil zu stürzen, die Flasche schwenkend und auf einem Bein vor der Tribüne, auf der das Gericht Platz genommen hat, tanzen und hüpfen, da er nach dem Untergang des Ich im Weingeist entsprechend dem Untergang der Welt im Schlaf aus den Fragmenten keine Einheit herzustellen braucht, darauf pfeift, ist auch der einigende Widerstand, dem das nüchterne Ich begegnen würde, für ihn bedeutungslos. Dem Schläfer misslingt die Synthese des Ich, deswegen kann er nicht denken, dass er (sich) schläft. In ihm ist das Subjekt des Ich auf einer Vorstufe des

Bewusstseins wirksam, auf der zwar unter Umständen gesprochen, aber keine verständliche Sprache erzeugt und als solche gedacht und verstanden werden kann. Wenn ich im Traum spreche und mich sprechen höre, stehe ich mir als Subjekt unsichtbar gegenüber. Die erste Person Singular wirkt aus sich herausgerückt im Traum fremd. Ebenso eigenartig ist, dass die andern, mit denen sie im Traum zu tun hat, dies nicht zu bemerken scheinen. Sie scheinen auch bei den Kapriolen, die am laufenden Band angestellt werden, nichts zu finden. Daher gibt es im Traum keine ernsthafte Lösung für situative Konflikte.

Das Subjekt des Es, das im Traum auf einer Vorstufe des Wachbewusstseins wirksam ist, ist ein Ersatz-Ich, das sich wie ein entfernter Bekannter dem Hausherrn in verschiedenen Posen zeigt. Es spricht nur zum Schein in der ersten Person und trägt selbst keinen Namen. Dieses verfremdete Ich zweiter Ordnung hat vielmehr sein Leben von einer Bedeutung geliehen, die freigesetzt wurde, als der Schlaf das Band der Meinhaftigkeit auflöste, in dem zuvor alle im Wachzustand verrichteten Tätigkeiten als Ausdruck einer Person vereint waren und das nun wie der Rauch dem Wind überlassen ist, die Stimmung jederzeit gefährlich ‚auf der Kippe'. Er enthält Fragmente, Komplexe, vielleicht Archetypen, an denen noch Spuren der alten Ganzheit zu erkennen sind, die versuchen, sich geltend zu machen, wobei sie einander alogisch ins Gehege kommen. Da ihnen die spontan organisierende Kraft der Idee fehlt, können sie sich nicht zusammenschließen und nur quasi mechanisch ohne Rücksicht auf das Ganze aufeinander einwirken; daher der frühere Vergleich des Unbewussten mit einem Maschinenraum. Dazu wälzt sich der Schläfer gegebenenfalls unter der Last evozierter Symbole und deren Unfertigkeit und Ambivalenz unruhig auf der Unterlage und man muss ihm in die Rippen stoßen, damit er sich beruhigt. Auch wenn er dies nicht denken kann, weiß er sich „präexistent" als Subjekt all dessen, weil es ohne dieses „innerste Wissen" Nietzsches den ganzen Haufen zusammen von vornherein nicht gäbe.

Es gibt den Schlaf und es gibt den Wachzustand. Es fällt auf, dass die Sprache für das Gegenteil des Schlafes nur diese und ähnlich umständliche Bezeichnungen wie „Zustand" (Wachheit, Vigilanz) zur Verfügung stellt. Untersucht man die Sprachgewohnheiten, das gewöhnliche Sprechen näher, fällt auch bezüglich der Tätigkeitswörter – schlafen und wachen – eine gewisse Ungenauigkeit auf; man kann zwar sagen, *ich wache,* wenn aber gesagt wird, *ich schlafe,* dann hat das ‚Ich', auf das in beiden Fällen Bezug genommen wird, nicht die gleiche Bedeutung, ist es doch das Besondere des Schlafes, dass er eintritt, indem sich dieses im Wachen dominierende Ich auflöst. Das Ich das sagt und das schläft, sind zwei. Es ist das Ich in der dritten Person, das schläft. Würde die Mutter fragen, was machst du da, und das Kind antworten, „ich schlafe“, wüsste jeder, dass die Auskunft scherzhaft ist. Das Ich ist in der Sprache ‚verreist‘; in Wirklichkeit ist das Überbewusste die kollektive Mutter seines Träumens. Sie wird von Jung als Unbewusstes, dezentral und autonom, beschrieben. – Doch was ist das für eine Autonomie (Willkür), der *jede Spur von Persönlichkeit und Ichbewusstsein* fehlt, denn das Unbewusste hat kein aktives Subjekt. In diesem Sinne schreibt Jung, dass „die modernen Psychologen“ das Unbewusste gleichfalls wie Freud und Janet als eine „ich-lose Funktion unter der Bewusstseinsschwelle“ betrachteten und „im Gegensatz zu den Philosophen“ vom Bewusstsein ableiteten. Bleibt es dabei, dass das Unbewusste, wie es weiter oben geheißen hat, in Wirklichkeit nur eine *weniger entwickelte* Form des Wissens darstellt, dann ist das Subjekt des Schlafes nicht das Ich, das denkt, sondern in der Tat das Es, das in der Person des Schläfers seinen Schlaf weiß, dieses Wissen aber weder aussprechen kann noch will. Dabei hat nicht das Wissen als solches die diminuierende Veränderung erfahren, sondern der Mensch, der als Subjekt seines Wissens etwas bestimmtes weiß oder nicht weiß und der, wenn er schläft, ‚teleskopisch‘ einen anderen Standpunkt einnimmt. Er denkt auf die ‚zweite Art‘ Jungs den Traum in den fluktuierenden Restbeständen, die vom Bemühen um Wahrheit aus Licht ins Dunkel vegetativer Bewegungslosigkeit symbolisch hineinragen.

Träumen, das als Phänomen dem Ursprung des Wissens ohne dessen semantische Wirksamkeit (Bedeuten) nahe ist, hat von jeher die ängstliche Neugier des Menschen gefesselt und seine andere Bedeutung hat alle Sorten Traumdeuter auf den Plan gerufen. Es spielt im Hinblick auf die darin zum Ausdruck gebrachten Wünsche und Befürchtungen in der Analytischen Psychologie ebenso wie in der Psychoanalyse eine zentrale Rolle und wurde in methodischer Hinsicht als ‚Königsweg‘ zum Erkennen des Verborgenen – vorbei am Ich des Tages – bezeichnet. Darin kann unmittelbar eine Umsetzung von Wissen in ‚Licht‘ und ‚Licht‘ in Wissen unterstellt werden. Wie könnte sonst im Traum ‚gesehen‘ werden. Im Traum sehen wir sozusagen in das im Schlaf ruhende Gedächtnis frei flottierender Textformen, die an die Stelle der Aktualität treten, von deren ausgedehnter Bewegtheit der Schlaf den Träumer größtenteils abgeschnitten hat. In der unabgeschlossen mehrdeutigen Form von Symbolen führen sie sich als Stellvertreter auf, indem sie die Dynamik ihrer Bedeutung verabsolutieren und darin auf groteske Weise überdehnen, denn das Ich, das ihnen Einhalt gebieten könnte, indem es sie in seinem Denken zu einem in sich widerspruchsfreien Ganzen integriert, ist abwesend und der Mensch schläft mehr oder weniger ruhig. Im Gegensatz zu Nietzsche erscheint es dabei den meisten, ob sie viel oder wenig träumen, rätselhafterweise selbstverständlich, dass es im Traum taghell sein kann, und man wundert sich im Rahmen gewöhnlichen Sprechens, dass überhaupt jemand auf die Idee kommt zu fragen, weshalb und wieso dies der Fall ist. Da, wie gesagt, Dionys der eine und Apollo der andere Schutzgott des Seiltänzers ist, muss auch Träumen als für Nietzsche „innerste Erlebensform“, lichterfüllt sein.

Der Glanz dieses Lichtes geht, wie gesagt, nach innen, das heißt, das Himmelszelt ist löchrig. Die Sterne sind Vertreter des umgebenden Lichts, das durch die Löcher im Firmament der Seele von der großen Wahrheit kündet, wie Platon sie im *Phaidros* beschreibt. Und doch ist diese Übertragung der Bedeutung des Lichts auf den Traum nicht selbstverständlich. Ist der Träumer denn nicht auch dem Zuschauer seiner selbst in einem abgedunkelten Saal zu vergleichen? Und schaut er nicht auf eine Bühne, von der vielleicht durch die Ohren, die auch nachts rund um die Uhr geöffnet haben, Geräusche zu ihm dringen, auf der aber nicht das Geringste zu sehen ist, weil der Architekt außer den Fenstern nach außen auch die inneren Beleuchtungskörper weggelassen hat. Nietzsche hat diesen Gedanken bei seiner Unterscheidung zwischen dem dionysischen und apollinischen Temperament ausgeführt, indem er *Rausch* und *Traum* einander gegenüberstellte. Für den Traum als dem innersten Erleben ist Apollo als Gott des ordnenden Lichtes verantwortlich; für die äußerste Selbstvergessenheit des Rauschs Dionysos, der Gott trunkener Extraversion, dessen resolute Tochter auch im Fall der Wissenschaft die Ernüchterung ist. Wie auch immer: Das eine steht fest, ohne Licht gibt es nichts zu sehen. Dass wir wachend und schlafend sehen, muss mit unserer inneren Lichtnatur zusammenhängen – beim Träumer eventuell in halluzinatorischer Prägnanz. Beim Licht, in dem die Traumwelt unter Umständen außerordentlich klar und hell vor dem geistigen Auge erscheint, kann es sich also im Sinne Nietzsches nur um Wissen als direktem Ausdruck subjektiver Spontaneität in sozusagen gestaltlos transzendentaler Evidenz handeln. Es ist eine in allen großen Kulturräumen überlieferte Intuition, Licht und Wissen nicht gegenständlich, sondern als Prinzip im Sinne von Platon und Anaximander zu verstehen und so einander gleichzusetzen, womit keineswegs nur eine oberflächliche Analogie gemeint ist. Dies ist das eigentliche Thema des Streits zwischen Goethe und Newton, bei dem sich kein Geringerer als Gödel auf der Seite von Goethe findet und dafür von Russell getadelt wird.

Goethe ist zu früh gestorben. Wäre ihm vergönnt oder auferlegt gewesen, das Jahrhundert, das begonnen hatte, zu Ende zu leben, dann hätte er auch das Ende der ‚Fernkräfte‘ erlebt und die Folgen der Preisaufgabe erfahren, welche die von Helmholtz inspirierte Berliner Akademie der Wissenschaften 1879 zur Frage der Ausbreitung elektromagnetischer Wellen gestellt hatte. Er hätte erfahren, was Michael Faraday, Clark Maxwell und Heinrich Hertz über das

Licht herausgefunden haben, indem sie dessen elektromagnetische Natur als Grundtatbestand der Wirklichkeit aufzeigten, was besagt, dass Lichtgeschwindigkeit nicht unendlich ist, das heißt, einen Anfang und eine obere Grenze hat. Der Anfang kann nur spontan sein. Damit war der archimedische Punkt für das Verständnis der platonischen Gigantomachie als Auseinandersetzung zweier Urkräfte gewonnen, die von da an fortschreitend nicht mehr zu Ende gehen kann, wobei das Wesen dieses Kampfes zweier Giganten als Metapher der Struktur in die Sprache der Elektrodynamik übersetzt mit einem Isolator verglichen wurde, dessen dielektrisches Feld, wie Helmholtz in Anlehnung an die Theorie von Faraday feststellt, in Wirklichkeit über die elektrischen Wirkungen entscheidet. *„Danach musste der Sitz der Veränderungen, welche die elektrischen Erscheinungen hervorbringen, nur noch in den Isolatoren gesucht werden, Entstehen und Vergehen der Polarisationen in den Isolatoren musste der Grund der scheinbar in den Leitern stattfindenden elektrischen Bewegungen sein.“* (Vorw. v. Helmholtz zu „Die Prinzipien der Dynamik“ v. H. Hertz, S XVII)

Heinrich Hertz ist, wie dies auch Helmholtz als sein Lehrer bestätigt hat, als Wissenschaftler seiner Zeit eine Ausnahmeerscheinung – er ist dies, indem sein Interesse an Objektivität durch den ausdrücklichen Bezug auf dessen Subjekt nicht kompromittiert wird. Die Übersicht, die er seinem Ausführungen ‚Über die *Ausbreitung der elektrischen Kraft*‘ voranstellt, ist in diesem Sinne einzigartig. Darin beschäftigt er sich mit den subjektiven Voraussetzungenseiner wissenschaftlichen Erkenntnisse und teilt diese so einleuchtend und klar mit, dass die sprachliche Einfachheit der Mitteilung wie selbstverständlich erscheinen könnte. Indem er seine Methode physikalischer Erkenntnisse, in denen die Fernkraft der alten Äthervorstellung durch die Vorstellung der Feldintensität ersetzt wird, entwickelt, gibt er Einblicke in das Wesen des Erkenntnisvorgangs allgemein und indem er in der Einleitung zu den *Prinzipien der Mechanik* das Verfahren beschreibt, „dessen man sich zur Ableitung des Zukünftigen aus dem Vergangenen zu bedienen hat“, und von „Scheinbildern“ spricht, verlässt er *vor der Psychologie* den Boden der Abbildtheorie und ersetzt den Begriff der Eigenschaften durch das, was diese in Wirklichkeit sind, Beziehungen.

> *Wir machen uns innere Scheinbilder oder Symbole der äußeren Gegenstände, und zwar machen wir sie von solcher Art, dass die denknotwendigen Folgen der Bilder stets wieder die Bilder seien von den naturnotwendigen Folgen der abgeleiteten Gegenstände. Damit diese Forderung überhaupt erfüllbar sei, müssen gewisse Übereinstimmungen vorhanden sein zwischen der Natur und unserem Geiste. Die Erfahrung lehrt uns, dass die Forderung erfüllbar ist und dass also solche Übereinstimmungen in der Tat bestehen.*

Die Anforderungen, die Hertz im Übrigen an die Brauchbarkeit dieser Scheinbilder stellt, sind ihre Übereinstimmung mit den Denkgesetzen, ihre Richtigkeit, die daran kenntlich ist, dass ihre wesentlichen Beziehungen den Beziehungen der äußeren Gegenstände entsprechen und ihre Zweckmäßigkeit, das heißt Einfachheit durch Konzentration auf die Beziehungen, die wesentlich sind, und Weglassen derer, die dies nicht sind. – Einfacher kann man es in der Tat nicht sagen, wenn vom Denken der Seinsgründe zum Denken der Bewusstseinsgründe, beziehungsweise vom Denken des physikalisch Seienden zu demjenigen des Seins weitergeschritten wird. Das Denken des Seins ist also nicht die große Fata Morgana der Reflexion dessen, was qualitativ und quantitativ bestimmt wie in einem himmlischen Spiegel erscheint, sondern das Herstellen und Vergleichen von Beziehungen und ist dies umso besser, je einfacher, das heißt zum Prinzip hin tendierend, diese sind. – Hertz schreibt, dass seine von Helmholtz inspirierten Erkenntnisse auf großes Interesse besonders von philosophischer Seite gestoßen seien. In der Tat ist der Ausblick auf die Analogie von Gehirn und elektrischem Nichtleiter, den er eröffnet, als Erklärung auch philosophisch und psychologisch und damit für die Psychologismusfrage von größtem Interesse, indem darin das polarisierende Wesen der Struktur und deren induktiver Charakter jenseits aller Fernkräfte zwanglos ihren Platz finden.

Ein Widerschein dieses Interesses findet sich bei E. Cassirer, der im ersten Band seiner ‚*Philosophie der symbolischen Formen*' im Namen Platons auf Hertz Bezug nimmt, wenn auch nicht in diesem wahrhaft platonischen Sinne, wonach Übereinstimmungen vorhanden sein müssen *zwischen der Natur und unserem Geiste*. Auch wenn er dies nicht *ausdrücklich* weiß, löst Hertz das Rätsel, wie Licht in den Traum hineingelangt und von da in die Welt. Die beiden Giganten der Gegenspännigkeit von Heraklit, der seinerseits das Bild von Tag und Nacht gebraucht, die Grenzenlosigkeit Anaximanders und die Idee Platons, sind in der Tat in ihrer nicht zu überbietenden Einfachheit authentische Prinzipien. Alles fängt damit an, dass zwischen beiden als das Positivum der Welt etwas Negatives als Platz für Beziehungen mit den Eigenschaften eines Isolators, entsteht. Das Hervorrufen oder „*Hervor-Wissen*" des Nichtleiters zwischen Hell und Dunkel ist als Interpunktion die Grundvoraussetzung alles Seienden und seine Idee ist die Intuition des spontanen Anfangs der Bewegung, die Hertz mit Helmholtz, Clarkwell und Faraday teilt und die, was sie mit der Kraft ihrer Bedeutung, das ist die Begeisterung, ergreift, vereinigt und in eisernem Griff, quasi magnetischer Verbissenheit zusammenhält. Was sie als Prinzip ergreift, existiert noch nicht im Sein, doch für das Seiende ist das Ergreifen konstitutiv.

Die ‚wirklich' freie Form des Wissens im Schlaf wird hinsichtlich der darin symbolisch zum Ausdruck kommenden Ungewissheit seiner Bedeutung dadurch charakterisiert, dass die Grenze zwischen Subjekt und Objekt oszilliert und sich verschiebt, was die hochgradige Labilität des Traumbewusstseins und dessen Zusammenhanglosigkeit verständlich macht. Wird im Traum Wissen, das sich auf dem Weg zum Denken befindet und im Rahmen dieser „Aktualgenese" die Requisitenkammer seiner Symbole nach passenden Kostümen durchstöbert, und Licht in beziehender Tätigkeit als Sinn oft auch als Unsinn nicht nur gewusst sondern auch erkannt, fügt sich dieser Sinn nicht der privaten Logik des schlafenden Ich, sondern derjenigen des träumenden Es, das in Abwesenheit des wachen Ich zwar nicht das Gedächtnis, wohl aber die Voraussetzung für den Willen verloren hat und, ohne auf die wirkliche Situation zu achten, das sogenannte Realitätsprinzip gegen das Lustprinzip, das durchaus auch ein „Angstprinzip" sein kann, austauscht, beides ungewollt. Dieser Wechsel passt zu der Form, die der Träumer, wenn im Traum gesprochen wird, seinem Erleben meist sprachlich korrekt gibt, wobei zwischen der grammatisch korrekten Form und dem esbezogenen Sinn ein charakteristisches Missverhältnis besteht, das den Traum bestimmten krankhaften Veränderungen der Geistestätigkeit vergleichbar macht. In der Unangemessenheit, die darin zum Ausdruck kommt und die als „kalte Begeisterung" oder als „Ataxie des Traumes" bezeichnet werden kann, manifestiert sich die Ambivalenz der Symbole auf oft verblüffende und erhellende oder enthüllende Weise. Hierfür hat Hoche in seinem Buch ‚*Das träumende Ich*' eine Reihe aufschlussreicher Beispiele gegeben („*Geistlich Lied – die Ärmel brennen*" (S 150 ff), die zum Teil auch hinsichtlich der Wesensgleichheit von *wissen (Geist)* und *leuchten (Brand)* aufschlussreich sind. Der asketisch wissende Eremit in seiner Wüstenei wird als ‚Feldhüter' im Traum zum Symbol für das bevorstehende Emeritieren, das im Traum des Professors, dessen Frau gerade einen Kuraufenthalt absolviert, zum „Eremitieren" gerät.

Der Traum steht auf diese Weise zwischen Schlaf und Wachzustand; Freud nennt ihn den *Hüter des Schlafes*. Die darin induzierte *symbolische* Form des Wissens, das sich im Übergang zum Denken befindet und äußerst labil organisiert erscheint, kann hinsichtlich ihrer Ambivalenz die *‚mittlere'* zwischen dem unausdrücklichen Wissen und dem bestimmten Denken vermittelnde genannt werden. In Symbolen vereinigen sich *ruhendes* und *bewegendes* Wissen. Sie tun dies auf spannungsreiche Weise, was gelegentlich an der bewegten Unruhe des Träumenden, der ans Bett gefesselt sich hin- und her wirft, abgelesen werden kann. Im Traum strebt die Idee der Bewegung durch den Geist nach außen und wird vom Schlaf manchmal alptraumhaft am Erreichen dieses Ziels gehindert.

Alles was sie erreicht, ist Herzklopfen. Dies verweist auf die große symbolische Bedeutung des Herzens und des Blutkreislaufs. Der Schlaf wird allerdings auf andere, ruhende Weise gewusst und anders als die Gegenstände des Wachbewusstseins organisiert. Sein implizites Wissen ist als eine Art *vegetativen Wissens* umfassend, vergleichbar dem der Pflanzenwelt. In ihm wissen wir uns, wie gesagt, abhängig von den Regulationen des *Vegetativen – auch ‚autonom' genannten – Nervensystems* mit seinen hormonalen Korrelaten auf uns oder die Situation bezogen. Das Bewusste als eine andere – relativ bewegte, akausale – Form des Wissens ist demnach nicht das Wissen des Wissens, das es nicht geben kann, weil Wissen prinzipiell ist, sondern die Anwendung des Wissens auf etwas Bestimmtes. Sie setzt voraus, dass das Subjekt dieses Wissens wach, das heißt, in Bezug auf sein vegetatives Nervensystem in einer mobilen Verfassung ist. Dieses Wissen resultiert aus dem zeitlich räumlichen Verlauf von Lageveränderungen, in denen die Spontaneität des Bewegens äußerlich wird und die Dinge im Wahrnehmungsraum in Bezug auf uns oder wir auf die Dinge in raumschaffender Bewegung sind. Durch die Bewegung hindurch wissen wir sie als Gegenstände als in Bewegung befindliche Einheiten und können sie als solche bezeichnen. Dieses gegenständliche Wissen in Raum und Zeit, dem wir einen (oder mehrere) Namen gegeben haben, heißt die Vorläufigkeit und Hinfälligkeit jeder Einheit *denken*, das Chaos.

Projektionsmechanismen in der analytischen Psychologie

Im Anschluss an die Überführung der Ideenlehre in eine Formenlehre durch Aristoteles stellten Ideen eine „ideale“ Folie für Projektionen dar, die darauf wie auf einen Spiegel, der nicht blind werden kann, gerichtet sind. Die Ideen haben nunmehr zwar keine Dynamik mehr, dafür haben sie aber jene negative „Härte“ gewonnen, die für Aristoteles das entscheidende Kriterium ist. Es lässt das Formen von der Hand des ersten Bewegers geeignet erscheinen, den Kreislauf der Welt nach Plan zu ihrem Stoff zu bestimmen, das heißt auf die angelegte Weise in Gang zu halten. Stellt sich die Projektion im Großen vom unwandelbaren Gang der Sternbilder begleitet so wie das Ausfüllen der Glockenform durch flüssiges Erz oder das Prägen der Münze im Kleinen in grandioser Unerbittlichkeit dar, so interessiert hier nun, wie Jung diesen Gedanken auf psychisches Geschehen überträgt. Daher soll insoweit abschließend nunmehr gefragt werden, welches bei Jung die Funktion dieses Projizierens ist. Der Projektionsmechanismus spielt bei Jung in der Theorie der Wahrnehmungsstörungen eine wichtige Rolle. Jung sieht in der Projektion als vorwegnehmendem Mechanismus eine Funktion des Unbewussten, die zwar als strukturierende Aktivität aufgefasst wird, aber nur in dem Sinne eine Aktivität ist, in dem auch das „träge“ Ausfüllen der Glockenform durch flüssiges Erzmineral „aktiv“ genannt werden darf, nämlich in rein mechanischer Abhängigkeit von den unveränderlichen Verhältnissen, die das geschmolzene Erz in der unnachgiebig entgegenstehenden Form antrifft. Es handelt sich um eine Aktivität durch Trägheit (die ausgedehnte Masse des flüssig bewegten Erzes). Dazu muss der Stoff zuvor auf geeignete Weise aktiviert, das Erzmineral muss geschmolzen werden, was dementsprechendes Bewegen aufseiten der Glockengießer voraussetzt und so weiter. Auf das psychische Geschehen übertragen, führt dieser Determinismus, im pathologischen Fall zu illusionärem Verkennen der wirklichen Eigenschaften eines Gegenstandes oder einer Person als deren ideeller Form zugunsten solcher, die der Projizierende anstelle der „gesunden“ oder normalen Eigenschaften in die Person oder in den Gegenstand, mit denen er in stofflicher Kinetik (auf träge Weise also) komplexqualitativ verbunden ist, hineinprojiziert.

Jung hat die Erfahrung gemacht, dass hierbei sehr häufig als Erbsünde des Introvertierten Inzestwünsche religiöse Vorstellungen und ähnliche emotional hoch aufgeladene Motive auf die dafür nur mehr oder weniger geeignete Folie übertragen werden. Als häufig vorkommendes Beispiel erwähnt er die regressive

Umgestaltung der Therapeuten-Patienten-Beziehung zu einer inzestuösen oder heilbringend von allem Übel erlösenden Vater-Kind-Beziehung. Was projiziert wird, ist die Determination früh internalisierter Beziehungen, die unter Verdrängungsdruck materialiter als „Bild“ zum Beispiel das der „Elternimagines“ im Unbewussten normalerweise unter Verschluss gehalten und nur ausnahmsweise, wenn eine Situation zur Projektion einlädt, wie beim Erz durch Erhitzen die Trägheit freigesetzt und räumlich ausgedehnt aktualisiert wird, zum Vorschein kommen. Man sagt dann auch, sie habe subjektiv einen entsprechenden Aufforderungscharakter, der objektiv unzweckmäßig ist. Bleibt es bei der Idee als platonischem Quellgrund des Wissens, dann hat auch das Projizieren als subjektive Aktivität an deren Spontaneität Anteil. Sie gestaltet von sich aus die Situation und ist auch dort „frei“, wo sie unzweckmäßig ist und fehlgeht. Sie verliert diese Freiheit nur durch das Unwirksamwerden der Idee im Krankheitsfall, welcher der Fall des strukturalen Ungleichgewichts ist. Diese Unterscheidung, die forensisch wichtig ist, verdeutlicht die Folgen, die es hat, wenn Idee und Form einander gleichgesetzt werden. Damit ist die Juxtaposition von Subjekt und Objekt auf ein und derselben begrifflichen Ebene verbunden, denn Subjekt und Objekt haben sich in diesem Fall gleicher Weise der Härte des Urbilds zu fügen. Das Subjekt wird zu einer grammatischen Figur, die sich im Urteilssatz auf gleicher begrifflicher Höhe neben dem Objekt befindet und den allgemeinen Regeln der Syntax gehorcht. Das heißt, dass das Subjekt wie zuvor die Idee als wesentliches Moment die Teilhabe an der Spontaneität des Anfangs einbüßt, durch die es im Geist vertikal und horizontal den Sinn jeder Verbindung herstellt. ‚Es‘ wird nun gleichbedeutend mit dem Ich der Bewusstseinspsychologie, das in der Theorie der Analytischen Psychologie bei Jung in der Tat die zentrale Rolle spielt, die in Wahrheit allein dem der Spontaneität teilhaftigen Subjekt zukommt. Beim Psychismus der Projektion als eines Ausdrucks dieser Spontaneität handelt es sich nicht um die ausnahmsweise, krankhafte Ersetzung normalen Wahrnehmens durch Projizieren als falsches Ausfüllen einer Folie oder Form (E. Kretschmer spricht diesbezüglich von der Katathymie des Denkens), sondern um eine *conditio sine qua non* des Wahrnehmens überhaupt, ohne deren Wirksamkeit völlig unverständlich wäre, was Jung meinen könnte, wenn er andererseits schreibt, die Welt und das Seiende seien unmittelbar eine Schöpfung der Vorstellung. Was er als Eigentümlichkeit des regressiven Störfalls hervorhebt, ist lediglich der Sonderfall des Wahrnehmens beim Wunschdenken (zweites Denken, ähnlich bei lebhaften Befürchtungen und so weiter) als einer Art „actio libera in causa“, wobei das Abweichen vom Normalen darin besteht, dass im Verhältnis von Idee und deren Eingrenzung durch die ihr entgegenstehenden Formen der Wirklichkeit das strukturale Gleichgewicht verlagert ist. Es ist infolge des Überwiegens der Idee über die begrenzende Funktion ihres Andern (Idee *versus* Masse) „verzerrt". Gelänge es nach der strengen wissenschaftlichen Vorgabe des Empirismus wirklich, im Interesse eines utopischen Objektivismus vom spontanen Subjekt des Erkenntnisvorganges als der apollinischen Lichtquelle des Höhlengleichnisses abzusehen, wäre damit eo ipso die Wahrnehmung als solche aufgehoben. Sie wäre aufgehoben, denn es handelt sich bei welchen Eigenschaften auch immer und überall in Wirklichkeit in dem Maße um Projektionen, in dem darin das kinetische Motiv situativer Bedeutungserfüllung durch das subjektive Moment der Idee zum Ausdruck kommt.

Dies ist so, weil Eigenschaften komplexqualitativ auf nichts anderem als auf dem Bedeutungsgehalt der in einer genau definierten Beziehungsdynamik stattfindenden Interaktionen beruhen, deren Qualität im einfachsten Fall der Bedrohung oder des Erbeutens die Bedeutung „Flucht" oder „Angriff" hat. Diese Beziehungsdynamik unterscheidet sich von Illusionen und dergleichen dadurch, dass sie ihr Subjekt gewissermaßen „rettet"; sie bewährt es und ist der wahre, situationsgemäße Ausdruck intersubjektiver Machtverfügungen, wie sie jederzeit im Sinn, den der tätige Geist macht, gestiftet werden. Wahrnehmen ist also auch im Normalfall die zur Bewährung gestellte Projektion, nämlich der Idee, auf eine situative Folie, aus der in der Beziehung die Form des Gegenstandes oder der Person im Wahrnehmenden die Stabilität erhält, die ihr die vorübergehende Qualität des Seins verschafft. So bewähren sich beide, Idee und Form, und beides dauert aneinander umso länger, je erfolgreicher auf diese Weise der zukunftsgerichtete Zweck der Bewährung erreicht wird. Ein besonders erfolgreiches Beispiel für eine solche Bewährung im Wechselspiel von Idee und situativem Arrangement ist die von Jung unter der Bezeichnung „Syzygien" hervorgehobene Situation der Begegnung von Frau und Mann (Yin und Yang), durch die der tätige Geist seine Fortsetzung sicherstellt, was im Laufe von Jahrmillionen dazu geführt hat, dass die passenden Folien für das wechselseitig projektive Geschehen ihren Selektionsvorteil gegenüber andern weiter ausbauen konnten, so dass am Ende der Entwicklung die Spezialisierung, die wir unter dem Begriff der Sexualität kennen, als Typ „eingefleischt" und darin, im heterosexuellen Sinn, evolutiv kaum noch zu überbieten ist.

Den Mann zieht das „ewig Weibliche" unvermindert bis ins hohe Alter an. Frauen, denen im allgemeinen eine ähnlich extraversive Überschwänglichkeit fehlt, perfektionieren den Gemeinschaftssinn, in den sich bei ihnen der Brutpflegeinstinkt verwandelt hat. Dies erklärt die Beliebtheit der Großmutter als Typ. Für *praktische, ordnende, aristotelische Naturen,* die fortfahren in der Idee die Form eines unveränderliches Urbildes zu sehen, ist die Beziehungsdynamik in dem in der Schwebe befindlichen, stets mehr oder weniger labilen Kräftegleichgewicht von Idee und Widerstand, auf den die Ideen in der Struktur der Auseinandersetzung (dem „Organ" oder „Organismus") treffen, bei weitem nicht der Beweggrund für alles, sondern es handelt sich stattdessen aus ihrer Sicht darum, dass, wie Heine sagt und Jung zitiert, *aus diesen Ideen und Symbolen* nach allen Seiten hin *ein festes System, eine Dogmatik und ein Kultus* gebaut werden. Damit hat nicht zuletzt der Systembegriff eine entscheidende Veränderung erfahren. In der horizontalen Unbegrenztheit und generativen Richtungslosigkeit des Denkens dessen, was immer schon ist, geht es dabei praktisch nur darum, typische Eigenschaftsprofile zu erfassen und beziehungslos nebeneinander zu stellen. Sie liegen bereits im Original fest, die Persönlichkeit trägt sie und die dazugehörige Brille im Wachen und im Schlaf. Im pathologischen Fall illusionärer Projektionen (mit dem Therapeuten als Folie inzestuöser Wünsche etwa) erhält das Eigenschaftsprofil eine nicht für die situative Beziehung, sondern die Person des Patienten als dessen Beschaffenheit symptomatische Bedeutung.

Jung verallgemeinert dieses Denken und projiziert es auf die kulturgeschichtliche, quasi archetypische Konfrontation von Plato und Aristoteles, wie sie von Heine beschrieben wird. *Das sind nicht bloß die zwei Systeme, sondern auch die Typen zweier verschiedener Menschennaturen, die sich seit undenklicher Zeit, unter allen Kostümen, mehr oder minder feindselig entgegenstehen.* Er schreibt:

> *Unbekümmert um zeitbedingtes, weltanschauliches Dafür und Dawider muss eine wissenschaftliche Psychologie jene transzendentalen Anschauungen, die dem menschlichen Geist zu allen Zeiten entsprangen, als Projektionen auffassen, das heißt als psychische Inhalte, die in einen metaphysischen Raum hinausgesetzt und hypostasiert wurden.*

Dies ist Jungs Absage an die Metaphysik (Philosophie), die er als bekennender Empiriker der Wissenschaft seiner Zeit schuldig zu sein glaubte. Dem Psychiater, der nicht im Sinne der Ideenlehre systematisch, sondern im Sinne der aristotelischen Formenlehre taxonomisch typisierend denkt, liegt daher auch der auf die Beziehungsdynamik gerichtete Grundgedanke der strukturalen Psychopathologie fern. Der angehende Facharzt für Psychiatrie wird phänomenologisch deskriptiv dazu ausgebildet, dasjenige zu protokollieren, was *objektiv* wahrnehmbar ist, wobei „objektive Wahrnehmung" dadurch erreicht werden soll, dass der Beobachter sich als Subjekt aus dem Vorgang des Erkennens ausklammert und sein Ziel, so lautet die wissenschaftliche Vorgabe, umso sicherer erreicht, je besser ihm die Distanzierung von allem, was komplexqualitativ stören würde, gelingt. Je besser ihm dies gelingt, desto mehr Punkte erhält er im Anschluss an ein Seminar für die Facharztanerkennung als Psychiater und desto mehr gleicht ein solcher Beschreiber von Horizontalität der Linse einer gut auflösenden Kamera. Wie jeder Kameramann schon als Anfänger weiß, kann auf diese Weise zwar eine Straßenkreuzung überwacht werden, ein Film, der Sinn machen und dadurch Anklang finden soll, kann auf diese Weise nicht gedreht werden.

Daher schließt auch die Konsequenz der Reduktion auf nichts als das Objekt und die zugrunde gelegte *deskriptiv phänomenologische* Methode bei aller sonstigen Redundanz gerade dasjenige aus, was Jung mit der *Untersuchung auf die Gesetzmäßigkeit lebendigen Verhaltens* eigentlich erstrebt. Die Tatsache, dass Jung mit seinem Interesse an praktischer Wirksamkeit (ebenso wie Freud) dennoch „gute Filme" gedreht und Anklang gefunden hat, zeigt indessen, dass er sich als beobachtendes Subjekt (er spricht von seiner persönlichen Gleichung) nicht systematisch aus dem Vorgang des Erkennens zurückgenommen haben kann. Es scheint ihm vielmehr gelungen zu sein, den Horizont des Erkennens mit seiner Person auszufüllen und die Hand nach dem Schlüssel des Erkennens auszustrecken, von dem ‚der schwarze Magier' eines Traums, auf den er sich mehrfach bezieht, eindrucksvoll berichtet. Stellt Jung doch bei anderer Gelegenheit klar, dass es ohne das erkennende Subjekt die erkannte Welt nicht gäbe. Vielleicht wären Wissenschaftler nicht schlecht beraten, dies ernst zu nehmen und die Erfahrungen zu beherzigen, die ausgewiesene Professionelle in ihrem Berufsleben beim Umgang mit Menschen gemacht haben, zum Beispiel die Fotografin berühmter Zeitgenossen, Gisèle Freund. Sie hat sich gefragt, warum außerhalb des Show-Geschäfts die meisten Berühmtheiten, wenn sie für die Öffentlichkeit fotografiert werden sollen, posieren, nämlich weil sie befürchten, dass die andern nicht erkennen, wie gut, schön und vortrefflich sie sind, und sie fand nichts so belehrend, wie das Beobachten der Mundpartie von Leuten in der Pariser Metro, wenn es darum ging zu erkennen, mit was für Menschen man es tun hat. Objektivieren lassen sich solche Erfahrungen nicht, sie müssen einem angeboren sein, wie der Erfolg.

Das Denken des Unbewussten und der Archetypen

Freud und Jung das sind nicht bloß *zwei Systeme,* sondern auch *zwei grundverschiedene Menschennaturen* – so kann das Heinezitat des Anfangs abgewandelt werden. Wo Freud mit dem Blick auf die im Unbewussten stattfindenden Blockierungen von Bewegungen zeitaktuelle physikalische Begriffe verwendet, auf der Erde bleibt und quantitativ von „Libido" spricht, greift Jung dort, wo struktural in der Psychiatrie von ‚Vernunft' und ‚Verstand' als geschlechtlichen Dispositionen gesprochen würde, auf antike Vorbilder zurück, verwendet den Ausdruck ‚Archetyp' aber anders, als er in der Antike verwandt worden ist. ‚Dem Mann' ordnet er den Archetyp von „Anima" zu, ‚der Frau' „Animus". Über Anima schreibt er: *‚Sie ist ein factor in des Wortes ureigentlichem Sinne'.* Das heißt: *‚Man kann sie nicht machen, sondern sie ist immer das Apriori von Stimmungen, Reaktionen, Impulsen und was es sonst an psychischen Spontaneitäten gibt. Sie ist ein Lebendes aus sich, das uns leben macht, ein Leben hinter dem Bewusstsein, das nicht restlos diesem integriert werden kann, sondern aus dem letzteren im Gegenteil eher hervorgeht. Denn schließlich ist das psychische Leben zum größeren Teil ein Unbewusstes und umfaßt das Bewusstsein auf allen Seiten'.* Jung sieht darin eine „Facultas präformandi". Darin ist die Dynamik des Triebgeschehens statisch gebunden und – im Gegensatz zur aristophanischen Kugel – im allgemeinen in glückseliger Ruhe die Wiederholung der aristotelischen Zirkularität von Akt und Potenz auf der Erde. Indem Archetypen die Dynamik des Triebgeschehens feststellen, sozusagen ‚verkörpern', wird aus Bewegen Bewegung und so entspricht ihr Begriff nicht der platonischen Idee als Ausdruck dynamisch ganzheitlicher Dialektik, sondern im Sinne von Bereitschaft der aristotelischen Potenz als allgemeinem Charakteristikum des kollektiven Unbewussten. Dies trifft für das Unbewusste der Psychoanalyse nicht zu; hier hat „Potenz" die männliche Bedeutung gewöhnlicher Sprache, die sensualistisch durch ‚*Phallometrie*' messbar gemacht werden kann.

Die rationalistische Hermeneutik von Freud ist pragmatisch und bezieht sich in der Hauptsache auf unbewusste Kindheitserlebnisse, die von Jung wird darüber hinaus auf die gemeinsame Stammesgeschichte ausgedehnt, ähnlich wie Conrad den Gedanken des Konstitutionstyps von E. Kretschmer auf die Ontogenese ausgedehnt hat, und ist so bei Jung auf einen kollektiven Kontext zu beziehen. Während Freud Begriffe wie *Form* und *Inhalt* dort, wo etwas erklärt werden soll, vermeidet, weil er sie in ihrer Allgemeinheit als zu *spekulativ* und *subjektiv* empfindet, werden diese Begriffe von Jung gesucht. Während man sich fragen muss, was vom „Unbewussten" der Psychoanalyse verbliebe, wenn alle neurotischen „Inhalte" daraus entfernt wären, vertrüge sich die Annahme überpersönlicher Archetypen problemlos mit derjenigen eines normalerweise ‚unbewussten Wissensvorrats' als gewöhnlichen Gedächtnisinhalten, wenn von der Paradoxie der Bezeichnung abgesehen wird und auch davon, dass ‚Wissen' im Sinne der analytischen Psychologie notwendig Denken und dieses Spracherwerb besagt. Die Schwierigkeit könnte mit dem platonischen Begriff der Anamnesis umgangen werden, dieser findet sich aber nicht in der Theorie der analytischen Psychologie. Die Jung'sche Antwort ist der ‚Typ', der seinerseits zahlreiche Fragen aufwirft, mit dessen genetischem oder andersartigen Verständnis wir uns in den nachfolgenden Kapiteln zu beschäftigen haben. Auf der Suche nach einem von Archetypen bevölkerten Un- oder Vorbewussten könnte man sich bildlich vorstellen, dass es sich um *‚die unpersönliche Geschäftigkeit eines öffentlichen ‚Raums'* vergleichbar einem Museum oder einer „überhimmlischen" Galerie handele, in der als Typen, „Inhalte" oder „Formen", das Erbe der Vergangenheit in Gestalt apokalyptischer Erzengel und Teufel wie Urbilder an den Wänden hängt oder totemhaft in Winkeln aufgestellt ist, um Besuchern die eigene Maskenhaftigkeit vorzuführen und sie zu erschrecken oder zu amüsieren.

In diesem Sinne schreibt Jung etwas verrätselt, Archetypen seien Aspekte des Unbewussten, für sich genommen aber nicht „schlechthin charakteristisch für das Unbewusste" (Bd 9/1 S 37). Gott als der große Schausteller und Betreiber dieses Kabinetts bleibt als tätiger Geist unerwähnt und Piaget stimmt Merleau-Ponty zu, wenn dieser einen Übergang zwischen Bewusstsein und Unbewusstem annimmt, und zitiert als tiefe Einsicht zustimmend oder ironisch C.-E. Guye: *C'est l'échelle qui crée le phénomène,* (Piaget 1972, S 114). Der Übergang als solcher kann aber nur im Wissen bestehen und von daher ergibt sich die Frage nach der Herkunft der Widerstände, denen das Bewusstwerden der kollektiven Archetypen begegnet, denn irgend etwas muss sie ja im allgemeinen daran hindern aufzusteigen, bewusst zu werden. Jung weist zumindest den Weg, auf dem die Antwort gedacht werden kann. Er tut dies bezeichnenderweise in einem Zusammenhang, der besonders geeignet ist, den Hinweis ernst zu nehmen; es handelt sich um den Zusammenhang von Prinzip und Prinzipiiertem. Er schreibt etwas schwärmerisch: *‚Seele ist das Lebendige im Menschen, das aus sich selbst Lebende und Leben Verursachende, darum blies Gott dem Adam einen lebendigen Odem ein, damit er lebe. Die Seele verführt die nicht leben wollende Trägheit des Stoffes mit List und spielerischer Täuschung zum Leben. Sie überzeugt von unglaubwürdigen Dingen, damit das Leben gelebt werde… Wäre die Bewegtheit und das Schillern* *der Seele nicht, der Mensch würde in seiner größten Leidenschaft, der Trägheit, zum Stillstand kommen*' (Bd 9/1 S 36). Hätte Jung den Gedanken der Spontaneität platonisch zu Ende und nicht praktisch aristotelisch an seinem Eigentlichen vorbei gedacht, dann wäre dem nichts hinzuzufügen. Da dies nicht der Fall ist, drängt sich wie so oft eine Bemerkung von Goethe auf. Sie lautet: *Warum kann der lebendige Geist dem Geist nicht erscheinen? Spricht die Seele, so spricht ach! Schon die Seele nicht mehr* (Gesang der Geister über den Wassern). Und so verfällt bei Jung aristotelisches Denken dem Psychologismus, was heißt, es liefert in apodiktischer Systematik Worterklärungen, die das zu Erklärende mehr oder weniger dekorativ umstellen und versäumen, es verständlich zu machen.

Platonisch gedacht ist Seele der Name dafür, dass die Idee als Prinzip nicht den Stoff als Prinzipiiertes, sondern das zusammen mit ihr gegebene Ursprüngliche der Trägheit in sich zu überwinden hat und dass dieses dynamische Überwinden, indem es im Sinne des Nous von Anaxagoras auf ‚Atem' bezogen „pneumatisch" stattfindet, um sich als Einheit ein Form-Inhalts-Ganzes darzustellen, das wir in einem ersten Schritt „Stoff" und in Fortsetzung dieses dialektischen Prozesses als jenen „Körper" bezeichnen, dessen von der Idee darin verbliebene Beweglichkeit die Seele ist. Wird vor diesem Hintergrund die Denkfigur von Archetypen in Betracht gezogen, so kann daran angeknüpft werden, dass sich Jung in seiner Wiedergabe des Schöpferhymnus zur Entstehungsgeschichte des Begriffs äußert und angibt, dass damit „unpersönliche, kollektive Motive" bezeichnet werden, wobei alternativ auch von „Komplexen" und „Imagines" die Rede ist, wenn diese dynamisch als Beweggründe interpretiert werden, da im ‚Motiv' notwendig Bewegen als Tätigkeit des Geistes steckt (Bd 5 S 65). – In der Tat ist Jung in der Vorgeschichte des Archetyps auf das Vorkommen bestimmter urtümlicher, zum zivilisierten Denken antagonistischer, bioenergetischer Antriebsformen gestoßen, die in ihrer kollektiven Identität wie Eigentum ausdrücklich als „vererblich" bezeichnet werden. Der technisch didaktische Rückgriff Jungs auf den Begriff der „Vererbung" entsprechend vorgebildeter „Formen" als „Teil der Psyche" enthält das Bild von Erblasser und seinem Erben, beide verbunden im Vererbten. Was man ererbt von seinen Vätern hat, sagt Goethe, soll man erwerben, um es zu besitzen. Wenn dieser ‚Besitz' jedoch man selber ist, bedeutet das, ‚dass Eins in sich entzweit' gedacht wird. Dies erklärt zwar, dass irgendwann in der Geschichte der Menschheit der Mann wissen wollte, wer sein Vater ist, und der Vater desgleichen, wer den hinterlassenen Hof bekommt, hinsichtlich des Sohnes, was bei der Ablösung des Mutterrechts eine Rolle spielte. In unserem Fall ist der Besitz aber nicht das unveräußerliche Gehöft des früheren *Reichserbhofgesetzes*, sondern das eigene Leben. Ein Gehöft kann übergeben werden, weil die Grenzen seiner Identität äußerlich sind, es zur Welt der Güter gehört. Das eigene Leben gehört nicht zur Welt äußerer Güter. Gleichwohl von ‚Vererbung' zu sprechen, ist daher nicht selbstverständlich. Die Patriarchen, die als erste davon sprachen, haben noch nichts von Mendel, Chromosomen und Genen gewusst. Sie wussten aber ‚irgendwie', dass ihr Samen einer Ergänzung bedarf, die nur bei der Frau passgenau zu finden war. Dass es sich dabei und ebenso beim eigenen Samen jeweils um eine Hälfte des Chromosomensatzes handelt, ist erst relativ spät, in der Neuzeit entdeckt worden. Der Satz des Heraklit ‚Eins in sich entzweit' ist sehr viel älter. Aber wenn er zutrifft, muss dann nicht die Einheit der Identität aus logischen Gründen neu definiert werden – etwa im Sinne der Göschel'schen Triplizität als der Identität vorgeschaltet. Das zeigt, dass Jung mit seiner Annahme schwieriges Gelände betritt, denn wo hält sie sich auf, die Einheit, wenn Vater und Mutter einander noch nicht begegnet sind. Mit andern Worten, wo kommt die Spontaneität her, die anzunehmen unumgänglich ist, wenn man sich nicht in ein *argumentum ad infinitum* verwickeln, einen endlosen Rekurs lostreten will. Jung wollte das nicht und wir eben so wenig. Wir behelfen uns mit der Analogie von außen und innen, Goethe hat ja festgestellt, dass innen außen ist: Müsset im Naturbetrachten/Immer eins wie alles achten/Nichts ist drinnen, nichts ist draußen…

Freud, der in seinen Schriften den Begriff des kollektiven Unbewussten und den des Archetypus nicht in Anspruch nimmt, benötigt für sein Unbewusstes den Archetyp als logisches Korrelat nicht, da das Unbewusste für ihn ein striktes Privatissimum ist, wohingegen Jung erklären müsste, worin sich das Unbewusste als kollektive Veranstaltung von den individuellen Formen und Inhalten des Freud'schen Unbewussten unterscheidet. Jung bezieht sich in diesem Zusammenhang etwas überraschend auf die Entstehung von Kristallen, ohne anzugeben oder zumindest anzudeuten, inwiefern das Prinzip, das beim Zusammenspiel von Mutterlauge und Präzipitat die kristalline Symmetrie steuert, leichter zu begreifen wäre als die Kulturrelevanz des „formenden" Einflusses von Chromosomen oder Genen etwa. Das eigentlich zu Erklärende – woher die Gene im Unterschied zum ausgewiesenen Experten für Molekularbiologie von sich aus wissen, was sie zu tun haben – bleibt vorausgesetzt. Meint er, dass diese „Formen" wie Chromosomen aus fortlaufender Teilung entstehen und so weitergegeben, das heißt, an alle Empfangsberechtigten über ungezählte Generationen verteilt werden? Auf diese Weise könnte vielleicht verstanden werden, dass jeder seinen Teil abbekommt, wieso dann trotzdem auch das funktionierende Ganze jeweils als solches erhalten bleibt, ist so rätselhaft wie zuvor, denn *als Ganzes* kann es nicht vervielfältigt und folglich auch nicht vererbt sein. Eigentlich zu erklären wäre nicht das für Jung und Freud gleicher Weise zutreffende Vorhandensein eines biologisch vererbbaren Korrelats psychischer Formen, sondern die intersubjektive Gemeinsamkeit des Sinns im Funktionieren. Materialiter ist dies auch dann nicht erklärt oder verstanden, wenn die Struktur des Erbgutes vollständig entschlüsselt gedacht wird.

Hält man sich an die Sprache, so steckt im Wort ‚Archetyp' außer dem Hinweis auf den Anfang – die anaximandrische ‚arche', das Prinzip also – auch das von Jung problematisierte Wort >Typus<, das Aristoteles, wie noch zu erläutern sein wird, an die Stelle von Idee gesetzt hat und in Form und Inhalt aufspaltete, wobei aus *Typ Form* und aus dem Inhalt *Stoff* wurde. Indem Form und *Idee* synonym verwendet werden, verliert die platonische Idee ihr spontanes Wesen und die Ideenlehre verliert den Bezug auf die generative Dynamik des kusanischen Quellgrunds. Aus der Dynamik wird eine schulgerechte Lehre von Formen, die in ihrer Bewegungslosigkeit als Einheiten keine Individuen sind, aber Einheit vorspiegeln und in deren Rahmen „Spontaneität" die zyklische Bedeutung eines trotzdem „spontan" genannten „Wiederentstehens" erhält. Tatsächlich existieren Archetypen nur als Hervorbringungen der Reflexion, von der sie in die Sprache übernommen wurden. Die erste wissenschaftliche Charakterologie stammt von Theophrast. Der Bezug der Ideenlehre auf das >*Erkenne dich selbst*< des delphischen Orakels und des Wissens als Prinzip ist verlorengegangen. Das Interesse am Denken von Archetypen ist mit dem Denken entstanden, das nach *Prototypen* für die Bilder, die sich im Denken spiegeln, gesucht hat.

Archetypen erfüllen als Prototypen auf reproduktive Weise zwar die Forderung nach Allgemeinheit; da ihnen als aristotelischen Mustern (Urbildern) jedoch die Spontaneität eigenständiger Kraft zur Entwicklung fehlt, sie aber irgendwie, um wirken zu können, mit dem Ort ihrer Wirkung in Verbindung treten müssen, bedarf es zur Erklärung ihrer Allgemeinheit als eines Mediums, das Jung im Konstrukt des „kollektiven Unbewussten" findet, das sich in zeitlicher und räumlicher Form der Vorstellung aller als zugänglich erweist, wenn bestimmte Vorbedingungen – wie beim Traum das Schlafen – erfüllt sind. Jung, der den Begriff des Unbewussten von Carus aus der Schelling'schen Psychologie übernimmt und vom singulären Unbewussten Freuds, den er offenbar damit nicht überzeugt hat, abgrenzt, sagt, dass die Anschauungsformen des Unbewussten weder Ausdehnung wie die *res extensa* noch Denken wie die *res cogitans* beanspruchen, sieht sich als Empiriker damit aber vor der logischen Schwierigkeit, einem in gegenständlicher Hinsicht reinen Negativum Wirkungen zuschreiben zu sollen, ohne wie beim Kampf der Giganten Platons auf ein korrespondierendes Positivum dialektisch Bezug nehmen zu können. Er fragt auch nicht danach, sondern zieht es vor, im allgemeinen Interesse und auf Kosten der Logik das Problem auf sich beruhen zu lassen. Auf diese Weise trägt der weltweit publizistische Erfolg seiner Begriffsfassungen zur Konservierung einer pragmatischen, beruhigenden Scheinklarheit bei, welcher der Begriff des Unbewussten seine weite Verbreitung beim „gewöhnlichen Sprechen" verdankt, während sein tatsächlicher Gehalt genau so gut berücksichtigt wäre, wenn vom Unbewussten allgemein als etwas Unbemerktem oder ähnlich gesprochen würde. Beim kollektiv Unbewussten handelt es sich demnach als Feldphänomen um eine Art Überbewusstsein, wie Jung es in der Tat bei „den indischen Philosophen" findet und wie es im prinzipiellen Charakter des Wissens der wesentliche Gehalt der platonischen Ideenlehre und des Auftrags des Delphischen Orakels ist.

Fraglich ist, ob das Unbewusste der Analytischen Psychologie und das der Psychoanalyse im Begriff des „Es" zusammentreffen. Die inter- oder überindividuelle, kurz kollektive Beschaffenheit, die hinsichtlich dieses Über-Phänomens im Vordergrund steht, könnte hinsichtlich der Psychoanalyse darin erblickt werden, dass der Begriff des Es *grosso modo* auf die allen gemeinsame Triebstruktur zu projizieren ist, deren Allgemeinheit im dranghaften Charakter der Instinktnatur des Menschen hier psychisch zum Ausdruck kommt. Sie wird ebenso wie die Archetypen vererbt und verbindet ihren überphänomenalen Sinn mit einer materiellen (vegetativ-hormonalen) Grundlage. In der Analytischen Psychologie wird zwar der Bezug auf die Instinktnatur beibehalten, der Begriff des „Es" ist aber nicht auf das Freud'sche Wechselspiel von Sexual- und Todestrieb begrenzt. Dass der Begriff wesentlich weiter gefasst als der somatisch individuelle des persönlichen Unbewussten ist, war ja der offizielle Grund für das Schisma beider tiefenpsychologischen Bewegungen. Ob der Vergleich des Es mit der Instinktnatur überhaupt fraglich bleibt oder durchgeführt werden kann, müsste von der Definition des Instinktbegriffs abhängig gemacht werden, was den hier gegebenen Rahmen sprengen und weitläufige Erörterungen erfordern würde.

Freud steht typisch unbeirrt inmitten der patriarchalisch materialistischen Strömung des 19. Jahrhunderts. Sein „Es", in das jene bewussten Denkinhalte, die sich als Subjektvergessenheit unbeliebt gemacht haben, „strafversetzt" werden, um sich darin in ‚leeren Stunden' kontraproduktiv bemerkbar zu machen, kann nicht nur, wie geschehen, einer Werkstatt, sondern auch dem Maschinenraum eines der um die Jahrhundertwende modern werdenden Dampfschiffe verglichen werden. Der etwas antiquierte Charakter des Vergleichs ist durchaus passend, denn für Freud gab es das Wetterleuchten nicht, das damals schon – Einstein schrieb an seiner Dissertation und notierte; „Es ist ein herrliches Gefühl, die Einheitlichkeit eines Komplexes von Erscheinungen zu erkennen, die der Wahrnehmung als ganz getrennte Dinge erscheinen" (A. Fölsing, 1994, Albert Einstein. Eine Biographie. 3. A., Suhrkamp, Frankfurt/M S 93), während Kurt Gödel allenthalben ankündigte, dass die Zeit kommen würde, in der dieses mechanistische Denken in seinem absolutistischen Charakter als unzureichend erkannt und damit überwunden sein würde und Hertz an der Feldtheorie arbeitete. – Jung, der im Hinblick auf das Unbewusste wie Freud von „Mechanismen" spricht, versucht, zwischen dem, was er in Anlehnung an den mittelalterlichen Universalienstreit den „nominalistischen" Standpunkt nennt, und dem entgegengesetzten „realistischen" zu vermitteln, wobei sich zeigt, dass dies ein aussichtsloses Unterfangen ist. Da das Freud'sche „Es", in welches das individuelle Unbewusste eingeschlossen ist, was im Hinblick auf dessen energetisch-biologische Verankerung im vegetativ hormonalen Apparat des Menschen, der im Tierreich vorgebildet ist, verstanden werden kann, besteht kein vernünftiger Zweifel, dass Freud insoweit wie Jung, der ausdrücklich den persönlichen, „individuellen" Erwerb dieser Formen ausschließt, darwinistisch also an den Mechanismus der Vererbung auf materieller Grundlage gedacht hat. Folglich kann Freud auch nicht daran gezweifelt haben, dass das Unbewusste genau wie seine anatomische Grundlage und physiologische Arbeitsweise *auch* einen allgemein menschlichen und darüber hinaus animalischen Charakter hat. Es wäre ihm wahrscheinlich nicht eingefallen, darin ein Problem oder die Möglichkeit eines solchen zu erblicken. Dies vorausgesetzt interessierte Freud sich aber mehr als Jung, für den mechanistisch vorherbestimmten Gebrauch, die Kausalabläufe an den Zylindern, Kesseln und im Gestänge des Maschinenraums, den der Einzelne im gesellschaftlichen Umgang und im privaten Alltag von dem „Apparat" macht, wie er ihn „von der Natur" bereitgestellt bekommt und dessen genauere Untersuchung in den vorklinischen Fächern der Medizin Lernstoff von Anatomie und Physiologie ist. Worin die „Formen" dieser biologischen Grundlage der Vererbung sich von den „Formen" oder „Inhalten" unterscheiden, von denen Jung nicht als Synapsen-Systemen und Stoffwechselprodukten, sondern als „Archetypen" spricht, ist die Frage, die es aus der Sicht der Analytischen Psychologie eigentlich zu beantworten gilt. Was Jung zeigen müsste, um mit der von ihm als Empiriker beanspruchten Wissenschaftlichkeit im analytischen Sinne über Freud hinauszugehen, besteht darin, was unter diesen als *Archetypen* bezeichneten „Inhalten" oder „Formen" im Hinblick darauf, dass es sich um *vererbbare* Bestandteile des allgemeinen Unbewussten handelt, *konkret* verstanden werden soll. Dies erklärt er jedoch gerade nicht, weil, so sagt er, dies *grundsätzlich* nicht erklärt werden kann, denn Archetypen beruhten nicht auf individueller Erfahrung. Statt dessen verweist er auf eine „psychische Konstitution", der sie so „eingeprägt" werde, wie aristotelische Formen dem weiblichen Stoff und so beschreibt er minutiös besondere Erscheinungsweisen der ubiquitär verbreiteten und „a priori“ vererbten Archetypen, die allerdings auch – *jederzeit* und überall – spontan *wiederentstehen* könnten.

Das Denken des Unbewussten und der Archetypen erweist sich als schwierig. In einem Aufsatz über ‚*Die Psychologischen Aspekte des Mutterarchetypus*‘ geht Jung auf allgemeine methodologische Voraussetzungen anthropologischer Wissenschaften ein, wie sie hier speziell aus dem Blickwinkel eines Vergleichs von Psychoanalyse und Analytischer Psychologie mit der strukturalen Denkweise interessieren. Dabei ist festzustellen, dass das Besondere des kollektiven Unbewussten und der Archetypen darin besteht, dass sie nicht mit den Grenzen und der Einheit des Individuums zur Deckung kommen. Von den Archetypen wird gesagt, dass sie nie persönlich bewusst waren. Sie sollen vielmehr allgemein als Bereitschaft vererbt werden, worin sie mit dem zu vergleichen sind, was es im Bauplan der allgemeinen körperlichen Beschaffenheit eines Individuums auch sonst für alle Angehörigen derselben Spezies gleich gibt. Indem Jung psychologistisch denkt, rechnet er die Archetypen zum „Erbgut“ und spricht von „Keimplasma“. Als solches sind sie allen Manifestationen der Seele, diese prädeterminierend, vorgegeben. Da sie zuvor nie bewusst waren, aber bewusst gemacht werden können, muss der Therapeut, der sie über die Schwelle des Bewusstseins hebt, das Wunder wiederholen, das Gott am Anfang der Weltgeschichte vollbracht hat, als er die Welt nicht nur erschuf, sondern bewirkte, dass der Mensch dies außerdem wissen und darüber hinaus erkennen kann. Gott ging von sich selbst als Wissen aus und was der Mensch nicht weiß, ist, was von beidem das größere Wunder ist.

Die Feststellung, dass Archetypen vererbt werden, ist das Bestimmteste, was Jung dazu sagt, zumal aus den weiteren Ausführungen hierzu hervorgeht, dass dies nicht im Sinne der Vererbung erworbener Eigenschaften (Lamarck) gemeint ist, sondern aufgrund evolutiver Selektion. Es handele sich hierbei nicht um Inhalte, sondern um Formen, gelegentlich wird allerdings auch von Inhalten gesprochen oder die Aussage, es handele sich um Formen, wird relativiert, indem ihr allseits „zerfließlicher“ Charakter und ihre nahezu grenzenlose Vielfalt betont wird. Wie sich „Formen“ und „Inhalte“ voneinander unterscheiden bleibt eine offene Frage, die kritisch wird, wenn etwa der *Mutterarchetypus* isoliert hervorgehoben und auf irgendeine Weise, sei es als Inhalt oder als Form, vorgestellt oder gedacht werden soll. An besagter Stelle (Bd 9/1, S 91 ff) scheint sich jedoch ein Weg zur Lösung des Problems zu eröffnen, indem Jung hier Archetyp und Idee gleichsetzt. Er schreibt: ‚*Frühere Zeiten finden* – trotz etwaiger abweichender Meinungen und trotz aristotelischer Denkneigungen – *es nicht allzu schwierig, den Gedanken Platons, dass aller Phänomenalität die Idee präexistent und übergeordnet sei, zu verstehen. „Archetypus" ist nun nichts anderes als ein schon in der Antike vorkommender Ausdruck, welcher mit „Idee" im platonischen Sinne synonym ist. Wenn zum Beispiel im ‚Corpus Hermeticum' Gott als archetypisches Licht bezeichnet wird, so ist damit der Gedanke ausgedrückt, dass er das dem Phänomen „Licht" präexistente und übergeordnete „Ur-Bild" jeglichen Lichtes sei. Wäre ich ein Philosoph, so würde ich, meiner Voraussetzung gemäß, das Platonische Argument fortsetzen und sagen: Irgendwo, „an einem himmlischen Orte" gibt es ein Urbild der Mutter, jeglichem Phänomen des „Mütterlichen" im weitesten Sinne dieses Wortes präexistent und übergeordnet. Da ich aber kein Philosoph sondern ein Empiriker bin, kann ich es mir nicht gestatten, mein besonderes Temperament, das heißt meine individuelle Einstellung denkerischen Problemen gegenüber, als allgemeingültig vorauszusetzen*' (Bd 5 S 176 f).

Jung sagt also 1) dass die Ausdrücke Archetyp und Idee dasselbe bedeuten, 2) dass er unter Idee „Urbild" gleichzeitig ‚Licht', das heißt, dem Phänomen, das darin abgebildet ist, präexistent und übergeordnet versteht und 3) dass er als Empiriker daraus nichts ableiten will. Somit endet die Gleichsetzung von Archetyp und Idee abgesehen von der Erwähnung der historischen Parallele im Ergebnis verwirrend, weil es nun innerhalb der Ideen zwei Gruppen gibt. Sie ist dennoch interessant, weil darin ein aristotelisches Platonverständnis nicht-philosophisch ausgesprochen wird, das Jung dazu führt, die Ideenlehre psychologistisch, das heißt unter Bezug auf eine zumindest formal, nämlich „vor-bildhaft" existierende „Prä-Existenz" zu interpretieren und gleichzeitig vor einem „schrankenlosen Psychologismus" zu warnen. – Im Jahre 1939 veröffentlichte Jung einen ‚*The Integration of Personality*' genannten Text, dessen Einführungskapitel in der deutschen Übersetzung unter dem Titel *Bewusstsein, Unbewusstes und Individuation* vorliegt. Darin hat er das Verhältnis von Bewusstsein und Unbewusstem untersucht und Feststellungen getroffen, die insbesondere im Zusammenhang mit der Abgrenzung seiner Auffassungen von der „indischen Philosophie" das Dilemma verdeutlichen, vor dem er sich befindet (Bd 9/1 S 293). Hier findet sich auch die Bezugnahme auf den „Wendekreis des Krebses". – Indem Jung in diesem Zusammenhang von „Präexistenz" spricht, muss er annehmen, dass Archetypen als solche nicht eigentlich existieren. Was immer das heißt, die Konsequenz ist, dass dann auch das Unbewusste zumindest teilweise präexistent sein muss, was man sich nur schlecht vorstellen kann, zumal es sich dabei um die Polarität „Amboss" und „Hammer" handelt.

Die Frage ist, ob dem Unbewussten nach Janet und Freud lediglich die Bewusstheit fehlt, wobei es die Summe unbewusster Phänomene darstellt. Jung bestreitet das und schreibt in ‚*Bewusstsein, Unbewusstes und Individuation*', das Unbewusste sei *die Summe der psychischen Prozesse* einer Person, *Wirklichkeit in potentia.* Es ist hier nun ausdrücklich die aristotelische Rede von ‚*unbewussten Phänomenen*': Ihre „Erscheinungsform" ist „ziemlich chaotisch und unsystematisch" – offensichtlich ein Widerspruch in adjecto. Das Unbewusste wird überdies als dezentralistisch und als autonom beschrieben; es verhält sich zum Bewusstsein wie die Fläche zum Punkt. Der „Universalgeist" von C. G. Carus und E. v. Hartmann wird als *metaphysisches Prinzip* auf Distanz gehalten, denn ihm fehlt *jede Spur von Persönlichkeit oder Ichbewusstsein.* „Die modernen Psychologen", schreibt Jung weiter, „betrachten das Unbewusste gleichfalls als eine ich-lose Funktion unter der Bewusstseinsschwelle". Sie leiten sie aber im Gegensatz zu den Philosophen vom Bewusstsein ab. Während Janet im Unbewussten die Folge einer Schwäche des Bewusstseins gegenüber der großen Menge psychischer Prozesse erblickt, was den Siegeszug des Terminus „Neurasthenie" einleitete, spricht Freud von „bewussten Faktoren, welche gewisse Tendenzen unterdrücken" im Sinne inhaltlicher Unverträglichkeit. Jung benutzt an dieser Stelle den später von Bash aufgegriffenen Begriff der ‚Bewusstheit', von der er sagt, dass sie „den Inhalten" des Unbewussten fehle. Der Ansicht, dass das Unbewusste ein Teil des vom Ich repräsentierten psychischen Ganzen sei, stellt er eine andere entgegen, die im Sinne des romantischen Universalgeistes daran denken lassen könnte, er halte das Unbewusste, dessen Leben Jahrtausende währe, für vegetativ, für eine Art „Baum", an dem das Ichbewusstsein wie ein Blatt sei, das im Herbst abgeworfen werde.

Jung verwendet das Bild in Wirklichkeit nicht. Dass es hier verwendet wird, ist der Versuch, aus der Vielfalt und Redundanz der Umschreibungen ein Ganzes zu Bilden, an dem die Schwierigkeiten dieser in Zeit und Raum befangenen Betrachtungsweise zu verdeutlichen sind. Es handelt sich um das Problem der Monade und des Anaxagoras, der gesagt hat: *Jegliches ist in Jeglichem.* Gemeint ist der kusanische Mikrokosmos, in dem als Koinzidenz aller Gegensätze, das Kleinste und das Größte in einem Punkt zusammenfallen und die ausgedehnte Weite des Makrokosmos sich ungehindert entfalten kann, gleichgültig wo, wann, von wem und wie oft sie gedacht wird. (Bd 5 S 67, vgl. ib. S 72 f : >Ist nicht das göttliche Pneuma und der Logos in den Schoß der Jungfrau eingegangen? Jener „Windstoß" des Anaxagoras war ja der göttliche Nous, der aus sich selber zur Welt geworden ist. Wir sehen vor lauter Blättern den Baum und vor lauter Bäumen den Wald nicht, dessen Rauschen sich dennoch so deutlich hörbar vernehmen lässt.<) In kosmogonischer Bedeutung verdient der *Schöpfungshymnus* am Anfang von Jungs Buch *Symbole der Wandlung* besondere Beachtung.

„*Miss Miller*", um deren Fallgeschichte es dabei geht, notiert, dass Anaxagoras den Kosmos aus dem Chaos entstehen lasse. „Was im allgemeinen nicht ohne Hervorbringung von Schall geschieht". Jung bemerkt dazu: ‚*Es handelt sich bei Anaxagoras darum, dass die lebendige Urpotenz des νους der toten Materie die Bewegung erteilt.*' – All dies kann *grundsätzlich* nicht erklärt werden, denn die Archetypen Jungs beruhen nicht auf individueller Erfahrung. Aber *was* und vor allem *wo* ist diese geheimnisvolle „psychische Konstitution", der die Archetypen so „eingeprägt" werden, wie die aristotelischen Formen dem weiblichen Stoff?

Beschreibbar sind nur besondere Erscheinungsweisen von Archetypen, von denen es, wie gesagt heißt, dass sie ubiquitär verbreitet und „a priori" vererbt seien, allerdings *jederzeit* und überall spontan *wiederentstehen* können, etwa der des „Schattens" als Bild für das privat Unbewusste *sensu Freud*. Wenn das Unbewusste ein Subjekt hätte und auch sonst dem Ich vergleichbar organisiert wäre, wäre es einfacher zu erklären und an sich einfacher; dann könnte man sich vielleicht vorstellen, woher seine Autonomie die Richtung erhält, ohne die es auch in der Phylogenese, auf die in diesem Zusammenhang ausdrücklich Bezug genommen wird, kein Wollen gäbe. Hierfür findet Jung aber keine empirischen Anhaltspunkte. Jung glaubt, wie gesagt einen Ausweg aus dem dualistischen Dilemma gefunden zu haben, indem er das formale Wesen der Archetypen dem verwinkelten Achsensystem der Kristallbildung vergleicht, womit anschaulich die Hauptschwierigkeit, Form *spontan*, das heißt als lebendiges Prinzip zu begreifen, auf die Spitze getrieben und auch der Interessierteste Gefahr läuft, müde zu werden. Er spricht als Empiriker zwar nicht von einer *vis formativa* und er weist auch nicht ausdrücklich auf einen *ersten selbst unbewegten Beweger* hin, aber der Ausdruck „Facultas präformandi" (Bd 9/1 S 95), den er in der Tat ebenso wie den der „*Wirklichkeit in potentia*" benutzt, bedeutet nichts anderes.

Beide Wege, derjenige des Inhalts und derjenige der Form haben sich nicht als zielführend erwiesen. Ein dritter steht nicht zur Verfügung, wenn die von Platon eröffnete Möglichkeit, Einheit antinomisch zu begreifen, nicht wahrgenommen wird. Statt dessen kämpft bei Jung das Bewusstsein mit dem Unbewussten wie Hammer und Amboss, dazwischen befindet sich das Individuum als „leidendes Eisen". Der Demiurg, der das Eisen, solange es im Strom seines Atems heiß ist, schmiedet, ist der erste Beweger des Aristoteles und so, in der Unsagbarkeit des Namens Gottes, ist die Grenze erreicht, an welcher das Schweigen beginnt. Wird jedoch mit Platon von der Möglichkeit, Einheit als Inbegriff antinomischer *Dynamik* zu begreifen, Gebrauch gemacht, dann heißt das, dass das Buch der Hermeneutiker als synthetisch zu verstehendes Phänomen, beziehungsweise die Einheit des Textes, im Maschinenraum des Lebensdampfers nicht nur produziert wird, sondern die Beschaffenheit des Maschinenraums hinsichtlich der Ursprünglichkeit als solcher indiziert – als Text ist sie Teil des Buches, die Bindung oder das Papier.

In diesem Sinne ist die Jung'sche Bezugnahme auf das Konstrukt *unbewussten Denkens* zu verstehen, das er zustimmend zitiert. Dass der Ausdruck „Unbewusstes" sich ebenso wenig mit dem Begriff des *Denkens* wie mit dem des Phänomens verträgt, scheint nicht zu stören. Er bedeutet vielmehr, wenn er hinsichtlich seines seinerseits ausgedachten, sekundären Charakters als Hilfshypothese richtiggestellt wird, „ungedachtes" oder „vorsprachliches" Wissen, dessen Anwendung Leben ist, nirgends als Seiendes fassbar, aber überall präsent. Wenn man sich nicht bereits am Wortlaut stößt, könnte das „kollektive Unbewusste" von Jung in diesem Sinne ein gesteigertes, überpersönlich wirkendes *Wissen* meinen, dasjenige, was die Idee beflügelt. Nikolaus von Kues hat es so gesehen und die Beschreibung der Auswirkungen dieses Verständnisses findet sich in dem Bändchen von Bertalanffy. Jung greift einige davon auf, gibt ihnen aber andere Namen (Bd 5 S 40 f).

Das Unbewusste umfasst das Bewusstsein wie eine Mutter das Kind, wie der Sternenhimmel das Planetensystem und dieses die Erde. Gott ist der Vater, Patriarch und Patrizier, über den der Wissenschaftler zu schweigen hat. Das zutiefst widersprüchliche Wesen der Archetypen, die im Kontext des Numinosen als „Inhalte", ansonsten hauptsächlich als Formen, aber auch als *Formprinzipien* bei Jung vorkommen, zeigt sich besonders deutlich an dem der Anima. Ungeachtet dessen, dass sie als Inbegriff der Spontaneität vorgestellt wird, wird sie nur wenig später auch als *rückwärtsgewandt* charakterisiert. Sie scheine, schreibt Jung, nicht nur konservativ zu sein, sondern sie sei es; sie halte sich in „enervierender Weise an älteres Menschtum" und erscheine dabei gerne in historischem Gewande, indem sie eine besondere Vorliebe für Griechenland an den Tag lege. – Das „präexistente Denken" in der phylogenetisch tiefen Schicht des kollektiven Unbewussten präsentiert sich auf die gleiche Weise als Verdrehung in den Verhältnissen, durch die in der Reihenfolge der Generationen eine Umkehrung eintritt, bei der die Kinder vor den Erzeugern kommen. Denken ist jedoch in der empirischen Wirklichkeit niemals „präexistent", sondern eine besonders hoch entwickelte, auf Sprache angewiesene Form des Wissens, die nur ihren eigenen Erzeugnissen, zu denen beispielsweise das Unbewusste gehört oder nach Descartes der Zweifel, „präexistiert" aber nicht dem Wissen als ihrem Oberbegriff. Beim Unbewussten Jungs handelt es sich somit um falsch getauftes überpersönlich wirkendes Wissen, dem unter bestimmten Umständen, das sind solche, die eine lange Bewährungsprobe bestanden haben, Denken entspringt. Jung spricht in diesem Sinne vom *Logos* als Sammelbezeichnung für die prinzipiell auf Einheit angelegte, durch Bewegung verbindende Tätigkeit der Ideen, das heißt, den jederzeit vom tätigen Geist erzeugten Sinn der Verständigung.

Dass dieser Geist, der alle zusammenführt, wie Goethe sagt, „über den Wassern" weht, soll heißen, dass er befruchtend, lebensspendend ist und so als entscheidende Leistung der strukturalen Umschlingung die nicht kontingente Kontinuität der Dynamik sicherstellt. Es nütze also nichts, wie Jung sagt, eine Liste der Archetypen anzufertigen und auswendig zu lernen. Ihre Zahl ist so groß wie die Zahl menschheitstypischer Situationen. Sie bilden, heißt es, das Instinktgeschehen ab und zwar so, dass zwischen Archetypen und Situationen Identität bestehe. Beispielsweise entspricht das, was auf der Seite des Instinktgeschehens *Libido* genannt wird, auf der Seite der Archetypen dem, was mit einem statischen Begriff als Sinnbild der Spontaneität wie gesagt als *Anima* und *Animus* erscheint. Von ihnen heißt es, dass sie zugleich rückwärts gewandt („konservativ) und lebensspendend seien mit der Aufgabe, die allgemeinmenschliche Trägheit des mephistophelischen Verweilen-Wollens zu überwinden. Jung verweist in diesem Zusammenhang auf die Vereinigung männlicher und weiblicher Götter – „Syzygien" – wie sie als Urkraft im Symbol von Yin (weiblich) und Yang (männlich) an die von Aristophanes im Gastmahl gehaltene Rede erinnert. Wiederum kann man sich nur schwer vorstellen, Dass das vorwärtsgewandte Streben nach Vereinigung, Liebe, als „Opfer" richtig bezeichnet ist.

Das Beispiel ist geeignet die Unabschließbarkeit menschlichen Strebens zu symbolisieren; das ist die Richtung vom Mutterschoß weg, die von Erich Fromm zwischen Freud und Jung propagierte Befreiung zur Kultur. So ordnet Jung Archetypen *zwei* libidinösen „Bewegungsrichtungen" zu, einer inzestuösen und einer kulturstiftend generativen. Vielleicht erklärt der fundamentale Charakter dieser durchgehenden inneren Widersprüchlichkeit, die in der Ambivalenz im Wesen der Symbole wiederkehrt und die antinomische Eigenart jeder echten dialektischen Struktur beschreibt, das Missverständnis Jungs, Platon stehe im *Gastmahl* auf der Seite von Aristophanes, der seinen angetrunkenen Zuhörern als Vollkommenheitsideal das wunschlose Glück der Vergangenheit des Menschen im Jungbrunnen vorgaukelt. Eben das ist es, was Jung Freud vorwirft, wenn er ihn der rückwärtsgewandten Einseitigkeit und Blindheit für die Finalität menschlichen Handelns zeiht. Jung ist, wie sich hier in aller Deutlichkeit abzeichnet, mit der dialektischen Denkweise Platons als Auslegung der Idee des Guten nicht ausreichend vertraut.

Was an Archetypen typisch ist

Wie bereits deutlich geworden stellt es sich in der erweiterten Sicht Jungs als äußerst kompliziert dar, auf welche Weise man sich das Verhältnis von Wissen als vorgegebene Funktion des Gehirns einerseits und dem Wissenden als dessen Träger andererseits vorzustellen hat. Ist Bewusstsein Bestandteil der Seele und wird Seele vor das Denken zurück als das alles umfassende Bewegen des Leibes verstanden, bedeutet Bewegen Licht und Licht Wissen. Wissen wird bewusst, wenn es angehalten und ‚interpunktiert' wird. Dazu bedarf es des *Punktes,* den Sokrates in der Schnittlinie zweier Horizonte gefunden hat, wofür er verurteilt wurde. Dann sind aus Bewegen Bewegungen geworden, deren Gesamtheit das Bewusstsein bildet. In dem ‚Dielektrikum' das dabei vom Gehirn als Isolator im elektrischen Feld gebildet wird, geht außerdem – schwach und ohne Wärmeentwicklung – das Bewegen weiter. Dies geschieht auf atomarer Ebene im Schwingen von Elektronenhüllen gegenüber den nahezu ortsstabilen Atomkernen. Oberhalb einer konstanten Schwelle ist Bewegen unbewusst, darunter als Sein in Abhängigkeit von den hier lokalisierten Bewegungen als zu Ende kommendes Bewegen bewusst. Das heißt, unbewusstes Bewegen kann abgebremst und als Bewegung angehalten werden. Uns steht es in diesem Fall frei, deren psychische Konfiguration als ‚Typ' oder ‚Archetyp' zu bezeichnen. Wo es in diesem Sinne ein Unbewusstes gibt und die Annahme, dass bewusste Inhalte nachträglich unbewusst geworden sind, dessen komplementär in die Vorzeit zurückreichendes Vorhandensein nicht ausreichend erklärt, ist es erforderlich, einen zusätzlichen Zugang zum Verständnis ihres Vorhandenseins zu finden. Dieser besteht in der Hypothese, dass am Anfang das Bewegungsniveau *allgemein* niedrig, das heißt, Wissen präponderant mit der *individuellen* Bewusstheit aus der *kollektiven* herausfallend Konzentration, Aufmerksamkeit und Zuwendung auf das Nächstliegende erhöht waren. – Während Freud, wie gesagt, darüber hinwegsehen kann, weil er den Patienten als individuell in sich abgeschlossenes System betrachtet und das Unbewusste nach dem Muster des Hades ebenso gut wie im Sinne der elektromagnetischen Feldtheorie auch als Ansammlung blutleerer Schatten oder als eine Ansammlung vorher bewusst gewesener Vorstellungen verstehen und daran die Vorstellung knüpfen darf, dass bewusste Inhalte solche sind, die vorher schon vorhanden, nachträglich aber unbewusst geworden und wie Eurydice „abgerufen" worden sind, kann Jung das Verhältnis von Bewusstsein und Gehirn nicht ignorieren. Er muss sich darüber Gedanken machen, weil er Freud eingeschlossen und darüber hinweg- und hinausgehend die Herkunft der Bestandteile des Unbewussten wie den Segen am Schluss einer Frühmesse im wesentlichen als Erbe einer kollektiven Veranstaltung begreift, allerdings auch insoweit gewisse Einschränkungen gelten lässt, liegen doch zwischen beiden Aktualisierungen zweitausend Jahre und mehr. Im allgemeinen gilt aber und das reicht im allgemeinen auch aus, dass der Mensch ähnlich zu Bewusstsein wie zu sonstigem Besitz kommt, indem er erwirbt und vermehrt, was er ererbt und mit seinen Geschwistern geteilt hat.

Für Spontaneität ist in der gewöhnlichen Vorstellungswelt im Gehirn kein Platz, weshalb es auch nicht gelingt, ein funktionierendes Gehirn nachzubauen. Bei Jung lautet die Prämisse vielmehr, dass die wirksamen Bestandteile des kollektiven Unbewussten dem Individuum als eine allgemeine Bereitschaft ebenso ‚vererbt' sein müssen wie die genetischen Bereitschaften für alle anderen Einzelheiten seiner morphologischen und physiologischen Beschaffenheit. Dabei ist ‚kollektiv' nur ein anderer Ausdruck für ‚allgemein'. Diesbezüglich entwickelt Jung die Lehre von den Archetypen, von denen er meist als „Formen" oder Bereitschaften, aber auch als „Inhalten" spricht; an anderen Stellen betont er ausdrücklich, dass es sich *nicht* um Inhalte handele. Hinsichtlich des Formverständnisses der Archetypen wird gesagt, dass diese völlig unbestimmt, zerfließlich seien. Dies alles zusammengenommen zeigt, dass der Verstand in den Grenzen der gewöhnlichen Sprache, nicht ausreicht, um das Gemeinte zu einem Ganzen zusammen- und begrifflich abzuschließen. Hierfür kann noch einmal das Beispiel der Küste bemüht und an die erodierende Langzeitwirkung des Wassers in einem Sinn gedacht werden, in dem sich die Küste sozusagen als das Negativ der „Form" des Wassers erweist. Für gewöhnliches Verstehen bleibt die Küste indessen als herausragendes, Widerstand leistendes Positivum die mit ihrem Inhalt zusammen zu denkende Form und das Wasser bleibt, jenseits aller Abstraktionen, an die Vorstellung einer Urkraft im Sinne des Zeusbruders Poseidon geknüpft. – Was die Archetypen betrifft, so sind sie als Bestandteil des Erbgutes und als Form „negativ" gedacht allen Manifestationen der Seele wie das Meerwasser der Küste vorgegeben, wobei die Seele, wie Jung sagt, als „*Wirklichkeit in potentia*" vorgestellt wird. Bewusst werden Archetypen, echt aristotelisch, in Aktualisierung der Bereitschaft erst sekundär, nämlich ästhetisch transzendental im Zusammenspiel mit Sinnesreizen, die wie Uhrwerk und Zeit zusammenpassen. Jung schreibt:

> *Insofern das Kind mit einem differenzierten, durch Heredität prädeterminierten und darum auch individualisierten Gehirn zur Welt kommt, setzt es auch den von außen kommenden Sinnesreizen nicht irgendwelche Bereitschaften, sondern spezifische gegenüber, was ohne weiteres eine eigentümliche (individuelle) Auswahl und Gestaltung der Apperzeption bedingt. Diese Bereitschaften sind nachweisbar vererbte Instinkte und Präformationen.*

Letztere sind die auf Instinkte gegründeten, apriorischen und formalen Bedingungen der Apperzeption... Es handelt sich also nicht um vererbte Vorstellungen, sondern um vererbte Möglichkeit von Vorstellungen. (Bd. 9/1 S 81)

Die Unterscheidung zwischen „irgendwelchen" und „spezifischen" Bereitschaften, wirft die Frage auf, woher die Spezifikation, die Jung in die Antezedenz verlagert, kommt, wenn ihr nicht ein Subjekt zugrunde liegt, das dabei von einer Lernfähigkeit Gebrauch macht, die ihrerseits nicht „spezifisch" sein kann.

Da Archetypen als Form des Keimplasmas zeitlich vor den ebenfalls erst als Bereitschaft oder Anlage vorhandenen Sinnesorganen kommen, können sie in der Tat dem Individuum weder inhaltlich noch formal bewusst sein und es fragt sich, ob und wie sie es unter diesen Umständen überhaupt jemals werden können. Was ist es, das die verschiedenen Bereitschaften in Wirklichkeit aktualisiert, wenn nicht das Entstehen und Aufhören von elektromagnetischer Geschwindigkeit (Licht) aus einer mathematischen Wurzel? Jung hatte die gute Idee, Archetypen als gedachte Ideen zu bezeichnen, und er nannte sie in diesem Zusammenhang überdies „apriorisch". Dies gibt zu denken, denn wenn „apriorisch" im Sinne der *synthetischen Spontaneität* von Kant und Nikolaus von Kues gemeint sein sollte, dann erfährt der Begriff der „Vererbung" hier eine Zuspitzung, durch die seine Anwendbarkeit im Sinne der aristotelischen Formenlehre nicht nur ernsthaft in Frage gestellt sondern ausgeschlossen wird, denn die Funktionsweise des Genoms erfüllt ja aristotelisch nur dadurch ihren Zweck, dass sie *typisch,* das heißt gesetzmäßig ist, was die Denkbarkeit jedweder Autonomie und Spontaneität auf dieser Ebene ausschließt. In diesem Sinne macht der Begriff der Heredität nur Sinn, wenn er an Zeit und Raum gebunden einer Verteilungsfunktion genügt, die distributiv von vornherein geregelt ist, und durch welche die Erb-"masse" bereits nach wenigen Generationen restlos aufgezehrt wäre, wenn sie nicht ständig nach feststehendem Muster neu gebildet würde und zwar so, dass ihre Bedeutung im Laufe der Zeit nicht abnimmt, sondern größer wird. Dies zeigt, dass man es in der Tat nicht mit Wiederholungen, sondern mit einem Prozess zu tun hat, den Goethe mit guten Gründen einer sich nach vorn öffnenden Spirale vergleicht. Das Motto: „Was Du ererbt von deinen *Vätern* hast, erwirb es, um es zu besitzen", setzt somit den Akzent auf die Aktualität, die immer neue Herausforderungen beinhaltet. Von Goethe wissen wir, dass er Ideen ein überzeitliches und überräumliches Wesen zugesprochen hat.

Die Frage nach Archetypen impliziert die andere, wer oder was es ist, der oder das die Archetypen mit ihrer konstruktiven oder destruktiven Bedeutung ins Unbewusste, an diesen in Bezug auf Wissen benachteiligten Ort für blutleere Schatten verdrängt und sie darin weiterhin und aus welchem Grund unter

Energieaufwand verdrängt hält? Warum wirken sie nicht öffentlich, findet sich doch bei ihnen im Traum sogar das Urbild des Lichtes. Dies bleibt im Dunkel, weshalb auch nicht danach gefragt wird. Die Situation erinnert an die von Platon im Höhlengleichnis beschriebene. Welches sind die Fesseln, die den Menschen hindern, den Kopf zu drehen? Es ist unerklärlich, wie man sich diese Höhle anschaulich als „Ort" im kulturell erhöht Geistigen vorzustellen hätte. Alle Bilder, und seien es ungegenständliche Urbilder, die man sich als Schatten von Archetypen an welchem Ort auch immer vorstellen mag, besitzen als wesentliches Merkmal Ausdehnung, was infolgedessen auch für ihre geistige Folie gilt. Ausdehnung ist aber Descartes zufolge das Alleinstellungsmerkmal der *res extensa.* Zwei Sachen, Geist und Bild, können sich nicht an der gleichen Stelle ausdehnen. Das Bild sei ja nur vorgestellt, wird man sagen und meinen, dann brauchte es nicht ausgedehnt zu sein. Aber das ist es eben, denn ein Bild kann, wenn überhaupt phänomenologisch als (nach Goethe) wahrer Schein, nur ausgedehnt vorgestellt werden. Ohne Ausdehnung und unausgedacht, das heißt, weder *res extensa* noch *res cogitans,* können die Archetypen im Unbewussten nur das imaginär negative Produkt eines Denkens sein, das sich im Kreis bewegend selbst verleugnet, Schatten einer Chiffre für Wirklichkeit und diese für Wahrheit hält.

Ebenso unbequem oder noch unbequemer ist die Anschlussfrage, wie man sich jenseits der allgemeinen Leidenschaft der Kreatur für ruhende Trägheit und jenseits der elektromagnetischen Feldtheorie den Widerstand oder die Widerstände anders als dielektrisch oder permittiv vorstellen könnte, gegen die in der therapeutischen Beziehung und überhaupt beim Individuum das Bewusstwerden seiner selbst bewerkstelligt werden muss, wenn die zugrunde liegenden Archetypen eine bestimmte Form erst kasuistisch durch ihr Bewusstwerden in der Situation erlangen, indem sie zurücktreten. Es ist eine Binsenwahrheit, dass man mit dem Fahrrad nicht fliegen kann, zumindest nicht weit. Zum normalen Funktionieren benötigen die Reifen den Widerstand eines Bodens, der mindestens so fest wie der auf ihn ausgeübte Druck sein muss und umso besser ist, je fester er den Druck zurückgibt; überdies darf er bei Gummibereifung nicht mit Glassplittern besät sein. Ähnlich benötigen auch Archetypen, wenn sie etwas transportieren, das heißt wirksam sein sollen, den Widerstand, der ihnen als Epiphänomenen bergauf und bergab angemessen ist. Die Frage ist: Ist er ebenfalls genetisch festgelegt und wird er vererbt? Und wie ließe sich eine solche Vorstellung zusätzlich auf das Kollektiv übertragen, wenn damit nicht gesagt werden soll, dass es darum gehe, nach der menschlichen Ausgangsverfassung zu fragen?

In der Psychoanalyse spielt die spezifizierte Frage nach Widerständen, hier im passgenauen Zusammenhang mit kulturellen Gegebenheiten, Moralvorstellungen, Anstandsregeln, religiösen Vorschriften und so weiter methodisch eine große Rolle. Sie beantwortet sich psychoanalytisch sozusagen von selbst, indem sich in den Widerständen selbstverständlich die gleiche repressive Dynamik fortsetzt, die zuvor, und zwar aus der Konstellation des Individuums heraus verständlich, das Unbewusstwerden der in Ungnade gefallenen Inhalte besorgt hatte. Für Freud ist alles klar: An dem einen Ende des Stricks zieht der Patient mit der Kraft des Therapeuten, am andern zieht derselbe mit dem Gewicht seiner Vorurteile. Für Archetypen hingegen muss auch diesbezüglich von vornherein etwas anderes gelten, da sie ja, wie Jung hervorhebt, nie bewusst waren und als solche auch nicht bewusst werden können. – An einem imaginären Strick kann keiner ziehen, auch nicht mit Hilfe des Therapeuten. Das bedeutet praktisch: Wer einen guten Freund erwartet oder vor einem Feind auf der Hut ist, wird vernünftigerweise Vorkehrungen treffen. Freunde, die man nicht kennt, gibt es im allgemeinen nicht. Vor einem Feind, den man nicht sieht, weil er sich versteckt, von dem man aber weiß, dass er da ist, kann man sich schützen, aber wie soll sich der Kranke gegebenenfalls gegen etwas verteidigen und wirkungsvoll schützen, von dem er nicht einmal wissen kann, dass es da ist. Dasjenige, dem seine Sorge und Wachsamkeit gelten, ist ihm von Anfang an unbekannt. Indem man spontan zum Therapeuten geht, könnte man sagen. Das genügt und obwohl die Auskunft unbefriedigend ist, muss das genügen, weil das Wesen des Bösen, um das es sich handelt, gerade darin besteht, dass es nicht gewusst werden kann. Der Therapeut wird auf diese Weise zum *alter ego.* So ist niemand mehr mit seiner Ignoranz allein und so fehlt auf dem mit Glassplittern besäten Boden der Analytischen Psychologie in der Beziehung des Therapeuten zum Patienten ein gangbarer Rückweg ins Bewusstsein. Er fehlt, wie es keinen Hinweg gegeben hat. Der Erklärungsbedarf wird im Rahmen dieser Theorie vererbter Bereitschaften auch durch den Vergleich der Archetypen mit den platonischen Ideen keineswegs geringer. Eher kompliziert es die Ausgangslage, dass Jung sich mehrfach ausdrücklich auf Platon beruft und zwar so, als hätte dieser das Ideal der Vollkommenheit nicht unter Berufung auf Diotima dem Menschen zur immerwährenden Aufgabe gestellt sondern sentimental als Verlust betrauert. (Bd 9/1 S 83 oben FN). – Jung bezieht sich auf das platonische Gastmahl, dessen Pointe gerade umgekehrt wie von Jung dargestellt zu verstehen ist, nämlich im Sinne von Sokrates nicht in dem von Aristophanes.

Also dreht man sich um das bewusste Erkenntnisziel im Kreis. Der Kreis ist zwar weiter gezogen als in der Psychoanalyse, im Grunde ist dieses Drehen im Kreis aber kein anderes Drehen als dasjenige des bereits erwähnten Schamanen, der mit dem Brand im Licht seiner Inbrunst, seinen Rasseln und Amuletten barfüßig vor dem Zelt seine Runden um das Feuer tanzt. Er tut dies ohne Theorie, aber ,die Geister' lassen sich trotzdem beschwören und darauf kommt es an. Dann nützt es allerdings in der Tat nicht viel, eine Liste der Archetypen anzufertigen, denn es kann sich nur um die schwankende Bedeutung von zufälligen Namen für Unbekanntes handeln. Ihre Zahl ist beliebig und so groß wie die Unzahl ,menschheitstypischer' Situationen. „Es gibt so viele Archetypen, als es typische Situationen im Leben gibt. Endlose Wiederholung hat diese Erfahrungen in die psychische Konstitution eingeprägt, nicht in Form von Bildern oder Lotosblüten im Jungbrunnen, die von einem Inhalt erfüllt wären, sondern zunächst beinahe nur als Formen ohne Inhalte, welche bloß die Möglichkeit eines bestimmten Typus der Auffassung und des Handelns darstellen." Sie bilden, heißt es, das Instinktgeschehen ab und zwar so, dass zwischen Archetypen und Situationen Identität bestehe. Da jedoch, wie Jung zu Beginn des hier in Betracht gezogenen Abschnitts klipp und klar schreibt, ohne damit eine ebenso klare und eindeutige Festlegung zu verbinden, ob dies kausal, teleologisch oder wie sonst zu verstehen ist, alles Psychische präformiert ist, weist er den Archetypen, die formale Bereitschaften und gleichwohl aktiv sein sollen, einen Status zu, den man sich allenfalls nach dem Modell der durch göttliches Anhauchen aktiven Form dem trägen Stoff gegenüber vorstellen kann. Dann ist ihr Vorhandensein „in jeder Psyche" dem ephemeren Vorhandensein des Bildes im Spiegel zu vergleichen. Jung hat diese Feststellung nicht nebenbei getroffen, sondern ihre Wichtigkeit betont: ,Man darf die Tragweite dieser Feststellung nicht unterschätzen, bedeutet sie doch nichts Geringeres, als dass zwar unbewusste, aber nichts desto weniger aktive, das heißt lebendige Bereitschaften, Formen, eben Ideen in Platonischem Sinn, in jeder Psyche vorhanden sind und deren Denken, Fühlen und Handeln instinktmäßig präformieren und beeinflussen.'

Dies bedeutet, dass Archetypen selbst keinen psychischen Charakter besitzen. Sie präformieren ihn, was entsprechend auch für das Unbewusste gelten muss. Da sie, wie ausdrücklich betont wird, nicht inhaltlich als Stoff (materiell) aufzufassen sind, bleibt nur übrig, in ihnen aristotelische Formen zu erkennen. Deshalb bezeichnet Jung sie im Unterschied zu gewöhnlichen Typen als Archetypen. Sie können nur mittelbar beschrieben werden. Das Unbewusste, durch das sie, ohne einen psychischen Charakter zu besitzen, in jeder Psyche vorhanden sind, entzieht sich allen Versuchen zu begreifen, wie seine Instinktnatur zu begreifen wäre. – Im Hintergrund dieser Überlegungen steht die peripatetische Unterscheidung von Form und Inhalt, bei der es sich, wie gesagt ontologisch um eine anthropomorphe Projektion auf den Begriff der Existenz handelt. Darin ist nicht nur das Wirkliche, sondern auch das Mögliche wirklich, wohingegen die wahre platonische Idee als Inbegriff ursprünglicher Dynamik in diesem Denken keinen Platz hat; ein solcher würde die durch Sammeln und Aneinanderreihen von Erkenntnissen taxonomisch gefestigte Ordnung stören. Indem sich Jung auf diese Weise *de facto* dem konservativen Denken von Aristoteles anschließt, ersetzt er die platonisch/kusanische Vertikalität generativen Wissens durch eine in die Breite gehende, an den Rändern unbegrenzte Ontologie, wie sie Aristoteles von Parmenides übernommen und umgestaltet hatte, indem er ihr, wie gesagt, die Zirkularität von Potenz und Akt hinzufügte. Daher hält es Jung zutreffender Weise für selbstverständlich, dass man die Anzahl der Typen „jederzeit beliebig vermehren" kann (Bd 6 S 566).

Die Ausdrücke „Form" und „Idee" sind in Wahrheit also keinesfalls gleichbedeutend, wie Aristoteles und Jung übereinstimmend annehmen, denn während das eine nur prinzipiiert gedacht werden kann, ist das andere prinzipiell, das heißt unvollständig, aus sich heraus wirkend, ihm liegt außer ihm selbst nichts zugrunde. Hier ist zu wiederholen, dass Jung es in diesem Zusammenhang ausdrücklich beklagt, dass die Wahrheitsfrage auch dann gestellt werde, wenn es um eine „psychologische Bedürfnisfrage" gehe, wobei „mit *vernünftiger* Wegerklärung" nichts geleistet werde. Er exemplifiziert dies an der zitierten Stelle speziell am Begriff des *Typus*, der keine wahre Entsprechung habe, an dem aber gleichwohl empirisch festzuhalten sei. „Oder erscheint es wahrscheinlich, daß ein Archetypus im ruhenden, nicht projizierten Zustande keine bestimmbare Form hat, sondern formal unbestimmbar ist, dem aber die Möglichkeit zukommt, vermöge der Projektion in bestimmten Formen zu erscheinen." Unter Bezug auf das Zitat in der Fußnote (an der angegebenen Stelle) schreibt er:

> *Diese Feststellung scheint dem Begriff „Typus" zu widersprechen. Wie ich glaube, scheint es nicht bloß, sondern es ist ein Widerspruch. Empirisch handelt es sich wohl um „Typen", das heißt, um bestimmte Formen, die deshalb auch benennbar und unterscheidbar sind. Sobald man aber diese Typen ihrer kasuistischen Phänomenologie entkleidet und versucht, sie in ihren Beziehungen zu anderen archetypischen Formen zu untersuchen, so erweitern sie sich zu dermaßen weitläufigen symbolgeschichtlichen Zusammenhängen, daß man zum Schluss kommt, die grundlegenden psychischen Elemente seien von einer unbestimmten schillernden Vielgestaltigkeit, welche menschliches Vorstellungsvermögen schlechthin übersteigt.*

Jungs Schlussfolgerung, Empirie müsse sich mit einem theoretischen „als-ob" begnügen, klingt fatalistisch. Es ist freilich nicht jedermanns Sache, sich zugunsten gesellschaftspolitischer Wirksamkeit mit einem solchen Fatalismus abzufinden, solange die Aussicht besteht, die Aporie *als scheinbar* zu erweisen. Die praktische Folge des Fatalismus besteht in jener Abwertung der Theorie, die verkennt, daß vor dem prinzipiierten Sein prinzipielles Wissen kommt.

Typ, Charakter, Situation

Das alles bist du! Während der extravertierte Typ der rasch reagierende Verstandes-, aber auch der Gefühlsmensch ist, der sich für die Sache als Objekt interessiert, sucht und findet sich der „Introvertierte“ in allem, was er auf bedächtige Weise objektiv bemerkt, unter allen Umständen, selbst. *Tua res agitur.* Aber ist denn der an der Sache als Objekt interessierte Verstandesmensch nicht gerade als spontanes Subjekt seiner Interessen an der Sache als Objekt aktiv interessiert; und umgekehrt, sucht und findet der introvertierte Typ sich dann nicht gerade in einem objektiven Sinn als Subjekt und schwebt in Gefahr sich sich zu entfremden? Ist das vielleicht die Antwort auf die Frage nach dem Wesen der Dynamik in virtueller Unerschöpflichkeit. Läuft die Skepsis von Jung, die er angesichts der Schwierigkeiten seiner Einteilung freimütig äußert, nicht darauf hinaus, dass damit die berühmte Katze, die sich immerfort in den Schwanz beißt, beschrieben wird und wird diese Skepsis nicht durch den großen Erfolg, den Jungs Einteilung gehabt hat, widerlegt? So scheint es. Der Widerspruch lässt sich aber beseitigen, wenn angenommen wird, dass die Einteilung extravertiert/introvertiert keine einfache typologische Beschreibung ist, sondern ihren anhaltenden Erfolg dem Umstand verdankt, dass darin ein wahrhaft systemischer Zusammenhang aus sich selbst heraus lebendig zum Ausdruck kommt, hinter dessen vordergründiger Antinomie wie beim Kampf der Giganten der tiefer liegende Tonus einer synthetisch kraftvollen Spannung einer alles umfassenden Einheit verborgen ist? – Nicht jeder Mensch ist ein Typ, einen Charakter hat jeder, eine Persönlichkeit kann einer unabhängig davon werden, ob er gleichzeitig eine Persönlichkeit ist und Charakter hat, eine Person ist man jedenfalls. In der Psychiatrie spielen diese Begriffe eine unterschiedliche Rolle. Derjenige der Persönlichkeit tut dies im Zusammenhang mit gesellschaftlicher Normalität im Hinblick auf die Vorstellung sogenannt ‚abnormer Persönlichkeiten‘, um die es in den Persönlichkeitstypologien und diagnostischen Manualen geht. Der Begriff ‚Charakter‘, kommt mit dem des Temperaments der antiken Medizin zur Deckung, wird aber psychiatrisch zu vermeiden gesucht. In der Temperamentslehre von Galen wird vom Melancholiker, Sanguiniker, Choleriker und Phlegmatiker gesprochen, Bezeichnungen, die sich in der Umgangssprache gehalten haben. Schiller war Ende des achtzehnten Jahrhunderts von denen, die sich literarisch mit dem Thema befasst haben, einer der ersten, der sich unter anderem aus pädagogischem Interesse in seinen *‚Briefen über die ästhetische Erziehung des Menschen‘* eingehender darauf eingelassen haben. Er wurde von Jung zitiert und hat von daher in Psychiatrie, Psychosomatik, Kinder- und Jugendpsychiatrie und Anthropologie immer noch Aktualität, beispielsweise wo es um die sogenannte Kunsttherapie geht, die in Deutschland mit dem Namen von Hans Prinzhorn verbunden ist. Allgemein geht es dabei um die tiefer liegende Spannung einer synthetisch aktiven Einheit hinter der vordergründigen Antinomie des Weltgeschehens, die kurz vor 1900 im Zusammenhang mit dem Elektromagnetismus von Heinrich Hertz und andern Physikern als >Feld< erkannt in den wissenschaftlichen Diskurs eingeführt worden und psychologisch bedeutsam ist, weil sie zu fundamentalen Fragen zurück führt, die erkenntnistheoretisch zu einer philosophischen Abklärung des Menschenbildes in der ‚*Kritik der reinen Vernunft*' bei Kant geführt haben und metaphysisch in der transzendentalen Ästhetik, im transzendentalen Empirismus und Rationalismus unwiderlegt das nach wie vor gültige Menschenbild geprägt haben und in der Tradition der Ideenlehre die formalistische Subjektfeindlichkeit der modernen Wissenschaft erübrigen und im Anschluss an Jung der organodynamischen Psychiatrie von H. Ey und der strukturalen Psychopathologie den Weg frei macht.

Was den Typus betrifft, ist dieser für Jung eine auf Gruppen, ja unter Umständen auf nahezu die ganze Bevölkerung eines Subkontinents ausdehnbare Verallgemeinerung, die in Verbindung mit den unterschiedlichsten Charakterzügen in Erscheinung treten kann. In diesem Sinne kann ‚Charakter' als eine im „Reaktionshabitus" feststehende, im wesentlichen angeborene und durch Grundfunktionen eingeübte „Form" der körperlichen und seelischen Natur des Menschen verstanden werden. Demgegenüber besagt die nicht persönlichkeits-, sondern situationsbezogene Definition des Typs, dass es die beiden von Jung beschriebenen Arten der Lebensführung, die extravertierte und die introvertierte, nicht als Gemeinsamkeit von Charakterzügen gibt, sondern als Ausdruck einer allen Menschen gemeinsamen, das ganze Leben hindurch anhaltenden und weitgehend den Erfolg im Leben bestimmenden Weltanschauung, die, durch Gewöhnung hervorgerufen, die Präferenz bei der Übernahme der einen oder anderen Rolle widerspiegelt. Der Grund dafür, dass beide Rollen in der Persönlichkeit angelegt sind, ist darin gegeben, dass jedes Individuum ausnahmslos in einer Person gleichzeitig eines und in klarer Abgrenzung vieles ist. Der Grund dafür, dass einer, wenn sich die Gelegenheit bietet, die eine Rolle lieber als die andere spielt, liegt wohl darin, dass unter den gegebenen Umständen der innere Ausgleich auf die eine Weise leichter als auf die andere gelingt.

Davon, wie im Leben der unabänderlichen Tatsache Rechnung getragen wird, wie das Eine das Viele und das Viele das Eine bedingt, hängt ab, wie der Einzelne als Persönlichkeit und Charakter geartet ist. Jeder muss einen *modus vivendi* finden, der es ihm gestattet, die Koinzidenz des Gegensätzlichen von Einheit und Vielfalt vorwärtsblickend in seiner Person zu gestalten und für andere erträglich zu machen. Wird statt dessen die Koinzidenz der Gegensätze als menschliche Ausgangsverfassung in der Konfrontation von Unbewusstem und Bewusstsein erblickt, wie dies bei Jung durchgehend der Fall ist und als Ausdruck einer „transzendenten Funktion“ aufgefasst wird, dann bleibt der Erklärungswert dieser Interpretation innerhalb der Grenzen des Psychologismus. Für die große Menge wird die Spannungslösung in der Ataraxie völligen Seelenfriedens als quasi religiöses Ziel geeigneter Psychotechniken die große Ausnahme bleiben. Die meisten Menschen gewinnen bei diesem Konflikt, der ununterbrochen in ihrer Seele stattfindet, schon während sie in der Wiege, auf dem Rücken der Mutter oder auf sonstige Weise hin und her geschaukelt werden, wie von selbst die innere Festigkeit, die es ihnen erlaubt, ihre persönliche Gleichung und ein Auskommen zu finden und zu lernen, wie sie unter den gegebenen Umständen am besten das innere mit dem äußeren Gleichgewicht in Einklang bringen, damit sie es nicht dem Seiltänzer Zarathustras gleichtun. Gerät das Ganze nach einer Seite ins Wanken, wird „automatisch“ das Gewicht nach der anderen verlagert. Damit verhält es sich wie mit dem Radfahren: Wer schnell fährt, braucht keine großen Anstrengungen zu machen, um im Gleichgewicht zu bleiben; dies wird umso schwieriger, je langsamer gefahren wird. Allgemein ist es so, dass erst dann, wenn es einem auf diese Weise gelungen ist, die allgemein menschliche Norm zur persönlichen zu machen, der Standpunkt gewonnen und der Weg frei ist, von dem aus und auf dem durch Gewöhnung ein persönliches Charakterprofil die so oder so erlangte Einstellung überformt, so dass er dennoch vielseitig, auf multiple Weise plastisch mit der Allgemeinheit in einen dynamisch offenen Beziehungszusammenhang tritt, in den nämlich, der einen in einer bestimmten Situation, vorteilhaft oder nicht, zu einem „Typ“ stempelt, je nachdem, ob man die Rolle zu spielen gewillt ist oder nicht.

Spielt man sie nicht, hat man sich als Persönlichkeit um kein Jota verändert, man ist dann allerdings kein Typ. So entspricht etwa der „typische Verbrecher“ diesem Klischee bei unveränderter Persönlichkeit nur in Abhängigkeit vom jeweiligen Geltungsbereich des Strafgesetzbuches. Hinsichtlich der mehr oder weniger reservierten Grundeinstellung zur Vielfalt und zur Einheit der Persönlichkeit spielt hingegen keiner eine Rolle, darin verwirklicht man sich unter allen Umständen jederzeit und überall, wobei es den meisten gelingt, relativ unauffällig zu bleiben – nicht weil die meisten nicht differenziert genug, sondern weil sie normal sind. Daher sollte im Interesse begrifflicher Klarheit dort, wo es um eine der drei Weltanschauungen – die vorwiegend extravertierte (männlich), die vorwiegend introvertierte (weiblich) oder die ausgeglichene – geht, auch nicht im engeren Sinn von „Typen" gesprochen werden. Allenfalls kann die damit so oder so verbundene Lebensart „typisch" genannt werden, und das auch nur dann, wenn dafür ein anzügliches Interesse besteht, denn zur Typisierung muss als *conditio sine qua non* ein subjektiv klassifizierendes, einteilendes Interesse Dritter vorhanden sein, in dessen Beleuchtung die Eigenschaften hervorgekehrt werden, in denen sodann die spezifische Situationsbezogenheit des Typs zum Vorschein kommt. Für sich gibt es den Typ und das Typische nicht, wie bereits am Musterbeispiel des „alten Esels" ersehen werden kann, den man im Hinblick auf die Marienbader Elegie nur sehr ungern auf Goethe anwendet.

Denkt man darüber weiter nach, dann zeigt sich, dass das, was das Wort *Typus* eigentlich bezeichnet, mehr durch die interessierte Betrachtung, die ihm zuteil wird, als durch eine objektive Beschaffenheit die Person bestimmt, denn wer den Typ ausmacht, der kennt „seine Pappenheimer". Leibniz hat darauf hingewiesen, und jeder Lebenserfahrene kann bestätigen, dass Hafenstädte, die sich aus der Optik des Gebirgstalbewohners bis vor kurzem abenteuerlich ausnahmen, typischerweise als ultimativer Hort der Sicherheit erscheinen, wenn sie von der hohen See angedacht werden. Diese typische Offenheit für unterschiedlichste Bedeutungen wird hinsichtlich der Einteilung in Typen noch dadurch vermehrt, dass jeder Mensch gleichzeitig unbegrenzt viele Typen in einer Person repräsentieren kann (eine typische Frau ist niemals nur Frau, ein Mann niemals nur Mann), was undenkbar wäre, wenn die zugrunde liegenden Qualitäten in fester Verbindung zur Persönlichkeit stünden. Dies ist praktisch bedeutsam, wenn mit dem durch Typisierung gewonnenen diagnostischen Profil etwa im Rahmen forensischer Begutachtungen unter Wahrung der hier geltenden Grundsätze (insbesondere dem Grundsatz der Rechtsgleichheit und -sicherheit) auf einen Konsens hin gearbeitet werden soll. Dass es bei wahlloser Verwendung der Begriffe *Typ* und *System* um eine Gefahr nicht nur hinsichtlich der Gleichheit und Sicherheit innerhalb der Rechtsgemeinschaft, sondern auch allgemein für den von klaren Begriffen abhängigen Geist des Menschen und damit für die Natur geht, ist indessen nach wie vor den wenigsten selbstverständlich.

Wie bereits einleitend gesagt und mithilfe des Bildes von der hauswirtschaftlichen Vorratshaltung anschaulich gemacht ergibt sich der systematische Charakter eines Erkenntnisbereichs, um den es speziell bei einer forensisch psychiatrischen Klassifikation geht, nicht sekundär aus der übersichtlichen Anordnung zahlreich eingesammelter Vorräte, sondern die Erkenntnis muss innerlich systematisch sein, ihre Logik auf funktionelle Weise generativ in sich tragen, wenn Sicherheit über die Vollständigkeit der Erkenntnisse und die Rangfolge des Erkannten Voraussetzung für eine wechselseitige Verständigung ist. Als solche kann Erkenntnis nur dann systematisch sein, wenn ihr Prinzip als solches bekannt ist. Situationen, die mehr als eine aussichtslose oder hoffnungsvolle Lage beinhalten, werden dadurch charakterisiert, dass in ihnen die Aktualität einer Beziehungsdynamik zum Ausdruck kommt, die allgemein ein gleichgerichtetes Interesse findet; das heißt, dass mehrere, mindestens zwei Personen daran aktuell interessiert sein müssen. Wenn mehrere Personen in einer Kantine frühstücken und dabei in der Tasse rührend mehr oder weniger zerstreut an dies oder jenes denken, dann sind sie für alle Situationen gleicher Weise „durchlässig" und daher treten im Frühstücksraum über dem dunstigen Weichbild der Stadt morgens um halb 7 kaum Typen in Erscheinung. Situationen können ihre Aktualität über einen längeren oder sogar langen Zeitraum bewahren. Bei der Ehe handelt es sich um das Beispiel einer sozusagen chronischen Situation und entsprechender Typenrelevanz, wie dies mustergültig etwa bei Jean Paul im Hinblick auf Lenette geschildert worden ist. So sind beispielsweise der Hypochonder, wie er von Kant in seinem Brief an Hufeland beschrieben wird (‚*Von der Macht des Gemüths des Menschen, über seine krankhaften Gefühle durch den bloßen Vorsatz Meister zu sein*') oder der Putzteufel *eo ipso* situationsbezogen Typen, vielleicht auch schon Charaktere, aber nicht notwendig Persönlichkeiten. Dabei ist zu bemerken, dass die wechselseitig aufeinander gerichteten Interessen der an der Situation beteiligten Personen einander begegnen, aber nicht gleichgerichtet sind; sie sind wie im Fall der Serviererin und des „alten Esels" oft so entgegengesetzt wie Anziehung und Abstoßung. Offenbar sind Typen keine Eigenschaftsprofile von Persönlichkeiten als deren Trägern; sie geben vielmehr mit den Bedeutungsgehalten situativer Beziehungsdynamik die Handlung bestimmende Interessenlage der Beteiligten wieder.

Wie ist vor diesem Hintergrund nun die Frage nach dem Verhältnis von Charakter und Typ zu beantworten? Weiter oben hat es geheißen, dass es mir freigestellt sei, aus dem, was um mich herum vorgeht, durch meine Anteilnahme eine Situation zu machen. Unabhängig davon, ob ich die Gelegenheit wahrnehme, ist richtig, dass dabei Wahrscheinlichkeiten ins Spiel kommen, die prognostische Möglichkeiten eröffnen. Wie das Beispiel des „alten Esels" zeigt, hängt die Interessenlage, die dafür, ob ich die Rolle annehme oder nicht, den Ausschlag gibt, unter anderem vom Alter ab. „Junge Esel" gibt es wahrscheinlich auch, dies ist aber keine verbreitete Typenbezeichnung. Diese hängt nicht schlechthin vom Alter ab, denn der Ausdruck „alte Eselin" ist ebenfalls ungebräuchlich. Um zu einem „alten Esel" zu avancieren, müssen weitere Vorbedingungen erfüllt sein, beispielsweise die, dass man wollen können muss, aber nicht können können darf. „Sein" ist keine Vorbedingung des Typs. – Hier ist das methodologische Anliegen unverändert der Vergleich der platonischen Ideenlehre und der kritischen Philosophie mit der aristotelischen Formenlehre. Während die Ideenlehre Dynamik nach dem Beispiel des Wachsens als Ausdruck subjektiver Spontaneität versteht, versteht die Formenlehre Dynamik als Weitergabe des Anstoßes durch einen ersten Beweger mechanistisch wie bei einem rangierenden Güterzug von Puffer zu Puffer und führt Unterschiede zwischen den Vielen ontologisch auf präexistente Unterschiede bimodaler Formen im Zyklus des immer Gleichen zurück. Fragen wir, was aus dieser, die Begriffe Typ, Persönlichkeit und Charakter betreffenden Klarstellung folgt, dann ist festzustellen, dass der Charakter im Gegensatz zum Typus die Situation darin überdauert, dass der habituelle Gebrauch von Interessen zu einer fixierten Interessenlage geführt hat, die darin, dass sie fixiert ist, in der Tat so etwas wie Grundeigenschaften – Jung spricht vom *Reaktionshabitus* – situationsüberdauernd zum Ausdruck bringt, eine qualitativ definierte Bereitschaft oder „Bahnung", die zur Wiederholung bestimmter Handlungen disponiert.

Das originale Interesse, das über die Rollenbesetzung in Situationen entscheidet, ist Ausdruck der durch Ideen bewirkten Identifikation. Das Subjekt als unerschöpflicher Quellgrund allen Wissens und damit Wollens ist auf die dynamische Weise der Ideenlehre auch der Quellgrund der in steter Bewegung befindlichen Persönlichkeit. Sie befindet sich erlebnisbedingt im ständigen Wandel, ohne deswegen ihre Identität aufzugeben. Die Diagnose „erlebnisbedingter Persönlichkeitswandel" als Bezeichnung für eine pathologische Verfassung der Persönlichkeit ist irreführend. Sie beruht auf einer ungenügenden Begriffsabklärung. Das Subjekt bedient sich der Ideen, in denen es sich im Organ oder Medium des Sinns zur körperlichen, geistigen und gesellschaftlichen Welt hin entfaltet. Deren ursprünglicher, undifferenzierter Bedeutungsgehalt ist „das Gute", das nach Platon das Sein überragt und auf die Bewährung dessen hinzielt, was sie ergriffen, begeistert und so als Einheit bewirkt hat. Um sich bewähren zu können, muss die Einheit der Persönlichkeit im zugehörigen Sinnverband flexibel sein, sich der unbegrenzten stets im Wechsel befindlichen Mannigfaltigkeit situativer Möglichkeiten anpassen können, ohne dadurch die Stabilität des Standpunktes zu gefährden. Was im Hinblick auf die Bewährungsauflage der Dauer als das Gute von jedem gewusst wird, wird *Wahrheit* genannt. Die Wahrheit ist, was man bestimmt will. Was jeder will, ist Dauer. Das Wissen des Guten ist, indem es gedacht wird, gleichbedeutend mit dem Wollen. In diesem Sinne sagt Sokrates, dass keiner freiwillig Schlechtes tue. Jeder will sich bewähren. Wissen kann also keinesfalls, wie Aristoteles nahelegt und Jung ausführt, das mehr oder weniger klare Ergebnis eines als Grundfunktion verstandenen Denkens sein (ich denke, folglich weiß ich). Vielmehr ist Wissen die uranfängliche Aktivität, aus der sich als bereits weitgehend in Anschauungsformen bestimmte Tätigkeit Denken ableitet. Es handelt sich dabei um eine Tätigkeit, die den vorausgegangenen Spracherwerb zur Voraussetzung ihres Erfolges hat.

Die Zeitspanne, in der Jung seine wissenschaftlichen Ein- und Ansichten erarbeitete und publizierte, beträgt über fünfzig Jahre. In einer so langen Zeit hat nicht nur um ihn herum, sondern auch bei ihm selbst eine Entwicklung stattgefunden. Diese hat zum Bruch mit der Psychoanalyse und in seinem veröffentlichten, weitgespannten Denken geführt. Die wesentlichen Erkenntnisfortschritte, die er bei Freud in analytischer Richtung gemacht hatte, hatte er im Hinblick auf die Kontinuität dessen, was er als seine persönliche Gleichung verstand, gemacht. Sie ist unverkennbar. Er verweist darauf in seinem Aufsatz über Schillers ‚*Briefe zur ästhetischen Erziehung des Menschen*' nachdrücklichst als eine jeden Erkenntnisakt konstituierend subjektiv zugrunde liegende Gegebenheit. Goethe, auf den sich Jung gerne beruft, hat dies den *Daimon* eines Menschen genannt: ‚Dämon bedeutet hier die notwendige, bei der Geburt unmittelbar ausgesprochene, begrenzte Individualität der Person, das Charakteristische, wodurch sich der Einzelne von jedem andern bei noch so großer Ähnlichkeit unterscheidet.' – Das heißt, dass Jung auch nach Auflösung der Verbindung mit Freud als derselbe weiter dachte, empirisch identifiziert mit einem Temperament, das er im Grunde für platonisch hielt, das grobe Oszillationen aber nicht ausschloss. Wenn man über das hinaus, was dieser Ausbruch aus dogmatischer Enge bedeutete – er bedeutete das Abschütteln dessen, was er bei Freud insbesondere im Hinblick auf „die Aufblähung des Begriffs der Sexualität" (Gesammelte Werke, Bd 5 S 172 f) als unvereinbar mit seinen eigenen Erfahrungen empfand – heute erkennen will, was gültige Lehre ist, muss man sich an die große Richtung halten, die aus der Einheit des Gedankens folgt und die sich bei Jung im Grunde nicht geändert hat, auch wenn sie in ihrer Weite nicht immer leicht zu erkennen ist. Davon sind Meinungsäußerungen zu Detailfragen zu unterscheiden, die zeit- und situationsbedingt sind.

Was mich betrifft, so glaubte ich bereits, bevor ich die Ansichten Jungs näher kennen gelernt hatte, seine Unterscheidung zweier Typen, dem des Extravertierten und dem des Introvertierten, verstanden zu haben. Ein „Extravertierter" war für mich einer, der sein Herz offen auf der Zunge trägt, der nichts für sich behalten kann, der andern um jeden Preis gefallen will und alles in allem eher oberflächlich lebt. Unter „introvertiert" verstand ich das Gegenteil und war es zufrieden, denn der nicht konventionelle Zug dieses Verständnisses entsprach meinem Selbstbild. Ich blieb zunächst auch noch zufrieden, als ich während meiner eigenen psychiatrischen Ausbildung erkannte, dass die meisten Menschen nicht recht in dieses Schema passen; vielmehr machen sie eigenartigerweise eine unter Umständen erheblich andere Figur, wenn der Hintergrund wechselt. Ich blieb solange zufrieden, bis ich erfuhr, was Jung wirklich gemeint hat. Der extravertierte Typ wird nach Jung von jemand als Persönlichkeit gelebt, der sich für die Sache als Objekt interessiert, während der introvertierte Typ in allem, was er objektiv wahrnimmt, sich als Subjekt seiner Sicherheit sucht und findet. „Wenn wir einen menschlichen Lebensverlauf betrachten, so sehen wir, wie die Schicksale des einen mehr bedingt sind durch die Objekte seiner Interessen, während die Schicksale eines anderen mehr durch sein eigenes Inneres, durch sein Subjekt bedingt sind". Als extravertiert könnte der rationalistisch kühle und objektiv identifizierte Verstandesmensch gelten, wenn Jung nicht bereits im Jahr 1913 – das Jahr des endgültigen Bruchs mit Freud – von diesem Typ ausdrücklich gesagt hätte, er sei auch der rasch und gefühlsmäßig Reagierende. In der Beschreibung, die Jung von der extrovertierten Weltanschauung gegeben hat, bildet sich wie gesagt unter Umständen die Lebensart der Bevölkerung eines ganzen Subkontinents ab und darin sind, begründet oder nicht, „die Amerikaner" im Spiegel unsere Vorstellungen über Nordamerika und bedingt der Vereinigten Staaten zu erkennen. Insofern es tatsächlich begründet ist, vom Charakter eines ganzen Volkes zu sprechen, zeigt der Befund, dass die darin wirksame Determination einerseits mit der Tradition dieses Volkes und andererseits den äußeren Lebensverhältnissen zu tun hat und abgesehen vom Alter wenig mit der Beschaffenheit des Einzelnen als besonderer Persönlichkeit. Der Einzelne tritt insoweit nicht als spontan Agierender, sondern wie der Stoff, der die Form ausfüllt, als Reagierender in Erscheinung. Während Introversion nach Jung den Geisteswissenschaftler als ängstlichen Weltflüchtling kennzeichnet, passt die Beschreibung des Extravertierten auf den ‚typischen Naturwissenschaftler', der positivistisch meint, das Subjekt in sich zurückstellen zu können und gerade darin expansive Subjektivität seiner Persönlichkeit zu enthüllen pflegt. Jung reklamiert dies für sich. Er sagt, dass er als Empiriker sein platonisches Temperament – die alte Bezeichnung für Charakter – ausschalte und mehr auf die äußere Form im Sinne von Gesetzmäßigkeit als auf den zufälligen Inhalt achte. Doch ist dies keine Eigenart von Typen im allgemeinen. Was Jung im Einzelnen meint, ergibt sich aus dem Zitat von Heinrich Heine, das der Einleitung zu dem Sammelband über Typologie vorangestellt ist. Darin stehen die Namen von Platon und Aristoteles nicht bloß für zwei einander „seit undenklicher Zeit, unter allen Kostümen" bekämpfende Systeme, sondern auch für „die Typen zweier verschiedener Menschennaturen…

Vorzüglich das ganze Mittelalter hindurch, bis auf den heutigen Tag wurde solchermaßen gekämpft, und dieser Kampf ist der wesentlichste Inhalt der christlichen Kirchengeschichte." *Nicht nur System, sondern auch Typ* will heißen, der Typus bestimmt das System. Jung hält Platon für intro-, Aristoteles für extravertiert, dann reklamiert er für Platon den Geist und für Aristoteles die Natur, wobei wie im Fresko ‚Die Schule von Athen' die wissenschaftliche Entscheidung für Lebensweisheit gegen die andere gestellt wird, sich die Erde untertan zu machen, die das Merkmal „extravertiert" beinhaltet. Für den Naturwissenschaftler hebt sich die aristotelische Effizienz *gesellschaftlich politisch* in der Tat vorteilhaft vom geistvoll schwärmerischen Subjektivismus der Ideenlehre, wie sie Aristoteles als „Grillengezirp" verspottet, ab, auch wenn dies am Tatsächlichen vorbei geht und Platon nicht dafür bekannt ist, das Erziehungsprogramm in den Gymnasien nach musischen Gesichtspunkten zu gestalten. Sofern von der Wahrheit erwartet werden darf, dass sie widerspruchsfrei sei, kann es nur auf ihre Kosten gehen, wenn die Frage nach der inneren Stimmigkeit an einer als zweckmäßig angesehenen Stelle abgebrochen wird. Es ist von daher sehr bemerkenswert, wenn Jung es im Interesse gesellschaftspolitischer Wirksamkeit beklagt, dass die Wahrheitsfrage auch dann gestellt werde, wenn es um eine „psychologische Bedürfnisfrage" gehe, und hinzufügt, dass dabei „mit *vernünftiger* Wegerklärung" nichts geleistet werde (Bd 9/1 S 85). Jung gibt an, wie er, dazu gekommen ist, Wahrheit nach dem Beispiel des Rechts zu verdoppeln und die Menschheit mit seiner Zeit überdauernden Typisierung *extra- introvertiert* in zwei Gruppen einzuteilen, von denen für die eine der Zweck die Mittel heiligt, für die andere, das sind die „naturfrommen Träumer", nicht. Das ist eine Charakterisierung die frei nach Thomas Mann 1946: *Über Deutschland und die Deutschen,* deutsches Wesen kennzeichnen soll. Er sei, sagt Jung, *empirisch* dazu gekommen. Ob man dies gutheißt oder nicht, die Menschen sind nun einmal so und in diesem Sinne beschreibt Jung seine Methode, wie folgt:

> *Mein eigenes Arbeitsgebiet ist nun nicht die im weitesten Sinne klinische Feststellung äußerer Merkmale, sondern die Erforschung und Klassifizierung der durch Erschließung feststellbaren, seelischen Tatbestände. Aus dieser Arbeit ergibt sich zunächst eine psychische Phänomenologie, welche eine entsprechende Strukturlehre ermöglicht, und aus der empirischen Anwendung der Strukturlehre ergibt sich schließlich eine psychologische Typologie.*

Das Zitat stammt aus dem Jahr 1928; Jung schreibt zum gleichen Thema 1936 noch prägnanter und wiederholt mehrfach, dass der wissenschaftliche Weg der Erkenntnis „von außen nach innen" führe. Die Verleugnung des „platonischen Temperaments" als persönlicher Gleichung ist damit vollendet, denn das „Erkenne dich selbst" des Delphischen Orakels und die platonische Lehre von der

Wiedererinnerung (Anamnesis) kommen in diesem Programm nicht mehr vor. Auch keine Zweifel.

Der wahre Lehrmeister von Jung ist zweifellos Aristoteles, von dem manche annehmen, er sei der bessere Platoniker, und es zeigt sich, dass die Persönlichkeit eines Autors mit seinem Werk ein unauftrennbares Ganzes bildet, was besagt, dass eine Zurücknahme der persönlichen Gleichung, wie Jung sie für sich in Anspruch nimmt, nicht möglich ist. In diesem Sinne weist er weiter darauf hin, dass der Anschein einer *deductio a priori,* die platonisch wäre, auf ihn nicht zuträfe, vielmehr bemühe er sich um eine, wenn auch deduktive Darstellung empirisch gewonnener Einsichten gegen die Einflüsterungen des Temperaments. Indem Aristoteles zum Ergebnis kommt, dass den Ideen seines Meisters die „Bodenhaftung" fehle, weshalb er sie in die feste Form packt, als deren Beständigkeit der Stoff erscheint, aus dem die Inhalte sind, entgeht ihm zwangsläufig die eminent dynamische Pointe der Ideenlehre, nämlich die Idee spontanen Bewegens, die sich selbst genügt und weder Form noch Inhalt benötigt, um wie ein Quellgrund aus sich heraus im Kollektiv auf Differenzierung hin zu wirken und die innere Wahrheit lebensgestaltend einzusetzen. Sie bewirkt Form und Inhalt im Hinblick auf den Widerstand, dem sie als Gegenprinzip zur Idee in der Feldstruktur eines polarisierten Systems begegnet, das sich auf diese dialektische Weise in einem dynamischen Gleichgewicht befindet, auf das im weiteren Sinne der Begriff des „Organs" zutrifft.

Was Aristoteles betrifft, so kennt er die Stelle aus dem *Theaitetos (192 a, 194 b),* an der Platon nicht das Wort „Idee", sondern den Ausdruck „Typ" in der Bedeutung von ‚Abdruck' in einem reproduktiven Sinn verwendet, denn er übernimmt ihn von da für seine eigene Gedächtnistheorie im Sinne von *Engramm.* Aristoteles strapaziert dabei den Begriff >*τύπος*<, indem er ihn in zwei Bestandteile zerlegt, die nicht mehr erkennen lassen, dass sie eigentlich ein Ganzes Bilden. Wir haben es bei Form und Inhalt indessen nicht mit zwei Hälften eines teilbaren Ganzen, sondern (dualistisch) mit zwei in sich geschlossenen Welten für sich gegebener Entitäten zu tun, deren Zusammenspiel als Menuett funktioniert und ähnlich gedacht werden kann, wie der Ablauf der Zeit in der Bewegung im Uhrwerk. In der vom Inhalt abstrahierten Form ist für Aristoteles die Fortsetzung der göttlichen Anfangsbewegung des Formens gewährleistet, die in der Bibel als erzeugender Hauch umschrieben wird. Da er nach dem Zeugnis von Hamann (E. Arnoldt, S 170) aus dem Mund Gottes kommt, ist er unwiderstehlich wie das Feuer, das der Drache ausspeit. Das Bild des feuerspeienden Drachens ist hier auch insofern geeignet, als es daran erinnert, dass Erzmineral unter entsprechender Hitzeeinwirkung geschmolzen werden muss, wenn es sodann unter

Ausnutzung seiner Trägheit die Form ausfüllen soll, deren Aktivität sich in der Besonderheit des erzeugten Exemplars als Glied einer nicht abreißenden Reihe wiederholt. Es handelt sich um eine Reihe, die als Konsequenz der Unterordnung des Systems unter den Typus keine spontane Entwicklung zulässt, allenfalls gibt es Störfälle.

Der Übergang von der Idee zur Form wird so durch einen Graben, der sich zwischen Platon und Aristoteles ähnlich auftut wie der Graben zwischen Jung und Freud, behindert, nur geht es im letzten Fall nicht um das Prinzip, sondern um eine besondere Anwendung desselben, worüber beide wissenschaftlich unterschiedlicher Meinung sind. Was Platon betrifft, so verwendet dieser im zweiten Buch des *Staates* (179 ff) das Wort >*τύπος*< über den *Theaitetos* hinausgehend mehrfach nun auch ausdrücklich und klar von dem Begriff der Idee abgesetzt, indem die alte Vorstellungseinheit von Form und Inhalt gewahrt bleibt. Hier wird im Bedeutungsfeld der Göttergenealogie und des Erziehungsgedankens gesagt, was Platon unter Idee versteht, nämlich dynamisches *Gestalten:* das Gute als Idee spontaner Natur. In diesem Sinne ist auch kreatives Gestalten gemeint, wenn Sokrates sagt, dass keiner freiwillig Schlechtes tue, und zwar im Hinblick auf persönliche Bewährung. Sich bewährend bezieht sich die Idee des Guten auf die Definition der Wahrheit, die niemals im Sinne der Widerspruchsfreiheit einerseits und der gesellschaftspolitischen Wirksamkeit andererseits doppelt sein darf. Dass Form und Inhalt wie im ursprünglichen Wortumfang von >*τυ-πος*< angelegt der Idee gegenüber dasselbe sind und in diesem Sinne ihr primär einheitliches nämlich statisch anhaltendes die Gegenwart überdauerndes Wesen als Widerpart der dynamischen Idee besitzen, stellt ein zentrales Moment der platonischen Ethik dar.

Der Nachweis für diese Verwendung des Begriffs *τυ-πος* bei Platon braucht hier nicht im einzelnen geführt zu werden, weil sich auch ohne den Umweg über einen solchen Nachweis aus seinen Texten zwanglos ableiten lässt, dass die aristotelische Interpretation der Idee als Form deren eigentlichem, spontanen Wesen nicht gerecht zu werden vermag. Übrigens bestehen in diesem Sinne zwischen der taxonomischen Ordnung des Pflanzen- und Tierreiches gemäß Aristoteles und seinen Nachfolgern (Cuvier im restaurierten Frankreich) und derjenigen der psychischen Störungen in den aktuellen diagnostischen Merkmalskatalogen der Psychiatrie keine wesentlichen Unterschiede methodischer Art. In der Ideenlehre wird die Ordnung des Seienden nicht vom Typ diktiert sondern generativ gewährleistet und durch Verwandtschaft mit den vorangegangenen Generationen von Vorfahren in „vertikaler" Offenheit strukturiert (Geoffroy St. Hilaire). Es handelt sich hierbei um ein System, das organisch wachsend dem Typ nicht nach- sondern vorgestellt, übergeordnet werden muss. Das Beispiel Platons hierfür ist der *Staat,* dessen Dreiteilung Platon in Analogie zum lebenden Organismus begreift. Sein generativer Sinn besteht darin, dass er lebt, das heißt, als System im Ganzen dynamisch nach Bewährung strebt, deren Ziel die Dauer zur Wahrheit ist. Wahrheit ist, was im gesellschaftlich politischen Wechsel andauert. Die Familienfeindlichkeit im *Staat,* die Platon vorgeworfen wird, macht dabei den gleichen Sinn wie ansonsten das Inzestverbot, über das sie allerdings weit hinausgeht, indem sie die Öffnung des Vereinzelten auf das Ganze, ohne die es keine Kultur gäbe, bezweckt. Wenn am platonischen Staat in diesem Zusammenhang kritisiert wird, er sei utopisch, dann widerlegt dies gegebenenfalls nicht die Wahrheit des Organismus und seines Wachsens in die Welt und in die Zeit, sondern zeigt in konkreter Deutlichkeit, wie schwer es ist, Menschen zu etwas im Interesse des Ganzen – die Richtung des Daumens zum Himmel – zu bewegen, wenn es nicht ihrem privaten Zweck genügt.

Dass es die ureigene Aufgabe des Menschen ist, im Beistand des beflügelten Eros (heiligen Geistes) unabhängig von privaten Interessen nach Wahrheit zu streben, heißt, sie müssen veranlasst werden, gegen ihre größte Leidenschaft, das ist die Trägheit, ihre natürliche Neigung zur Immobilität zu überwinden. Sie dürfen es sich nicht wie Oblomow zwischen Kissen bequem machen und sich mit dem einmal Erreichten zufrieden geben, indem sie das Bewährte konservieren, sondern müssen von da aus voranschreitend etwas riskieren. Sie müssen sich dem Neuen der Zukunft anstelle des Vertrauten und Gewohnten der Vergangenheit in ihrer Unabänderlichkeit stellen. In diesem Sinne sagt Kant, dass einem nicht das Leben geschenkt werde, damit man die Hälfte verschlafe (Brief an Hufeland, *Von der Macht des Gemüths des Menschen, über seine krankhaften Gefühle durch den bloßen Vorsatz Meister zu sein*). Weil die Menschen beides in sich tragen, die Wertschätzung der Stabilität des Bewährten hier, und den Drang zur optimalen Anpassung an das unablässig sich weiter entwickelnde und die Ausgangsbedingungen verändernde System dort, gibt es die Spezialisierung zweier Menschentypen, von denen die einen ein typisch weibliches, die andern ein typisch männliches Rollenverhalten bevorzugen.

Jung zitiert in diesem Zusammenhang (Bd 9/1 S 36) La Rochefoucauld (Maximen, DCXXX, p. 26), der in der passiven Bedeutung des Begriffs *Leidenschaft* in der *Leidenschaft zur Trägheit* die größte Triebkraft beim Menschen erblickt. Sie ist in der aristotelischen Vorstellung des weiblichen Ausfüllens von Formen ähnlich am Werk wie beim Glockengießen das verflüssigte Mineral, wenn es mit der ihm fremden Form in Zusammenhang gebracht wird und diese durch seine Trägheit ausfüllt. Im Hinblick auf die weite Verbreitung der Trägheit ist davon auszugehen, dass diesbezüglich nicht so schnell mit einer Änderung der menschlichen Verhältnisse zu rechnen ist. Das den Herrschenden im *Staat* im rechtlichen, nicht im biologischen Sinn auferlegte Zölibat bedeutet selbstverständlich nicht, dass kultureller Fortschritt nur gegen die Institution der Familie zu erreichen wäre, was diejenigen die dieser ihre Macht verdanken, wie es der menschlichen Natur entspricht, nicht gerne hören; Platon will damit einen Fingerzeig geben und deutlich machen, worin die Gefahr der Einseitigkeit besteht, die Aristoteles mit seiner Umwidmung der Idee zur Form theoretisch fundiert. Er begründet die Tradition des Vorrangs der gesellschaftlich politischen Orientierung als Selbstzweck zu Lasten der Wahrheit, das heißt, derjenigen, die extravertiert außengeleitet vor allem den Erfolg suchen, ihren.

Seither ist westliches Denken in diesem Sinne des Divergierens von männlicher Form und weiblichem Inhalt in zwei Überlieferungen gespalten, deren Linien sich in der Folge weiter voneinander entfernt haben und die Jung als weiteren Beleg für seine polare Unterscheidung von Extraversion und Introversion hätte heranziehen können: Der Außengeleitete interessiert sich als Empirist für die Materie, der Innengeleitete als Idealist für die zur Form konvertierte Idee. Für die platonische Tradition, in welcher die Idee des Guten in ihrer originalen Bedeutung dem *Ganzen* aus Form und Inhalt dynamisch entgegenwirkt, ist in diesem aus der Formenlehre entwickelten Schema kein Platz. So ist es auch nur für Seinskategorien, nicht für Beziehungsdynamik geeignet, sofern diese komplementär verstanden und nicht ihrerseits als Kategorie interpretiert wird. Das Missverständnis der Idee als Form, die in Wirklichkeit ihr Ergebnis ist, ist wohl der besondere Ausdruck der *persönlichen Gleichung* von Aristoteles. Aristoteles will zumindest mit einem Fuß fest auf dem Boden stehen. Dazu benötigt er die Form. Da der Himmel unerreichbar ist, kann man zwar wie Platon mit dem Finger in seine Richtung deuten; zur bestimmten Sache kommt man Aristoteles zufolge aber nur auf der Erde. Der aristotelische Mensch kommt als Lehm in die Hand Gottes und wenn er sie verlässt, trägt er gewissermaßen als Fingerabdruck einige Züge Gottes, er ist mit ihm aber nicht prinzipiell spontan verbunden, sondern nur in dem passiven Sinn zu vergleichen, in dem Bewegung mechanistisch als die Wirkung einer ihr äußerlichen Ursache und sonst nichts verstanden wird. – Indem Aristoteles auf exemplarische Weise kategorisch denkt, verschließt sich ihm das nicht-ontologische Verständnis der Beziehungsdynamik, welche Einheit nicht exemplarisch, sondern als das Ergebnis jenes Bewegens erklärt, in der sich die beiden Giganten des Anfangs immer wieder von Neuem umschlingen und einander zu Fall zu bringen versuchen. Sie erdrücken einander nicht, können aber auch nicht voneinander lassen, keinen Augenblick.

Da Aristoteles mit dem Gedanken der Beziehungsdynamik nichts anfangen kann, erscheint ihm das platonische Verständnis der Idee als fromme Träumerei oder schlicht als Hirngespinst. Es gibt sie in seinen Augen nicht und die Vorstellung von Einheit als Inbegriff einer Bewegung erscheint ihm gleicher Weise nicht nur nicht sinnvoll sondern geradezu widersinnig. Das Wesen des Individuums mit seiner in der Gegenspännigkeit von Einheit und Vielfalt gegebenen Ausgangsverfassung kann nicht erklärt werden. Der Wunsch nach einer Erklärung mag noch so groß sein, er bleibt unerfüllt. Da dieses Rätsel nicht zu lösen ist, soll es der Ratschluss des unbewegten Bewegers richten. Das ist der Ausweg, den Aristoteles findet, weil er der Auffassung ist, dass der platonischen Idee, wie er es an der Akademie vernimmt, als Begriff der haltgebende Paarling fehlt, dem sie in Wirklichkeit als Prinzip in dem andern Giganten in der Mitte der Struktur begegnet. Für Aristoteles besitzt nur der Formbegriff einen solchen Paarling, den passiven Stoff nämlich, der auf diese Weise zum Inhalt wird. Also erkennt Aristoteles in der Idee die Form und ergänzt sie durch den Stoff, dessen Begriff der Inhalt ist. Darin wandelt er in den Fußstapfen Gottes, der erst Adam als Form und dann Eva als Stoff erschaffen und beide vereinigt hat. Er tat dies auf die Weise des Feuerdrachens: durch Anhauchen des Lehms. Nachdem er Adam „eingeheizt", das heißt in den Stand der aktiven Form versetzt hatte, bedurfte es zur Vollendung des Programms, die Erde mit Menschen zu bevölkern, des Stoffes, aus dem die Exemplare hergestellt werden wie Sand am Meer. Gott fand ihn in Eva, die als materielle „Trägerin" der männlichen Form und der Schlange verschwistert dem Adam als Partnerin beigegeben wurde, damit sie dem aktiven Wesen seiner Form in sekundär erhitzter Trägheit widerstehe und es ausfülle. Seither ist im Grundriss peripatetischen Denkens das Gegensatzpaar Form (Idee) einerseits und Inhalt (Stoff) andererseits auf geschlechtsbezogene Weise von grundlegender Bedeutung, so dass das eine nicht gedacht werden kann, ohne dass das andere dazu assoziiert wird.

Der wesentliche Unterschied zwischen typologisch statischer Formen- und systematisch dynamischer Ideenlehre besteht also darin, dass Platon zufolge Vertikale und Horizontale, Adam und Eva beide als Subjekt, indem sie in der Kontinuität Gottes über die Spontaneität der Idee verfügen, gleichberechtigt ein und dieselbe Idee verkörpern, dies aber im Interesse der Bewährungsoptimierung auf unterschiedliche Weise tun, woraus sich in der Folge als einheitliches Form-Inhalts-Ganzes ein mehr männlicher und ein mehr weiblicher Typ entwickelt hat. Für Aristoteles sind hingegen Adam direkt und Eva indirekt einmal in Bewegung gesetzt (angehaucht) worden, um von da an, die immer gleiche Bewegung an die Nachfahren weiterzugeben, die das gleiche mit ihren Kindern tun, wobei der Mann zwischen Frau und Gott handelt. So ist den Frauen bestimmt, von Männern durch Härte zum Typ geformt zu werden – wofür Jung die Metapher von Amboss und Hammer gebraucht. Neuerungen außerhalb des Schöpferplans sind nicht vorgesehen. An die Stelle des Entwicklungsgedankens, tritt der Gedanke von der ewigen Wiederkehr des immer Gleichen. Beim Wechsel von Platon zu Aristoteles verliert die Ideenlehre als ihr Wesentliches auf diese Weise ihren prinzipiellen Charakter und damit die Einheit erzeugende, synthetische Dynamik der Spontaneität – sie wird dualistisch. Kant wird dagegen kritisch das *synthetische Urteil a priori* hervorheben – welches die formal transzendentale Definition der phänomenalen Wirkung des Subjekts ist. Aus dem Subjekt wird nun ein grammatisches Phänomen; seither hat es (bei Jung immer) den exemplarisch fest bestimmten Charakter des Ich. Das heißt, es handelt sich beim Ich um den Mittelpunkt des Bewusstseins.

Das Ich ist das ordentliche Kind einer zwar von außen erhitzten, aber innerlich trägen Mutter, deren Aktivität als Stoff darin besteht, dass sie sich wie geschmolzenes Erz passiv der männlichen Form anpasst. Die Glocke muss gegossen werden. Indem sich Jung diesem Verständnis nicht nur in Bezug auf die als „Formen" interpretierten Archetypen, sondern entsprechend seiner gesamten, an der ontologischen Horizontalen ausgerichteten Auffassung von Wissenschaft anschließt, verwandelt sich in der Analytischen Psychologie die Ideenlehre in eine Lehre von der Neben- und Untereinanderordnung mehr oder weniger starrer Formen. Diese bilden sich als beliebig oft wiederholte Vereinigung typischer Eigenschaften im Stoff ab und ergeben in exemplarischer Abgeschlossenheit der phänomenalen Wirklichkeit eines Subjekts, dessen eigene Potenz, die wiederum nur abgeleitet ist. Sie leitet sich in der Analytischen Psychologie von der Keimkraft der Archetypen ab. Hieraus entsteht als Statthalter des Individuums das „Ich-Subjekt", eine grammatische Figur (die erste Person Singular). Darauf bezieht sich die sogenannte Ich-Psychologie von Jung. Im Falle der gesellschaftlich beflügelten Extravertierten deutet der Pfeil des persönlichen Interesses vom Ich weg über die exemplarische Abgeschlossenheit hinaus und hinein in die zu beherrschende Welt, wo diese Einstellung den Einzelnen zum Erfolg im Leben prädestiniert. – Im Falle der Introversion deutet der Pfeil solipsistisch auf das Ich zurück. Da die unterschiedliche Interessenausrichtung, wie sie sich in diesen beiden Bewegungsrichtungen äußert, nicht vom Subjekt selbst herrühren kann, weil es dazu eines Metasubjektes bedürfte, muss es einen Urheber des Interesses außerhalb des Subjekts geben. Wer das ist, verrät Jung nicht, man kann es aber vermuten.

Die in geborgten Formen verfestigten und vom Stoff als einer Substanz getragenen Eigenschaftskomplexe (Syndrome) sind je nach der persönlichen Beschaffenheit da oder sie sind nicht da, sie werden geboren und sterben, indem sie wie der Tag aus der Nacht und die Nacht aus dem Tag immer wieder von neuem durch Erbschaft unverbrüchlich verbunden im Kreis auseinander hervorgehen und einander wechselseitig bewahren. Anstelle des wirklich Neuen gibt es in ihrem Geltungsbereich nur das schon Bekannte: Wiederholungen des Gleichen – und anstelle des systematischen Zusammenhangs in der dialektischen Kontinuität eines ununterbrochenen Prozesses auf dem Boden subjektiver Spontaneität als treibender Kraft gibt es Taxonomien, die an die übersichtliche Ordnung von Regalsystemen erinnern und an die äußerliche Unterscheidung von akzidentellen und anderen Eigenschaften anknüpfen. Aristoteles gehört als Erfinder des vom Begriff des Exemplars abzuleitenden Dualismus „außen/innen" (extra-, introvertiert) mit seinen Extensionen wie derjenigen von Leib und Seele, Körper und Geist in den engen Kreis unsterblicher Geistesgrößen. Er hat in den Augen seiner Bewunderer die Ideenlehre vom Kopf auf die Füße gestellt. Als *Form* definiert wird die Idee zum Bild. Zum Bild geworden ist sie eine Folie, die das tut, was in sie projiziert wird, mehr nicht, wie das Erz, das in *absentia* von Gott über einen Beauftragten in die Form gegossen wird, deren Befehlen sie gehorcht. Mit anderen Worten: Sie widersteht dem andrängenden Stoff. Als Urbild ist diese Folie göttlichen Willens der unwandelbare Spiegel der Ewigkeit, aufgehängt an einem ‚überhimmlischen' Ort. Man kann den Blick zu ihr erheben und sich daran laben, man kann aber nicht erwarten, dass sie den Blick erwidert. Sie bemerkt ihn nicht, weil kein eigenes Feuer in ihm brennt, nur der Brand, der vom Atem Gottes angefacht wurde. Indem die Form unveränderlich ist, hat sie als ihr Wesentliches die Spontaneität verloren, die das Wissen, das sie bedeutet, jenem Quellgrund vergleichbar macht, von dem Nikolaus von Kues spricht. Seitdem die Idee zur Form geworden ist, ist nicht nur die Frage, wie das Individuum vorzustellen ist, sondern auch die Frage, wie die Seele den Leib bewegt, unbeantwortbar geworden. Auf dem horizontalen Erkenntnisweg wird sie auch von Jung nicht beantwortet.

Aus seiner Sicht stellt sich der erkenntnistheoretische Sachverhalt komplizierter als für Freud dar, was insbesondere im Hinblick auf den kollektiven Charakter des Unbewussten und das Konstrukt der Archetypen der Fall ist. Angesichts der grundlegenden Bedeutung dieser aus dem Konflikt zwischen Ideen- und Formenlehre abzuleitenden Zusammenhänge kann Jung nicht umhin, sich für die spontan bewegende Rolle des Wissens als *der* theoretischen Grundfrage überhaupt zu interessieren. Erst wenn diesbezüglich Klarheit geschaffen ist, kann sich abzeichnen, wie das erblich oder anders geartete Verhältnis zwischen einer materiellen Grundlage des Bewusstseins und dessen Vorstellungen als geistigen Phänomenen gedacht werden könnte. Jung sucht die Abklärung jedoch, wie gesagt, nicht im Sinne Platons, vielmehr denkt er aristotelisch platonisierend in den Bahnen des mittelalterlichen Universalienstreites, von dem er in Übereinstimmung mit Stegmüller sagt, dass er andauere, was heißt, dass es in seinen Augen für das Problem keine definitive Lösung gibt. Dies erzeugt in der Theorie der Analytischen Psychologie die Spannungen, auf die hier aufmerksam gemacht wird. Die Situation ist aporetisch und wenn nicht klargestellt wird, worüber der Streit geht, besteht die Gefahr, dass ihre Diskussion, uferlos geworden, niemanden mehr interessiert.

Praktische Typologie

Bevor der Mensch die Persönlichkeit wird, die er dann als Person lebenslang ist, war sein Wesen trägerloses, prinzipielles Wissen. Durch die Metamorphose seiner Umwandlung erlangt er den Seinsstatus, indem er in der Vereinigung mit seiner Verneinung die Form erhält, die aus Wissen sodann den Inhalt macht, dessen eigenen Seinsstatus wir als ‚Bewusstsein' kennen, indem die Vereinigung von Licht und Schatten gelegentlich von Jung unter Bezug auf den Koran (Bd 9/1 S 149) als „Ort der Wandlung" bezeichnet in der Mitte einer Höhle stattfindet und an das platonische Höhlengleichnis erinnert. Der Umstand, dass Jung in Anlehnung an Kant diesbezüglich von der „transzendentalen Funktion" spricht, kann darauf hindeuten, dass er das Ungenügen psychologistischer Erklärungsversuche empfand und nach einem Ausweg suchte. Vielleicht hat vor Jung auch Nietzsche an diese Dialektik gedacht, als er die ‚apollinische' und die ‚dionysische' Wesensart miteinander verglich, und vielleicht dachte er daran bei dem Seiltänzer aus *Zarathustra,* der nach der prinzipiellen Vollkommenheit des Lichtes dürstend über seinen Schatten springen wollte, stattdessen aber von seinem Schatten übersprungen wurde. Licht und Schatten müssen, um eine Identität zu bilden, das Gesetz des Seins befolgen, das in der Vereinigung besteht, die aus der weglaufenden Daphne einen ortsstabilen Lorbeerbaum macht, aus dessen Laub später Siegeskränze geflochten werden. – Das Bild veranschaulicht außer dem Prozess der Seinswerdung das Risiko des Zarathustra auf dem Hochseil ins *Schwanken* zu geraten, dabei die *Schwankungsbreite* zu überschreiten und abzustürzen. Das Schwanken ist, wie wir am Beispiel des Radfahrens sehen, umso leichter zu beherrschen, je größer die Geschwindigkeit des Bewegens ist. Das Risiko ist am größten beim Anhalten, wenn die laufende Daphne sich an einen Widerstand klammernd in das Sein des Stoffes (hyle, Wald, Holz) verwandelt und so dem Absturz zuvorkommt – allerdings wird das Wissen (Licht, Bewegen) nur für eine gewisse Zeit Bewusstsein, das unter Bezug auf den Vorgang ‚Verstand' heißt, weil für die Vollkommenheit seines Seins das eherne Gesetz des Anaximander gilt: Wer ist, muss büssen. Es gibt nicht nur den Verstand. Zur Vollkommenheit prinzipiellen Wissens gehört vom Verstand unzertrennlich auch die Vernunft, anders ausgedrückt besteht die Einheit der Persönlichkeit in der Vereinigung beider Seiten der Intelligenz, einer männlichen und einer weiblichen. Darin wird das Risiko des Abstürzens, das in der auftrennenden Wirkung des Verstandes begründet ist, durch die vereinheitlichende Wirkung der Vernunft ausgeglichen. Aus dem spezifischen Mischungsverhältnis bei der Heirat von Verstand und

Vernunft – in der von Jung als ‚enervierend' empfundenen griechischen Mythologie personifiziert als Poros und Penia – folgt die spezifische *Identität* von Mann und Frau als Persönlichkeiten.

Bei anderer Gelegenheit habe ich versucht, typische Verhaltenspräferenzen, die im Alltag beim Ausgleich des analytischen Verstandes und der synthetischen Vernunft empirisch zu bemerken sind, im Hinblick auf ihre praktische Relevanz in der Kriminologie (die Proportion im Freiheitsentzug ist etwa 1 Frau : 25 Männer) typisierend in Ansatz zu bringen, indem ich mich allgemein auf Konfliktsituationen bezogen und gesagt habe, dass Frauen eher dazu neigten, ein Konfliktlösungsverhalten zu bevorzugen, das Einheit zu erhalten oder herzustellen und zu befestigen intendiere, wohingegen der typische Mann in einem solchen Fall eher auszubrechen, Vielfalt und Abwechslung suche, um seinen Erfahrungshorizont unter Inkaufnahme von Risiken zu öffnen und zu erweitern. Die Empirie, von der ich dabei ausgegangen bin, wurde durch den Vergleich der Kriminalitätsziffern beider Geschlechter gestützt, wenngleich man einen strengen Beweis auf diesem Gebiet *ex post* nicht erwarten wird. (Luthe, R., Identité de l'homme et criminorésistance féminine. Vortrag Mons, Okt. 91 – Deutsche Fassung in: Magazin/Forschung Universität des Saarlandes. 2/1991, 36–41. – Luthe, R., Witter, H., 1990, Über die geschlechtsspezifische Kriminoresistenz bei Frauen. In: Kerner H-G, Kaiser G, (Hg.), Kriminalität: Persönlichkeit, Verhalten Lebensgeschichte. Festschrift für Hans Göppinger zum 70. Geburtstag. Springer, Berlin Heidelberg New York London Paris Tokyo Hong Kong). – Darüber hinaus waren es Beobachtungen aus dem sonstigen psychiatrischen Umfeld, die mir dieses Urteil, das wie gesagt auf Verhalten in gesellschaftlichen Konfliktsituationen beschränkt ist, nahe legten. Dass es auch rechthaberische und zänkische Frauen habituell und ebenso risikoscheue und schlafmützige Männer gibt, steht auf einem andern Blatt. Typisch sind sie aber nicht.

Fassen wir nun die genannten Entwicklungsprinzipien nicht vom Ergebnis, sondern von ihrem Wirkungen her näher ins Auge, dann wissen wir bereits, dass die darin zur Auswirkung kommende Dynamik antinomisch polarisiert und komplementär ist. Andernfalls könnten die Kräfte untereinander kein Gleichgewicht bewirken und der „Seiltänzer" könnte sich nicht auf dem Seil halten und müsste immer wieder nach der einen oder anderen Seite abstürzen, auf den Marktplatz fallen, wo ihn die Menge erwartet. Während die eine Kraft liebend vereinigt, tut die andere das Gegenteil, sie löst auf. Was liegt näher, als die Kraft, die vereinigt, im Hinblick auf ihren elementaren Charakter und die harmonisierende Wirkung des Schwingens als ‚Liebe' und den Gegenspieler als ‚Hass' zu taufen? Damit tun wir nichts anderes als Empedokles tat, als er 500 v. C. seiner

Naturerklärung eben diesen Antagonismus zugrunde legte und später, als er bei Hölderlin im Ätna in die Ewigkeit sprang und einen Schuh zurückließ: Anziehung und Abstoßung. – Der Umstand, dass es sich bei den Antagonisten, die gleichzeitig Protagonisten sind, je nachdem wie man es sieht, um Prinzipien handelt, wird von Platon zum Ausdruck gebracht, indem er diesbezüglich vom ‚Kampf der Giganten' spricht. Dass ausgerechnet das Hin- und Herwogen des Kampfes im Ring als dynamische Metapher für Einheit dienen soll, ist nicht selbstverständlich, aber wenn man das Bild des Ringkampfes vor Augen nachdenkt, wird man finden, dass Heraklit, der den Streit als ‚Vater aller Dinge' bezeichnete, darin recht behalten hat. Er nannte diesen Kampf die „Gegenspännigkeit" jener fließenden Struktur des Werdens, die nach Nikolaus von Kues die „Koinzidenz des Gegensätzlichem" beinhaltet. Indem Jung das Unbewusste als ‚Mutter des Bewusstseins' bezeichnete und sich ergebnislos nach einem anderen Vater für das Kind als diesen Streit umsah (Bd 9/1 S 298 f), suchte er etwas Unmögliches. Das Unbewusste ist wie das Bewusstsein das typische Erzeugnis generativer Polarität, deren Fruchtbarkeit *prinzipiell* geartet ist und als vorübergehender Kompromiss auf dem Gegensatz zwischen Begrenzung und deren Überwindung als ununterbrochen andauerndem Prozess ohne Ende beruht – ohne Ende, weil es nichts gibt, das ihn beenden könnte. Hammer und Amboss können keine verbindende Beziehung zueinander unterhalten, sie lieben einander nicht. Sie prallen aufeinander und sind unveränderliche Werkzeuge in und unter der Hand des Schmiedes. Das Bild ist überfordert.

Offensichtlich handelt es sich hier um eine Beschreibung des dialektischen Prozesses, der den ununterbrochenen und ununterbrechbaren Fortgang der Entwicklung als Bewegen besagt, auch wenn keine der darin gewordenen Einheiten in ihrer Abhängigkeit von ihrer Bewegung ewig währt. Die Hand des Schmiedes (der „selbst unbewegte und unbewegliche erste Beweger") wird dabei nicht nur nicht benötigt, seine Anwesenheit wäre vielmehr kontraproduktiv, weil die für den Prozess notwendige Dynamik ausschließlich aus beiden Prinzipien stammt, Ja und Nein, worin das Wesen der Idee als generativem Prinzip in Spontaneität besteht. Bewegen kann apriorisch gesehen weder anfangen noch enden, weil dazu anderes Bewegen notwendig wäre. In diesem Sinne hat Platon von der Idee gesagt, dass ihre Güte das Sein als ihr Kind überrage. Indem Bewegen und Gegenbewegen einander neutralisieren, tun sie dies nicht in Ewigkeit, sondern rufen im Sein der Anschauung die Form der Notwendigkeit als Zeit und die der Einmaligkeit als Raum hervor. Die dialektische „Gegenspännigkeit" beim Kompromiss von Streit und Liebe hat ihre Organisation in dieser polaren Struktur des ‚Mittleren', das folglich als ‚Organ' oder ‚Organismus' angesprochen werden kann. Sie ist der wesentliche Gehalt der strukturalen Psychopathologie und der Ionischen Naturphilosophie, an deren Anfang Anaximander aus Milet steht, der Schüler von Thales, der in der Synthese indischen (indogermanischen) und ägyptischen Gedankenguts (Echnaton) als erster ‚prinzipiell' gedacht hat und der den dialektischen Prozess von Werden und Vergehen als die Fortsetzung im gerechten Ausgleich des Weltgeschehens beschrieben hat.

Prinzipielles Denken ist auf diese Weise das Denken der Seinsgründe als Wissen. Daraus folgt kategorielles Denken der Bewusstseinsgründe, in denen die Tätigkeit des Geistes begrifflich den Sinn erzeugt, dessen synthetische Kraft in der Komplementarität von Sprechen und Hören als Verstehen vielleicht nicht ‚kollektiv', wohl aber ‚öffentlich' genannt werden sollte. Seinsgründe und Bewusstseinsgründe gehören zwar verschiedenen Ebenen der menschlichen Organisation an, sind aber nicht prinzipiell verschieden. Alles, was bewusst oder unbewusst sein kann, nämlich ‚noetisch', folgt aus der in strukturaler Antinomie stattfindenden Auseinandersetzung der Idee mit ihrem Andern, auch und insbesondere Denken im Anschluss an Wissen. Erst wenn Ideen die angeborene Bedeutung ihres Wissens a priori kundgetan haben, *sind* sie und zwar sowohl gegenständlich als im Ausgleich auch vorübergehend, nämlich als empirisch konkreter oder ideell abstrakter Ausdruck eines Kompromisses zwischen streitenden Parteien formal und inhaltlich begrifflich als Gegenstand oder als ästhetisch anschauliches Phänomen räumlich und zeitlich bestimmt.

Dieses Mittlere, das wir *Organismus* nennen, wurde in der Psychiatrie von H. Ey als ‚corps psychique' bezeichnet. Die psychiatrische Lehre, die er von da aus konsequent entwickelte, nannte er ‚organodynamisch'. Erfolgt die gegenspännig gegenständliche Bestimmung der Idee organisch im Körper, nennen wir diesen Akt der Vermittlung „Leben"; erfolgt sie in einer Sprache, sprechen wir von „Denken", das ausgesprochen die Öffentlichkeit des Sinns bewirkt, der die Dynamik des Werdens fortsetzt und ihr die Richtung gibt, unter Umständen auch die in die Geisteskrankheit als Strukturverlust. – Indem Denken und Leben in vollkommen analoger Weise subjektzentriert als *gegenständlich bestimmtes Wissen* zu bezeichnen sind, ist die Natur des Wissens von gleicher Art wie die Natur schlechthin und enthält die Fähigkeit, etwas völlig Neues herzustellen, das eine aus dem andern hervorzurufen, zum Beispiel Lorbeerkränze aus flüchtigen Jungfrauen. Und indem der Mensch ganz und gar darin ist, sich fortpflanzt, erlangt er die als „Evidenz" bekannte absolute Gewissheit seiner selbst in der Welt *(„also bin ich")*. Indem der Mensch die Gewissheit seiner Meinhaftigkeit von innen heraus erlangt und in den Urteilen der Sprache sich als Gedächtnis einprägt, integriert, kann er sie gegenständlich denken, das heißt, sprachlich differenziert formulieren; er kann sie aber nicht, ebenso wenig wie das Bewusstsein, sprachlich erzeugen, nicht einmal, indem er Zaubersprüche oder wissenschaftliche Beschwörungsformeln anwendet und ‚software' entwickelt, denn das prinzipielle Wissen erreicht er nicht.

Das „gewöhnliche Sprechen", das Jung in diesem Sinne in Anspruch nimmt, verrät indessen auf Schritt und Tritt die (spontane) Herstellungsweise der Gewissheit. So steckt in dem lateinischen Wort „Evidenz" noch der wahre Gehalt der Idee von *sehen ohne bestimmte Perspektive* in der Bedeutung von *klar sehen, einsehen, erleuchten,* was darauf hindeutet, dass die Ursprünglichkeit des Wissens etwas mit der Aktivität des Lichtes und Intuition zu tun hat, die von den mythischen Pfeilen Apollos und seiner göttlich grausamen Schwester bis hinein in den Phototropismus von Pflanzen verfolgt werden kann und von Nietzsche in der Tat bis in den Traum hinein verfolgt worden ist. – Der erste Mensch erfuhr sie, als er die Augen aufschlug. Denken und Fühlen sind auf diese Weise keine „numinal akzentuierten" (Jung/Bash) isolierten Grundfunktionen der Persönlichkeit, sondern relativ undifferenzierte und gerade deshalb besonders gebrauchsfertige und in der Tat ständig in Anspruch genommene Vermittlungsweisen für psychische Errungenschaften *vor* der Persönlichkeit, die in jeder psychischen Aktivität auf komplementäre Weise zusammenwirken, wobei es vom Ziel des Erkennens abhängt, welcher der beiden Bewegungsrichtungen, die Jung als ‚zentrifugal', und ‚zentripetal' unterscheidet und bei denen es sich in strukturaler Ausdrucksweise um das dialektisch gegenspännige Gleichgewicht von Synthese und Analyse handelt, im jeweiligen Fall die Bedeutung der Figur und welcher die Bedeutung des Hintergrundes zukommt.

Bevor es Denken und Fühlen in öffentlicher Wirksamkeit geben kann, müssen Kinder schon allerlei gewusst und wissend zustande gebracht haben. Den Spracherwerb beispielsweise. In der Aufzählung von vier – von Jung ausdrücklich den Himmelsrichtungen verglichenen – Grundfunktionen fehlt nicht nur der Hinweis auf das vorhergehende Wissen, das dadurch vielmehr als Ergebnis des Denkens erscheint, was für Jungs Verständnis des Unbewussten wichtig ist und das Auftreten des Bewusstseins zu irgendeinem Zeitpunkt der Evolution und der Ontogenese als ein ungelöstes und voraussichtlich auch in Zukunft nicht lösbares Rätsel erscheinen lässt. Bei ihm fehlt überdies der Hinweis auf die Funktion von Glauben und Träumen, bei dem es sich nach Nietzsche um die schlechthin „innerste" Erlebensform im Gegensatz zum Rausch als äußerster handeln soll. Es geht auch dabei nicht um Eigenschaften, sondern um regulativ ausgleichende Tätigkeiten. Unter dieser Prämisse, mit der an den ausdrücklich als „empirisch" bezeichneten Ergebnissen Jungs nichts richtiggestellt oder ergänzt, sondern nur ein anderer Ansatz gewonnen werden soll, ist an eigene vorangegangene Überlegungen zum Verhältnis von Geist und Geisteskrankheit, die von der strukturalen Psychopathologie zur Ideenlehre Platons hin und von da zurückgeführt haben, angeknüpft werden. Und zwar weiterhin speziell im Hinblick auf die klassischen Theorien der beiden tiefenpsychologischen Richtungen nicht im Interesse einer Kritik, sondern aus epistemologischem Interesse an der Begrifflichkeit der strukturalen Psychopathologie als solcher, um ihr nach dieser Seite hin mehr Relief zu verschaffen. Ich bediente mich zu diesem Zweck des *Unbewussten* und der *(Arche-) Typen* als Schlüsselbegriffen. – Der eine Begriff – das Unbewusste, Unterbewusste, Vor- oder Überbewusste – ist sowohl für die Psychoanalyse als auch in Verbindung mit dem Beiwort „kollektiv“ und dem ausdrücklichen Hinweis auf seine Verwandtschaft mit Begriffsbildungen in der Nachfolge der Schelling'schen Psychologie aus der romantischen Epoche der Psychiatrie mit C.G. Carus als herausragendem Vertreter für die Analytische Psychologie maßgeblich. Der andere Begriff – Archetyp – ist nur für die letztere wesentlich (vgl. Kusch, M., 1995). Mithilfe dieser beiden Begriffe lässt sich der Wissenschaftsanspruch der Psychoanalyse S. Freuds und der Analytischen Psychologie von C. G. Jung zu demjenigen der strukturalen Psychopathologie und überdies zur platonischen Ideenlehre praktisch in Beziehung setzen und ein vergleichender Überblick herstellen, indem die Inkompatibilität der Namen mit dem Wissen, das sie eigentlich bedeuten, unterstrichen wird.

Wie sich gezeigt hat, trägt dazu vor allem die Untersuchung dessen bei, was auf die offene oder geschlossene Beschaffenheit der Persönlichkeit bezogen unter Ausdrücken wie *Typ, Charakter und Idee, Typologie und System* verstanden wird. Dabei interessiert in Anbetracht der funktionalen Dynamik der Person die Frage, was von der Analogie zu halten ist, die zwischen dem Eros-Konzept der Ideenlehre einerseits und der Rolle des Triebgeschehens im Rahmen der Psychoanalyse mit dem Begriff der Libido und des Archetyps „Anima“ beim Mann, beziehungsweise „Animus“ bei der Frau im Rahmen der Analytischen Psychologie andererseits zu bestehen scheint. – In erster Annäherung kann davon ausgegangen werden, dass in das Freud'sche Unbewusste, das relativ problemlos, da individuell begrenzt erscheint, von außen Licht gebracht werden muss, weil es darin kein Erkennen gibt, stockdunkel ist. Sein Pendant in der Begriffswelt von Jung ist der „Schatten“. In diesem Sinne kann Mephistopheles als das Unbewusste von Faust, als dessen „Schatten“ bezeichnet werden. Doch wie gesagt Licht allein und Schatten allein bringen auf der Erde keine Form hervor, nicht einmal beim Osterspaziergang. Indem sie Gegensätze sind, stoßen sie einander nicht nur ab, sie ziehen einander auch an; es gibt sie nicht für sich allein, sondern nur gleichzeitig füreinander. Sie gehören zusammen und lassen so als Triplizität ein unbekanntes Drittes erahnen.

Jung hat ihr Zusammentreffen als mehr oder weniger chaotischen Ort der Dämmerung, beschrieben und keineswegs, wie man meinen möchte, als Paradies mit Schlangen zwischen Blumen und Gras, in dem fleißige Bienen Honig sammeln, sondern immer irgendwie lichtvoll darüber ein Renaissance-Himmel, in dem Engel und Amoretten ihre Kreise ziehen. Jung schreibt: „Die Mitarbeit des Unbewussten ist klug und zielgerichtet, und selbst wenn es sich gegensätzlich zum Bewusstsein verhält, ist sein Ausdruck immer noch in intelligenter Weise kompensatorisch, wie wenn es versuchen wollte, das verlorene Gleichgewicht wieder herzustellen." Die Stelle (Bd 9/1 S 300) ist besonders interessant, weil, wie im Hinweis auf die Vorstellung ‚Gleichgewicht' der Gedanke einer organisierenden Antinomie anklingt, gegen den sich Jung an anderen Stellen sträubt, etwa dort, wo er sich mit dem Begriff eines ‚höheren' Bewusstseins in der indischen Philosophie befasst (Jancke, H., Vom Sinn und Unsinn des Psychisch-Unbewußten. Msch Psychiat Neurol 1953, 125, 494–514). An dieser Stelle folgt bei Jung der Hinweis auf Träume und Visionen überlegener Art. Man gewinnt den Eindruck einer >Gegenpersönlichkeit< im Sinne des sokratischen >daimonions<. Dies ist eine Ausdrucksweise dafür, dass es in den persönlichen Voraussetzungen der Projektion auf methodologische Probleme einen grundlegenden, weltanschaulichen Unterschied zwischen den Auffassungen Jungs und Freuds gibt.

Für Freud sind unbewusste Inhalte immer Epiphänomene, das heißt, sie sind auf materieller Grundlage aus früher Bewusstem rational hervorgegangen. Sie waren einmal ähnlich bewusst, wie dasjenige, das wir ständig normal vergessen, ohne dass insoweit (etwa beim „Engramm") von einem Unbewussten gesprochen wird. Alles in allem scheint dieses Unbewusste aber viel komplizierter als das normal Vergessene zu sein. Im Gegensatz zum normal Vergessenen, das uns bei Bedarf unwillkürlich oder indem wir unser Gedächtnis anstrengen, über bewusste oder unbewusste Assoziationsbrücken, wieder einfällt, können wir uns an das unbewusst Gewordene nicht mehr erinnern, weil wir gegen das Wieder-Erinnern aus bestimmten Gründen emotionale Barrieren errichtet haben, deren Aufrechterhaltung mit Energieaufwand verbunden ist. Um das Unbewusste gegen diesen Widerstand wieder bewusst zu machen, müssen besondere Techniken angewendet werden, wie zum Beispiel Hypnose oder Freies Assoziieren. Die Frage, in welchem Verhältnis Bewusstsein und Gehirn als dessen materielle Grundlage zueinander stehen, ist für die zum Bewusstmachen anzuwendende Technik irrelevant; sie braucht nur zu wirken. Indem sie wirkt, braucht sich der Therapeut nicht darüber den Kopf zu zerbrechen, was Bewusstsein als solches sein könnte, beziehungsweise ob es in Wirklichkeit überhaupt so etwas wie Bewusstsein realiter gibt. Positivisten sprechen in diesem Sinne von der „black box", das heißt sie schweigen.

In welchem tatsächlichen Verhältnis Bewusstsein und Gehirn, Gegenstand und Phänomen, auch immer zueinander stehen, der praktische Psychoanalytiker kann darüber hinwegsehen. Alzheimer Patienten überweist er an Kollegen. An seiner Arbeitsweise ändert sich nichts, gleichgültig wie man sich dieses Verhältnis vorstellt oder wie es wirklich ist. Für den Therapeuten stehen praktisch technische Fragen im Vordergrund, keine theoretischen Probleme prinzipieller Art, wie Jung sie am Anfang seines Aufsatzes über den Mutterarchetyp aufwirft, wobei er seine wissenschaftliche Einstellung als diejenige eines *‚Empiristen mit platonischem Temperament'* charakterisiert. – Für die Analytische Psychologie ist die methodologische Frage jedoch bei weitem nicht so einfach wie für Freud zu erledigen. Aus der Sicht von Jung stellt sich der Sachverhalt, bezüglich dessen auf das vorhergehende Kapitel verwiesen wird, wesentlich verwickelter dar, denn die Inhalte des kollektiven Unbewussten, bei dem es sich um eine „phylogenetische Tiefenschicht" handelt (Bd 9/1 S 304), waren, wie gesagt zu keinem Zeitpunkt persönlich bewusst, sie wurden vielmehr dem Individuum als allgemeine Bereitschaft ebenso vererbt wie alles andere, was es hinsichtlich seiner körperlichen Beschaffenheit dem Erbgut verdankt, dass es existiert. Bei Jung (Bd 9/1 S 169) heißt es: „Es ist darum anzunehmen, dass sie gewissen kollektiven und nicht persönlichen Strukturelementen der menschlichen Seele überhaupt entspricht und, wie die morphologischen Elemente des menschlichen Körpers vererbt wird." – So sind Archetypen allen Manifestationen der Seele, diese prädeterminierend, vorgegeben, derjenige der Frau im Mann und der des Mannes in der Frau entsprechend dem Verhältnis weiblicher und männlicher Gene.

Da sie zuvor nie bewusst waren, aber die Fähigkeit besitzen, bewusst zu werden, wiederholt der Therapeut, wenn er Erfolg hat, das Wunder, das Gott vollbracht hat, als er nicht nur die Welt erschuf, sondern auch bewirkte, dass der Mensch dies weiß. Lebt das Ich als Zentrum des Jung'schen Bewusstseins im Takt von knapp bemessenen Minuten und Sekunden, so geht das kollektiv Unbewusste geradezu verschwenderisch mit ‚Zeit' um; sein Takt bemisst sich nach Jahrtausenden, was es im Hinblick auf die gewöhnliche Lebenszeit des Menschen wissenschaftlich äußerst schwierig machen würde zu sagen, wer für die Synchronisierung beider und damit für den ordentlichen Ablauf der Homöodynamik zuständig wäre, wenn es sich bei Zeit nicht um eine bloße Form der Anschauung handeln würde. Archetypen werden empirisch im Zusammenspiel mit Sinnesreizen bewusst. Da sie als strukturale Bestandteile des menschlichen Erbguts *vor* den Sinnesorganen kommen, können sie in der Tat nicht bewusst sein und es fragt sich, wie sie es werden. Vergleichsweise: Ein Toter kann nur wiederbelebt werden, wenn die Leiche vorliegt. Hier hingegen haben wir es mit der Belebung von etwas zu tun, von dem gesagt wird, dass es vorher nicht existiert hat. So gibt es bei Jung in der Beziehung des Therapeuten zum Patienten keinen Weg, der zurück beschritten werden könnte, um Archetypen bewusst zu machen, sie zu wissen, dann zu denken und im therapeutischen Gespräch darauf einzugehen. Vielmehr handelt es sich darum, dass die Archetypen im Bewusstsein des Patienten komplexqualitativ erstmals das Licht der Welt erblicken, als Phänomen den Status der Wirklichkeit erlangen, wie dies zu bewirken bei Sokrates das Wesen der *maieutischen* Methode war. In diesem Sinne ist es wohl zu verstehen, wenn Jung gelegentlich darauf hinweist, dass es auch so etwas wie ein Gefälle vom Unbewussten zum Bewusstsein gebe. Die Wissenschaft musste auf Kurt Gödel, Heinrich Hertz und Pascual Jordan warten um über den Begriff der Komplementarität an Kant neu anknüpfen zu können.

Der Therapeut kann auf dem Boden der Analytischen Psychologie nicht umhin, sich für diese theoretische Frage zu interessieren und für Jung ist in diesem Zusammenhang wichtig, wie das Verhältnis zwischen der materiellen Grundlage des Bewusstseins und dessen Vorstellung als tätigem Geist zu denken ist. „Archephänomenal" oder wie? Für die Spannung, die es diesbezüglich in der Theorie gibt, ist der Gegensatz zwischen zwei seiner Feststellungen charakteristisch, die beide als Texte auf der Rückseite des Schutzumschlags von Band 5, beziehungsweise Band 9/I der Gesamtausgabe besonders hervorgehoben werden. Sie lauten:

a) *Insofern die Welt und alles Seiende unmittelbar eine Schöpfung der Vorstellung ist, so geht aus dem Opfer der nach dem Vergangenen sich zurücksehnenden Libido die Schaffung der Welt hervor. Für den Rückschauenden wird die Welt, selbst der gestirnte Himmel, wiederum die über ihn gebeugte und ihn von allen Seiten umfassende Mutter, und aus dem Verzichte auf dieses Bild und auf die Sehnsucht nach ihm entsteht das Weltbild, das moderner Erkenntnis entspricht.*
b) *Im Unterschied zur persönlichen Natur der bewussten Psyche gibt es ein zweites psychisches System, von kollektivem, nicht persönlichem Charakter, neben unserem Bewusstsein, das seinerseits durchaus persönlicher Natur ist und das wir – selbst wenn wir das persönliche Unbewusste als Anhängsel hinzufügen –* für die einzig erfahrbare Psyche halten. *Das kollektive Unbewusste entwickelt sich nicht individuell, sondern wird ererbt. Es besteht aus präexistenten Formen, Archetypen, die erst sekundär bewusst werden können und den Inhalten des Bewusstseins festumrissene Formen verleihen.*

Im täglichen Leben gilt, wer a) sagt, muss auch b) sagen. Im vorliegenden Fall trifft das Gegenteil zu. Entweder hat man es mit einer individuellen Vorstellung oder man hat es mit ererbtem Besitz unbekannter Vorfahren zu tun. Vorstellungen sind aber auch hinsichtlich ihrer strukturalen Voraussetzungen nicht erblich sondern durchgehend dynamisch. Jung spricht allerdings gelegentlich davon, dass ‚der Geist von Weimar' das Erbe der deutschen Nation sei, wobei er im ‚Geist von Königsberg' einen Rivalen hat. So allgemein ins geistig Inhaltliche und auf dessen Folgen übertragen kann man dies im Fall der Archetypen aber nicht meinen. Da diese zu keinem Zeitpunkt bewusst waren und – bewusst geworden – keine Archetypen mehr sind, steht der Therapeut, der sie bewusst zu machen hat, vor einer schwierigen, kaum mitteilbaren Aufgabe. Er muss gewissermaßen dem ‚lieben Gott' ins Handwerk pfuschen und wird gefragt, wieso er dies kann.

Fährt man fort, Auffassungen von Psychoanalyse und Analytischer Psychologie zu sortieren und miteinander zu vergleichen, kann man sagen, dass die Hermeneutik von Freud kompakt, sozusagen mit Händen zu greifen, obstetrisch ist, medizinisch wie das Palpieren zu erlernen. Sie ist das manchmal geistreiche Hin und Herwenden von Faktischem: der zu interpretierende Text konkret in Bezug auf die Materie der Drucklettern bezogen vorgestellt, das Buch zu Fleisch geworden; wohingegen die Hermeneutik von Jung eher seelsorgerisch ein schauendes, auf den Kulturhorizont der gesamten Menschheit und deren gelehrte Hervorbringungen gerichtetes Deuten und Auslegen mit prophetischen und mystischen Anklängen ist. Jung, der wie Aristoteles über ein lexikalisches Gedächtnis verfügte und sein ungeheuer umfangreiches Wissen auch taxonomisch jederzeit präsent hatte, erscheint unter diesem Gesichtspunkt wie die Reinkarnation der peripatetischen Schule und der besonderen richtungweisenden Denkkraft ihres Schöpfers. – Vergleichbar der Freud'schen Unterscheidung von Lust- und Realitätsprinzip unterscheidet Jung zwischen zwei Arten des Denkens (Bd 6 S 25 ff), wobei die zweite neben dem Unterscheiden und Urteilen als die symbolische des Traumes beschrieben wird. Sie „ragt als geistiges Gebilde in die bewusste Seelentätigkeit hinein", wobei sie „ganz anderen Gesetzen und anderen Zwecken gehorcht als die bewusste psychische Tätigkeit". Während die eine Art zu denken zum Wissen führt, führt die zweite nach Jung zum Symbol, das im Gegensatz zum Zeichen „zahlreiche analoge Varianten" besitzt, „und über je mehr es verfügt, desto völliger und zutreffender ist das Bild, das es von seinem Gegenstand entwirft" (Bd 5 S 160). Für Jung liegt Denken auch als Vorbedingung des Wissens offenbar in gegenständlicher Form – interpunktiert – vor; es ist ihm ‚vorläufig' wie das Pferdegespann der Kutsche und er erkennt ihm deshalb eine „präexistente" Befindlichkeit zu, was immer man sich darunter vorstellen mag.

Darin erweist sich Jung als echter Aristoteliker, ist doch von Aristoteles der Anspruch erhoben worden, dass nur das aus Prinzipien abgeleitete „apodiktische" Wissen wahres Wissen sei, das heißt, ihm geht in jedem Fall ein philosophisches System voraus ((F. A. Lange, Geschichte des Materialismus und Kritik seiner Bedeutung in der Gegenwart, Baedeker, Leipzig, 1866: S5. Neudruck in 2 Bänden: 1974, Frankfurt am Main, Suhrkamp, stw 70).

Bei Platon ist die Reihenfolge umgekehrt. Bei ihm ist wie in der indischen Philosophie Wissen das neuerdings ‚implizit' genannte Prinzip, aus dem ganz zuletzt infolge der sinnlichen oder geistigen Wahrnehmung in die Breite aufgespreizt das Denken und seine Zwischenräume folgen. Während Denken die Vielfalt und Plastizität des Erlebens bewirkt, beruht beim Geistesgesunden zumindest die Einheit des Denkens auf der vertikalen Tiefe des Ich, das als spontan tätiges Subjekt des Wissens durch seine Kontinuität die Richtigkeit der Erkenntnis sicherstellt. Hierfür könnte archetypisch das Kreuzsymbol in Anspruch genommen werden, wenn aus dem Bild hervorginge, dass die Horizontale darin in ihrer virtuellen Endlosigkeit rechts und links ein und dieselbe Fläche (‚Feld') repräsentiert, während die Vertikale die zeitlose Unumkehrbarkeit einer fortlaufenden Linie meint. Auf diese Weise mit der Aktualität des Wissens in Verbindung symbolisiert das Kreuz die zwei Richtungen in deren Unendlichkeit die scheinbaren Gegensätze von oben und unten, rechts und links, vorne und hinten dynamisch zusammenfallen. Die eine dieser Richtungen verbindet in der Kontinuität ihrer fortlaufend zentrierenden Aktivität, während in den Formen der anderen das spontane Tun des Subjekts im Schnitt-Punkt an- und aufgehalten wird, um darin eine mehr oder weniger große Beständigkeit zu beweisen, bevor sich das Ganze insgesamt von den Rändern her auflöst und zum Anfang zurückfällt. Hierbei und bei der horizontal akzidentellen Methode der systematisierten Vorratshaltung von Aristoteles sind Widersprüche nicht zu vermeiden, wenn die Vielfalt und Willkür dessen berücksichtigt wird, was im Bestreben nach weitläufiger Vollständigkeit zur Menschheit vorläufig dazugehört. Das „vertikale Wissen" der platonischen Ideenlehre ist sehr viel ökonomischer, weniger sperrig als die horizontale Vorratshaltung und ihrem durchdringenden Wesen gemäß vermeidet sie jederzeit auf dem Prüfstand deren Widersprüche, wird aber positivistisch als *subjektiv* kritisiert.

Jungs Texte lesen sich nicht so leicht und flüssig wie diejenigen von Freud, der ein Meister schulmäßig gelungenen Stilisierens und gedanklicher Vereinfachung war und der es mit den Begriffen wie ein Musterschüler genau nahm. Texte von Jung sind in der aristotelischen Weitläufigkeit ihrer Formen dennoch nicht als oberflächlich zu bezeichnen. Ganz im Gegenteil; man muss sie lesen, wie der

Bauer sein Feld pflügt, was – eine archetypische Szenerie – früher von Hand erfolgte, indem der Bauer Stiefel anzog und einen Gaul vor den Pflug spannte. Auf diese Weise stößt man beim ‚Umpflügen' der Texte nicht manchmal, sondern ständig auf Schätze und man wird gelegentlich etwas in Stimmung und Mentalität eines Grabräubers versetzt. Man stößt allerdings, wie gesagt, auch ständig auf das widersprüchliche Wesen der Scholle des Geistes, aus der in der Analytischen Psychologie verwendete Begriffe wachsen. Darin (das heißt in der Sprache) ist die „Vertikalität" der platonischen Ideen wie bei Aristoteles selbst in sozusagen untergepflügter Form fruchtbar. Jung der sie mit großem maieutischen Aufwand wieder ans Licht gefördert hat, hat sie als Pfarrersohn auch getauft und so – säuberlich etikettiert – regalweise registriert und archiviert. Man benötigt in der Bibliothek viel Platz für ihn. – Dass seine Lehre eine aristotelische Fassung erhalten hat, heißt, sie ist wie der Blick von der Lehrkanzel oder vom Berg über den Fluss auf die andere Seite des Tals gleichzeitig geöffnet und in kultureller Weite abgerundet wieder ‚horizontal' in sich geschlossen. Was unter ‚Vertikalität' der platonischen Ideenlehre bei ihm zu verstehen ist, soll an dieser Stelle bereits angegeben werden, weil das eine das andere leichter verstehen lässt und schnell geschehen ist: Es handelt sich um *die Möglichkeit,* sich selbst gegenständlich zu erkennen, bei sich selbst in die Tiefe zu gehen. Die vernünftigerweise auch für positivistische *‚hardliner'* (zumindest solche, die sich nicht lächerlich machen wollen) unbestreitbare Tatsache, dass man lebt, besagt unwiderruflich, dass man sich in vertikaler Verbindung mit dem Anfang des Lebens befindet, diesen lebend in sich trägt. Eben darin, in dieser lebendig transzendentalen, empirisch ästhetischen und rationalen Kontinuität besteht das inhärente Wissen der Idee, das zu der horizontal empirischen Vielfalt der erlebten Fläche hinzutritt. Dies ist das große Leitmotiv und das *a priori* der kritischen Philosophie. Man hat es erfasst, wenn man erfasst hat, dass das Wesen dieser dynamisch vertikalen Verbindung mit dem Anfang des Lebens und das Wesen des Erkennens (als Wissen) identisch sind. Das Wesen dieses Erkennens ist kein apodiktisches, sondern generativ wirksames Wissen; in seiner dynamischen Systematik folgt eines aus dem anderen *von selbst* und pflanzt sich weiter fort, unbekümmert darum, ob es dafür ein passendes philosophisches System gibt oder nicht.

Diese Möglichkeit des Erkennens hat nichts mit der entfernten Schönheit und dem stimulierenden Abwechslungsreichtum des Panoramas beider Arten des Denkens zu tun, das bei schönem Wetter die schweifende Phantasie mit freundlichen Anmutungen füllt. Was auf vertikale Weise als Erkenntnis ermöglicht wird, ist einem Blick in das klare Wasser des Brunnens als Quellgrund zu vergleichen, weshalb Nikolaus von Kues in diesem Sinne in der Tat öfters den

Ausdruck benutzt, weil es am Anfang weise ist, ‚nichts' zu wissen, Bedeutung hat Zeit. Er erwähnt auch, wie Sokrates dies tut, einen ‚Dämon', der bei der fortlaufenden Entbindung des Wissens aus dem Schoß des Quellgrunds der ‚Erde' notfalls auf außergewöhnliche Mittel, sich zur Geltung zu bringen, zurückgreift. *Erkennen* definiert Nikolaus von Kues vertikal als Vergleichen des Unbekannten, Neuen, mit bereits Bekanntem, was heißt, dass dabei ein prognostisches Risiko eingegangen werden muss: die Extrapolation von der Herkunft auf die Zukunft, auf die allerdings noch mehr projiziert wird. Das prognostische Risiko ist der Grund, weshalb das Nichtwissen des Wissens (Docta ignorantia) für die höchstmögliche Erkenntnis gilt, eben die, die Sokrates über die Entrüstung seiner Richter hinaus erhoben hat, als er sich bei seiner Verteidigungsrede auf dem Areopag, wie Platon mitteilt, ausdrücklich auf das Delphische Orakel bezog und eine Pension reklamierte.

Kant hat nicht nur die Relativität des Richtungsdenkens im vorstehend erläuterten Sinn erklärt, sondern in seinem Brief aus dem Jahre 1797 an Hufeland (herausgegeben 1824): *‚Von der Macht des Gemüths des Menschen, über seine krankhaften Gefühle durch den bloßen Vorsatz Meister zu sein'*, auch den kritischen Gedanken des Delphischen Orakels aufgegriffen. Er enthält seine Bemerkung: „Die, die Möglichkeit dieses Ausspruchs bestätigenden Beispiele kann ich nicht von der Erfahrung Anderer hernehmen, sondern zuerst nur von der an mir und sich nachher allererst fragen lässt, ob es nicht auch sie eben so in sich wahrnehmen ließe. Ich sehe mich also genöthigt, mein Ich laut werden zu lassen…" – Das Ich laut werden zu lassen heißt in diesem Sinne, auf die teleskopisch verschachtelte Intelligenz des Es seiner vertikalen Herkunft zu lauschen und zuzuhören. Was dann offenbar wird, ist das Wissen der Idee. Das Wissen der Idee ist *Wissen als Prinzip*. ‚Prinzip' heißt, dass damit Alles, was ist, anfängt außer dem Prinzip selbst. Da das Prinzip nicht anfängt, kann es nicht sein und deshalb auch nicht vorgestellt werden; es kann nur unterstellt werden. Seine Hypostasierung als Anhypotheton beschränkt sich darauf, dass es wirkt. Es gibt zwei Teilprinzipien, ein bejahendes und ein verneinendes. Das positive nennt Platon ‚Idee'; das negative (der Geist der stets verneint) ist das ‚Apeiron', das von Anaximander ausdrücklich als αρχή (Prinzip) bezeichnet worden ist. Es hat in der Gemeinsamkeit des Prinzips, die allen und allem als Sein vorgegeben ist, naturgemäß einen „kollektiven" Charakter, wie Jung ihn in aristotelischer Wendung nur einem besonders geheimnisvollen (überpersönlichen) Teil der Psyche (des ‚Geistes' würde ich sagen), dem Unbewussten, zuschreibt.

Die Möglichkeit und Bedeutung dieser Aussage, Wissen (die vertikale Art zu wissen ist gemeint nicht das Etwas-Wissen) als solches sei das Prinzip des Seins als seinem Gewussten, ist überraschend. Sie ist im Gegensatz zur apodiktischen Willkür des Anfangs im Ausdenken von philosophischen Systemen in ihrem grundsätzlichen Charakter und vollen Umfang nicht auf Anhieb zu verstehen. Von ihrem Verständnis, das zum ersten Mal bei Platon voll zur Ausfaltung gekommen ist, hängt aber in der Verbindung mit dem lebendigen Anfang unseres geistigen Daseins alles Weitere ab, weshalb das Nachdenken darüber nicht müßig ist. Die Entscheidung für die Horizontalität von Aristoteles ist kompromisslos und unvermeidlich eine Entscheidung gegen Platon. Wer sich umgekehrt für Platon entscheidet, kann kein Peripatetiker sein. Obwohl man sich im Horizont befindet, kann man sich ihm nur von außen nähern; man kann aber vom Horizont nicht auf sich als Repräsentanten des spontan tätigen Subjekts zurückblicken. Daher ist die Vorschrift der phänomenologisch deskriptiven Psychiatrie, vom Subjekt abzusehen in horizontaler Konsequenz folgerichtig; diese Vorgehensweise besteht in der Tat darin, den Rückblick auf sich selbst zu vermeiden und nur ins Auge zu fassen, was vermeintlich vor einem liegt. Demgegenüber sieht ein solcher Kenner der menschlichen Seele wie Gustave Flaubert das Wesen des Gedächtnisses darin, dass es auswählt und er fügt hinzu, er gehe davon aus, das Auge verfahre genau so. Goethe schreibt in der Farbenlehre S 64:

> *Ein graues Bild auf schwarzem Grunde erscheint viel heller als dasselbe Bild auf weißem. Stellt man beide Fälle nebeneinander, so kann man sich kaum überzeugen, daß beide Bilder aus einem Topf gefärbt seien. Wir glauben hier abermals die große Regsamkeit der Netzhaut zu bemerken und den stillen Widerspruch, den jedes Lebendige zu äußern gedrungen ist, wenn ihm irgendein bestimmter Zustand dargeboten wird.*

Die methodische Anweisung der wissenschaftlichen Psychiatrie an den Arzt, vom Subjekt des Sehens – den ‚tätigen Geist', den auch Hufeland aus medizinischer Sicht als das allein wahrhaft Lebendige angesehen hat, abzusehen und dieses durch geeignete *software* zu ersetzen, besteht in der Tat darin, nur ins Auge zu fassen, was ‚nackt' vor einem liegt; sie erinnert an das platonische Höhlengleichnis, bei dem der gewöhnliche Beobachter nur Schatten kennt, die er an der Wand der Höhle sieht. Sie sind für ihn die ganze Wahrheit. Das Wesentliche ereignet sich ‚hinter' einem. Wer in seinem Leben nur Schatten kennen gelernt hat, kann sich mit dieser Situation zufrieden geben; wer umfassend nach Wahrheit strebt, um sich sinngemäß zu bewähren, hingegen nicht. So mag man fragen, was mich als Psychiater Probleme angehen, für die andere Berufsgruppen, Erkenntnistheoretiker unter den Philosophen und Glaubensprediger in erster Linie, zuständig sind. Meine Motive wurden mir von Herder erklärt, auf den ich von Wilhelm v. Humboldt kommend bei der Suche nach dem tätigen Geist der Geisteskrankheit, das ist der des Anaxagoras und der ionischen

Naturphilosophie, gestoßen bin. Herder spricht in der Vorrede zu seinen *Ideen zur Philosophie der Geschichte* vom ‚unsichtbaren Kommerzium der Geister und Herzen'. Er schreibt: ‚Ein Autor, der sein Buch darstellt, gibt, wenn dies Gedanken enthält, die er, wo nicht erfand (denn wie weniges lässt sich in unserer Zeit eigentlich Neues erfinden), so doch wenigstens fand und sich eigen machte, ja, in denen er Jahre lang wie im Eigentum seines Geistes und Herzens lebte einen Teil seiner Seele dem Publikum preis'.

Aristoteles komplizierte Dasein und Sosein der Dingwelt, indem er daran außer ‚Aktualität und Potenzialität' auch zwischen ‚Akzidenz und Substanz' der Eigenschaften unterschied. Beim Denken in solchen Gegensatzpaaren entdeckte er, dass das gewöhnliche Sprechen vom >*τύπος*< inkorrekt ist. Dabei werde, sagt er, übersehen, dass der Begriff einen von der Form verschiedenen Inhalt nicht nur haben kann, sondern haben muss. In der Tragödie Ödipus Rex von Sophokles ist Inzest als Schuldausgleich für die grausame Kindesaussetzung Inhalt, dessen Form: Laios, Iokaste, Ödipus und die Sphinx. – *Typen,* so nimmt Aristoteles pragmatisch an, benötigen einen Inhalt, denn irgendwo, so meint er, müssen die bestimmten Eigenschaften, durch die sich das Seiende in seiner Vollständigkeit auszeichne, befestigt sein, wenn sie aus der Latenz in Aktualität überführt werden sollen; andernfalls wären Eigenschaften als zufällige oder wesentliche Bestimmungsmerkmale des Seienden zusammenhanglos. Sie müssten, fordert er, wenn es sie überhaupt gibt, von etwas getragen und zusammengehalten werden. Diese Substrat-Funktion des Daseins übernimmt der Stoff als Inhalt. Der Inhalt von Formen ist in diesem Sinne reines Füllmaterial. Stoff ist, was als Inhalt die Eigenschaften trägt, die im Begriff des Typs konzentriert zum Ausdruck kommen. Aristoteles zweifelt nicht, dass es Eigenschaften akzidentell oder substanziell tatsächlich gibt. Sie sind *nicht,* wie Platon meint, die Bedeutung dynamischer Beziehungssetzungen, sondern davon abhängig, dass ein für sich eigenschaftsloser ‚Stoff' sie trägt, damit sie jedwedem beliebigen Inhalt als Substrat dienen können. Und so beginnt das Denken von Form und Inhalt mit Substanzen und Substraten. Im Zusammenhang mit der Definition von *Denken* und *Fühlen* als Grundfunktionen nimmt C. G. Jung darauf Bezug und hebt die Form hervor. Sie sei der gewöhnlichen Sprache als solche ebenso wie der eigenschaftslose Stoff schon immer klar gewesen. In diesem Sinne spricht er Frauen, also einer Hälfte der Menschheit, mit der eigenen Form Spontaneität und Eigenbeweglichkeit ab, weshalb bezweifelt wurde, dass Frauen Menschen sind: 585 wurde auf der Synode von Mâcon allen Ernstes darüber diskutiert, ob Frauen eine Seele haben. – Jung wendet die Unterscheidung auf den Begriff des Typus an, bezüglich dessen er soweit geht zu fragen, ob es ihn überhaupt gebe. Wenn Leute mit dem

Finger auf den „Typ“ deuten und sich darüber auslassen, teilen sie solche Zweifel nicht. Sie sind sich der Existenz von Typen vielmehr im Gegensatz zu Jung sicher und rechnen damit, wobei sie sich in gewöhnlicher Sprache darüber problemlos verständigen. Anders als beim Denken und Fühlen sieht Jung hier jedoch ein Problem und versucht, diesem wissenschaftlich auf den Grund zu gehen. Die Verfeinerung der Methode, „dem Volk aufs Maul zu schauen“, besteht darin, nach der etymologischen Herkunft des Wortes zu fragen. Nach der Beschreibung des Bedeutungsfeldes von >*τύπος*< bei Passow umfasst das Wort eine Vorstellungsreihe, die im Modellieren eines Gebrauchsmusters mündet (Passow, Handwörterbuch der griechischen Sprache: τύπος = Schlag, sichtbarer Eindruck, Prägung, Art, Form, Schriftzeichen, Bild und so weiter), was nicht zufällig an die biblische Schöpfungsgeschichte erinnert. Ähnliches gilt nach Georges auch für lateinisch *Forma* (Ausführliches lateinisch-deutsches Handwörterbuch). Forma kann von ferire (schlagen) abstammen. Dabei wird ursprünglich vom Typ das Gleiche wie vom Schlag mit der Steinaxt erwartet: die Kerbe im Stamm des Baumes, den der Mensch fällen will. Der volle Bedeutungsumfang des Wortes beinhaltet den Schlag und die Narbe, die der Hieb, der getroffen hat, am Ort des Auftreffens hinterlässt. Daher kann der Impakt, wie er vom Archetyp repräsentiert wird, etymologisch soviel wie „der Schlag, der getroffen hat“ bedeuten und zusammengenommen ein einschneidendes Geschehen. Mehrere solcher Verletzungen Bilden eine Spur, die gewissermaßen archäologisch zu dem „Typ“ zurückführt, der den Hieb gesetzt hat; gemeint ist der steinzeitliche Holzfäller, der unter den neugierigen Blicken der Ortsansässigen die Kerbe in den Stamm des Baumes gehauen hat, den er fällen wollte. Wenn der Mann im Schweiße seines Angesichts beabsichtigt haben sollte, auf diese Weise, des Vogels habhaft zu werden, der eben noch auf dem obersten Ast gesessen und gepfiffen hatte, so musste die Methode in der Tat erheblich verfeinert werden, bis sie so erfolgreich war, dass das Holz, anstatt zu wachsen, siegreich auf dem Meer schwamm. Dieses Kunststück ist erst nach der Steinzeit geglückt, nachdem es dem Aristoteles als erstem gelungen war, den theoretischen Standpunkt hierfür schulgerecht zu definieren. Für Platon hat der Ausdruck ‚Typ‘ die Bedeutung *Kerbe* behalten, die sowohl Inhalt als auch Form besagen kann. Übrigens hat sich im Deutschen die formale Bedeutung des Wortes *Typ* bis heute im Wortlaut erhalten, insofern man von einem „Schlag“ Menschen spricht, wenn daran eine bestimmte Beschaffenheit hervorgehoben werden soll. Wörter entwickeln sich und wachsen in der Kontinuität ihrer inneren Logik. Der Stammbaum des Wortes *Typ,* auf den man nach stattgehabter Entwicklung zweitausendfünfhundert Jahre später zurückblicken kann, ist würdig, mit anderen berühmten Bäumen, etwa der Weltesche oder dem Baum in der Mitte des Paradieses, verglichen zu werden.

Wissenschaftlich hat sich gezeigt, dass großen Verästelungen derartiger Stammbäume häufig ein sogenannter Paradigmenwandel vorausgeht. Im Falle des Typs bestand ein solcher darin, dass der menschlichen Reflexion von einem gewissen Zeitpunkt an, an der Aktivität des Baumfällens nicht mehr das Fällen des Baumes wichtig war, sondern die >Kerbe< als Idee. Eine Kerbe entsteht an der Stelle, an der zwei einander entgegen gerichtete Kräfte zusammentreffen, die kinetisch der Axtschneide mitgeteilte als die eine und die statisch feste (Trägheit, Masse) des ihr widerstehenden Holzes als andere. Die stärkere hinterlässt den bleibenden Eindruck als Wahrheit. Das ist normal. Von daher hat das Seiende am Stoff die negative Bedeutung, die sich im aristotelischen Denken des (Da-) Seins der Frau als Vertreterin der Materie mitteilt und in der etymologischen Verwandtschaft von *Mutter* und *Materie* zum Ausdruck kommt. – Was für Menschen wichtig ist, hängt von den Umständen ab, in die sie hineingeboren werden, um darauf Einfluss zu nehmen. Die Bewertung ändert vom Wald in die Stadt beim nächsten Paradigmenwechsel, der nicht auf sich warten lässt, das Vorzeichen. Nunmehr liegt der Akzent bei der geprägten Münze. Mit der Verlagerung des Interesses von der Bedeutung (Intention) der Aktivität zum sinnlich fassbaren Sein der Form und von da zur Materie geht am Begriff des Typs eine geschichtsträchtige Veränderung vor: Er wird gespalten. Die Kerbe wird zum Kennzeichen der passiven Bedeutung des Stoffs. Der Begriff der Form teilt sich in seiner positiven Bedeutung des Erzeugens der Axt mit, die bekanntlich im Haus den (Zimmer-) Mann ersetzt. Der Formbegriff wird nun als erzeugende Idee dem weiblich eingekerbten Inhalt übergestülpt. Vorausgegangen ist die Abstraktion zum (Bestimmtsein *sui generis,* die dem platonischen Verständnis der Idee fehlt. Platon sagt vielmehr: Die Idee des Guten, welche die Mutter und der unvergängliche Sternenhimmel aller anderen ist, „überragt" das Sein. Anders bei Aristoteles; er trennt die Vorstellungseinheit des Begriffs >*τύπος*< wie die Menschheit insgesamt in zwei Bestandteile, Form und Inhalt, und spricht beiden eine unterschiedliche Wertigkeit zu: der Form eine große, wichtige, dem Inhalt eine geringe, nebensächliche. Am Begriff der Form wird nach der Ablösung vom Inhalt die Bedeutung „Gestalt" sekundär; in den Vordergrund tritt diejenige rationaler Härte und des Beharrungsvermögens. Dies geschah im Sinne männlich erzeugender Potenzialität etwa nach dem Beispiel der Glockenform, deren Wesen darin zu sehen ist, dass sie beim Hinzufügen von flüssigem Erz und Abkühlen die Aktualität der Glocke als Läuten erzeugt, die ihrerseits die Aktualität des Läutens als Potenz enthalten hatte und so weiter.

Der weibliche Stoff hat nach dieser Auffassung die männliche Form zu ertragen. Seine Tugenden sind passiv und heißen Gehorsam. Aristoteles denkt patriarchalisch. Psychologisch wird dieses patriarchalische Denken durch Typen wie einerseits Helena und andererseits Penelope wirkungsvoll widerlegt. Helena auf der Umfassungsmauer von Troja und Penelope im Angesicht der höhnischen Freier. Im Hinblick auf die aristotelische Unterordnung des Inhalts unter die absolute Dominanz der männlichen Form werden Frauen wie Diotima oder Göttinnen wie Pallas Athene und Aphrodite ebenso undenkbar wie die Himmelsmutter Maria. Sie verkörpern das Unverbrauchbare der Idee des Guten. Sie sagen uns nicht, was das Gute im Einzelfall ist, indem sie aber garantieren, dass es weitergeht, weisen sie die Richtung auf das Gute, von dessen Idee Platon sagt, dass sie das Sein überrage. Darin kommt das Einzigartige am platonischen Erosgedanken zum Ausdruck, was nicht heißt, dass auf den einzelnen Menschen bezogen alles immer besser werden müsste. In diesem Fall könnte „der Weg nach vorn" nicht frei sein und Menschen würden nicht das tun, was sie für das Gute halten, sondern was wahrhaftig gut ist, weshalb es von vornherein nicht auf sie ankommt. Dass Menschen verantwortlich sind, heißt etwas anderes; dies bedeutet, dass sie die Verantwortung für das, was sie tun, tragen müssen, wenn sich später herausstellt, dass ihr Tun nicht so gut war, wie sie ursprünglich erwartet hatten. Auf den Typ bezogen gewinnt von daher die aristotelische Form gegenüber dem Inhalt eine spezifische, die Frau herabsetzende Bedeutung.

Damit sind nicht alle einverstanden und das ist wohl der tiefere Sinn des Traumes der jungen Frau, die diesen mit dem Bild des Kanonenrohrs und darüber dem Spruch: *IN HOC SIGNO VINCES* als Hinweis auf die eigene, grundsätzliche Überlegenheit beschloss. In dem Kind, dem sie durch den Geburtskanal, als dessen Symbol das Kanonenrohr im Traum eine hervorgehobene Bedeutung erhält, in der die Richtung zur Welt angegeben wird, die für alle gleich die Richtung nach vorn, aber nicht *eo ipso* die Richtung himmelwärts ist. Jung referiert den Traum (Bd 5 S 28): Eine Dame sieht den Triumphbogen des Konstantin. Davor steht eine Kanone, rechts ein Vogel, links ein Mann. Ein Schuß blitzt aus dem Rohre, die Kugel trifft sie, geht in die Tasche, ins Portemonnaie. Dort liegt die Kugel still und sie hält das Portemonnaie, als ob etwas sehr Kostbares darin wäre. Da verschwindet das Bild und sie sieht nur noch das Kanonenrohr und darüber steht der Wahlspruch des Konstantin: *In hoc signo vinces.* – Es ist nicht der >*τύπος*< des triumphierenden Mannes, der an sich bereits den Gedanken an formlos vorzustellende Inhalte, den aristotelischen Stoff heraufbeschwören müsste, sondern die logische Symmetrie horizontalen Denkens, die dem Sein uranfänglich in einer „Da-" und in einer „So-Form" erscheinen muss, die beide weit auseinandergehen können. Kanonenrohr und Portemonnaie. – Jung, der die Träumende nie persönlich zu Gesicht bekommen hatte, erschließt aus diesem Dasein das aufmüpfige Wesen der Amazone. Im etymologischen Grund des Wortes >τύπος<, das je nach Perspektive sowohl Form, Gestalt, Entwurf als auch Inhalt bedeutet, steckt der Praxisbezug, den Aristoteles beabsichtigt hat. Da er ihn mit theoretischem Anspruch wollte, benötigte er zur Festigkeit des Standpunkts, die es zuvor bereits in radikaler Form bei Parmenides gegeben hatte, die Statik der Beweglichkeit des Augenscheins.

Die Verbindung dieser Festigkeit mit der Beweglichkeit war als Idee in dem ‚Feuerrad' vorgebildet, das schon bei Parmenides, aber nur in mythologischer Bedeutung (der Sonne nachempfunden, poetisch) eine Rolle gespielt hatte. Aristoteles gewann die Festigkeit des Standpunkts, im Hinblick auf die zentrale Lage der von Anaxagoras gefundenen Welt-Achse, um die er seine Kristallsphären kreisen ließ. Den ersten Beweger, der selbst unbewegt ist, brauchte er zum Start. Alles, was sich seither in welcher Form auch immer in der Welt bewegt, ist bei dieser Gelegenheit in Bewegung gesetzt worden. So wurde die platonische Idee ihres Wesentlichen – der Spontaneität – beraubt zu jener Form herabgestuft, die nicht wachsen kann, weil Wachsen als Form und Inhalt Bewegen bedeuten würde, das Formen nicht ziemt. Dazu mussten am Begriff des Typs begriffliche Umstellungen vorgenommen werden und so hat der Typ in der Hand des ersten selbst unbewegten Bewegers die Form oder Spur des Kampfes erhalten, der sich auch in der Druckerpresse abspielt. Das Wichtige dabei ist nicht die im jeweiligen Typ als Eigenschaftsprofil qualitativ so oder so, konkav oder konvex zum Ausdruck kommende Beschaffenheit, sondern die begrenzend zusammenhaltende Fähigkeit des Mediums. Buchstaben als Narben. Der Begriff des Typs zielt auf das Relief der Prägung, das die Spuren der versuchten Überwältigung und den Widerstand dagegen verrät, eine Narbe, Kerbe oder Delle je nach Material. Beim Drucken kommt noch die im Text übermittelte Information hinzu.

In der ursprünglichen Fassung von >τύπος< fallen Form und Inhalt wie Positiv und Negativ der Kerbe in der Baumrinde zusammen, sind aus sich heraus nicht zu trennen. Das Gegenstück zum Typ ist nicht die Selbstverständlichkeit des Inhalts sondern die dynamische Bilanz. Das ist die Bedeutung der Erfahrung der Fällbarkeit des Baumes im Bedeutungshorizont des Begriffes *Holz*, (Stoff) und im Zusammenhang mit der zielgerichteten Absicht (Idee), sich diese Bedeutung zunutze zu machen, den Baum tatsächlich zu fällen. Das Beil holt immer weiter zum Schlag aus, bis die Absicht ausgeführt ist, wobei das Lehnwort *Typus* im Lateinischen auch *‚regelmäßige Wiederkehr'* bedeutet. So sind aus Form und Inhalt in der gewöhnlichen Sprache die beiden Säulen geworden, auf denen das phänomenal transzendentale Gedankengebäude der westlichen Geistesgeschichte ruht und so ist der Begriff *Form* anstelle von *Idee* in der Literatur zu finden, wo es um die Ideenlehre geht, während das Wort *Idee* darin in umgangssprachlicher Sinnneutralität verwendet wird und eine Lücke hinterlässt.

In seiner alten ganzheitlichen Bedeutung ist der Typus Form und Inhalt in einem je nach Betrachtungsweise. Die Form bedarf immer eines Trägers, der tragende Stoff nicht unbedingt einer Form, wie das Beispiel der Frau bei Aristoteles, wobei der dominierende Einfluss der Form aus dem Inhalt ein ‚Stück' (Exemplar) macht. – Seinen lateinischen Namen hat der Stoff als Materie mit der Gebärmutter (mater, Mutter, Frau) gemeinsam. Diese sichert durch ihre Tragkraft die materielle Basis des Lebens, das ohne Nahrungs- und Energiezufuhr und entsprechende Vorkehrungen zur Entsorgung sich von vornherein nicht entfalten könnte, wobei seine substanziellen Eigenschaften nach Aristoteles der Beitrag des Vaters bei der Kindererzeugung sind. In solchen Vorstellungen, in denen der tätige Geist der Sprache seinen wechselnden Niederschlag findet, spielt Gott die frühgeschichtliche Rolle des Töpfers, der den Lehm, aus dem Adam und sekundär Eva gebildet werden, durch *Schlagen* gefügig (geschmeidig) machen muss. Indem der aristotelische Stoff seinem weiblichen Befinden gemäß auf passive Weise trächtig und sonst nichts ist, bezeichnet er für Aristoteles das Urbild der geduldigen Frau, speziell der Gebärmutter als einer Art Füllhorn oder Amphore, die sich der Idee ‚Mann' zu öffnen hat. Darin offenbart das zugrunde liegende Denken einen patriarchalischen Grundzug, der sich dem auf militärische Weise weltoffenen Lateinischen *(ab urbe condita)* möglicherweise vom alten Troja her eingepflanzt hat: Der passive Stoff bedarf der Schläge um so wenigstens zu einem Ersatz oder Anschein männlicher Form zu gelangen: Der Stoff erhält als Rippe Adams die Form Evas. Dass die „Leidenschaft" des trägen Stoffes darin bestehe, durch Schläge und Stöße seine Form zu erhalten, das meinen übrigens die meisten Notzüchter auch heute noch.

Der Stoff, aus dem auf diese Weise unsere mosaischen Vorfahren nach Art eines Gebrauchsmusters in exemplarischer Vergänglichkeit gemacht sind, trägt im Anschluss an seine Formung die typischen Eigenschaften einer Kopie; ihm fehlt der Atem, mit dem Gott zum Auftakt in einem einmaligen Akt den Adam belebt (wie ein Feuerdrache angehaucht) hat, auf dass die Hitze weitergegeben zum Urbild (Archetyp) der Seele werde, von der Aristoteles sagt, sie sei die „Form des Körpers". Die Verfügungsgewalt über das Pneuma, den heißen Wüstenwind, dem mit dem Vogel als Sinnbild die Fähigkeit des Befruchtens zugesprochen wird, ist das Privileg Gottes. Sein Bewegen stürmt oder fächelt seither beängstigend fruchtbar über die Erde. Es sind also letztlich Gottes thronende Einsamkeit und

Unberührbarkeit, die in diesem Gedankengebäude als Subjekt an die Stelle der zur Form gewordenen Idee treten. Gott macht den Lehm gefügig, indem er ihn wie ein Töpfer weich klopft, um ihn zum Vermittler seines Atems zu machen. So vermag er, den Menschen ‚ebenbildlich' als einen Seienden (Bewusstseienden) zu erschaffen; zwar nicht wie er selbst ewig aktuell, aber im andauernden Wechsel zwischen potenzieller und akzidenteller Beschaffenheit. Indem er ihm mit seinem Pneuma die menschlichen Eigenschaften entweder als Mann oder als Frau einhaucht, gibt er ihm die Seele als Form oder Inhalt. Damit ist das Leben (dualistisch) erklärt, Gott und die Welt, in der Mann und Frau verschiedene Typen sind. – Platon holt Gott in die Welt zurück. In seiner Ideenlehre bedürfen Form und Inhalt zur Einheit der Idee. Die erhalten sie durch Bewegen. Von dessen Spontaneität stammt die semantische Initiative, die im polarisierten Beziehungsgeflecht des Bedeutens etwas Bestimmtes aus ihnen macht, dessen Zusammenfassung in der gewöhnlichen Sprache *Eigenschaftsprofil* genannt und einem Exemplar zugeschrieben wird. Aus Es wird Ich. Eigenschaften benötigen auf diese bedeutungsabhängig dynamische Weise nur scheinbar einer Persönlichkeit und eines Gegenstandes als Träger ihrer Dauer. In Wirklichkeit entstehen beide, Eigenschaften und Persönlichkeit (Ding) aneinander, simultan, nämlich im dynamischen Beziehungsaustausch der an der stets neuen Situation beteiligten Dynamismen.

Persönlichkeit – zu Verstand und Vernunft gekommen – ist so aus der Sicht der Beteiligten die mehr oder weniger geeignete Folie für beliebig viele Typen und Typisierungen, die je nach Rollenbedarf am gleichen Substrat entstehen und vergehen. Aus der Sicht des „Typs" ist Persönlichkeit die einmalige (komplex-qualitativ spezifische) Mischung jenes subjektiven, das heißt, aus der Teilhabe an der Idee des spontanen Ursprungs abzuleitenden Individuums in einerseits dynamischer Einheit und andererseits statisch bestimmter, horizontaler Interpunktierbarkeit zur Vielfalt. Dieses unverwechselbare Individuum, das sich dergestalt als Exemplar für die Dauer seiner Existenz in einer Art gespannter Schwebe befindet, mag Dritten und sich selbst gefallen oder nicht, sein Aufenthaltsort ist unausweichlich die Struktur des Systems, das es organisiert. – Gefällig oder nicht, bietet der Typ beim gewöhnlichen Sprechen keine Veranlassung zu vertieftem Nachdenken. Gebrauchsfertig dient er dem von seiner Idee bewegten Initiator als technisches Vorbild für das Ausfüllen von Formularen und Checklisten, für publizistische Vereinnahmung, üble Nachreden, Todesanzeigen und Sonstiges in serienmäßiger Vereinfachung auch zur wissenschaftlichen Verwendung. Von daher ist verständlich, dass der Begriff des Archetyps in wissenschaftlicher Verwendung problematisch sein kann, weil der unter Bezug auf eine

Beziehungsdynamik wiederbelebte, in dynamischer Faktizität als Hypothese *sui generis* jedoch nicht vorkommende Charakter des Typus darin auf die Spitze getrieben und zusätzlich unterstellt wird, dass es sich um so etwas wie ein Urbild handele. Beides zusammen kann schon von der Begriffsbildung her nicht sein, denn das Prinzip – die anaximandrische *αρχή* – und das Prinzipiierte – der Typ als Muster – lassen sich so wenig wie Subjekt und Objekt, das eine vollkommen, das andere vorläufig („du bist Erde und zu Erde sollst du werden") auf einer Ebene vollgültig einander vergleichen. Hier zeigt sich, dass der Begriff des Archetyps nur im Zusammenhang mit der am Anfang einheitlichen Wortbedeutung von >*τύπος*<, die nicht nach Form und Inhalt unterscheidet, Sinn macht, nicht als Idee, sondern als deren anderes.

Während Psychiater und klinische Psychologen als praktische Wissenschaftler unbefangen von Typen sprechen und Eigenschaftsprofile meinen, wird der Stoff verschwiegen, was nicht erstaunlich ist, denn was kann vom Stoff als allzeit geduldigem Träger der Eigenschaften darüber hinaus Interessantes gesagt werden? Als verfügbarer Stoff kann er außer seiner Polarität keine ‚Eigen'-schaften besitzen, weil man dafür wiederum einen Metastoff zum Tragen benötigte und so weiter. – Was Aristoteles betrifft, so ist er aus Mazedonien nach Athen gekommen. Er sprach zwar, dachte aber nicht akzentfrei griechisch. Ein typischer Patriarch war er allerdings nicht; auch kein Herden- oder Erbhofbesitzer, eher Patrizier. Er dachte ‚städtisch' anders als zum Beispiel Leukipp oder Demokrit, deren Materialismus andere Probleme als Akt und Potenz aufwarf, deren Denken aber auf der Grundlage einer eigenschaftslosen Trägermaterie Nonsens gewesen wäre. Aristoteles denkt zwar statisch, darüber hinaus aber anders als Parmenides und die Eleaten, die das Sein auf idealistische Weise verabsolutieren – Denken und Sein sind dasselbe – und die Bewegen auch als Rotation leugnen. Die Argumentation von Aristoteles, der nicht als Form verstandenen Idee fehle der Inhalt als Gegenüber, leuchtet beim gewöhnlichen Sprachgebrauch praktisch ordnendem, Spontaneität vermeidendem Denken umso eher ein, als in seiner Anwendung sich der wertneutrale, sympathisch stabile Ausdruck *Form* zwanglos mit den verschiedenen (auch schmutzigen und ekligen) Verwirklichungen der Idee in Verbindung bringen lässt.

Das Wort *Form* bringt in dieser Sicht als Negativ des formenden Widerstandes sehr viel klarer als die Bezeichnung *Idee* zum Ausdruck, worum es sich bei den guten und schlechten Eigenschaften, die der Mensch als Schattenriss an den Wänden seiner Höhle wahrnimmt, in Wirklichkeit handelt. Womit wir es als Verbraucher gewöhnlicher Sprache in horizontaler Breite zu tun haben, ist die gute oder schlechte Befindlichkeit des Seienden als einerseits Abdruck der Form, worauf es hinsichtlich der Eigenschaften ankommt, und trägem Inhalt oder Stoff andererseits, wovon als Organisationsbereich beim Zug der Karawane von Brünn nach Wien durch die als Jammertal verstandene Wüste nicht abgesehen werden kann. – Um demgegenüber das volle Verständnis der platonischen Idee zu erfassen, muss an die ursprünglich ganzheitliche Bedeutung des Wortes *Typus* angeknüpft werden, das ist die mit dem Schlagschwung der Hand verfolgte Absicht, den Baum zu fällen, der die entsprechende Einsicht vorangegangen war, dass auf diese Weise ein Steg gezimmert oder eine Lichtung gerodet und ein Standpunkt für praktische Zwecke gewonnen werden könne. Form und Inhalt haben angesichts der dynamischen Kontinuität, auf die es in diesem Sinne bei der Idee im dynamischen Schwung Einheit bildend ankommt, die sekundär nebensächliche Bedeutung eines Zwischenergebnisses. Das darin zum Ausdruck kommende Dasein ist in der exemplarischen Bedeutung des Wortes stets vorläufig, Denken und Sein dasselbe. Aber nun bemächtigt sich die mechanisch vorgefertigte Form von Aristoteles des Kraftbegriffs und begründet die Illusion männlicher Überlegenheit weiblicher Passivität gegenüber, die auch den nächsten Paradigmawechsel abendländischen Denkens, durch den die Masse als Energie stofflich wird, überdauert. Die Illusion hält an.

Der „unbewegte erste Beweger“ des Aristoteles überdauert als Scheinerklärung den wissenschaftlichen Paradigmawechsel hingegen nicht. Indem er als anerkannter Vater der Freud'schen Urhorde in den Himmel versetzt wird, der auch in seinen barocksten Anklängen mit dem alten Olymp nichts zu tun hat, wird auf der Erde Platz für Nihilismus geschaffen, welcher der Zwilling des Materialismus ist. Das ist der Moment, in dem vor den Augen Zarathustras und der entsetzten Menge der Seiltänzer von seinem Schatten überhüpft auf den Marktplatz stürzt. Mit anderen Worten: Die Idee ist im Begriff der Form untergegangen und mit diesem zusammen zweitrangig, beziehungsweise für die Verwendung auf der Erde bedeutungslos, manche sagen ‚metaphysisch‘ geworden. Der zurückgebliebene Typ aber hat sich beim gewöhnlichen Sprechen „unbewusst“ in der eigenen Kraft der Sprache seine selbständige Bedeutung von Form und Inhalt als bestimmter „Menschenschlag“ angeeignet. Die Menschen, die sich sprechend verständigen, hatten bis weit in die Neuzeit keine Veranlassung, über ihr Sprechen als Sprache nachzudenken, und daher fiel ihnen lange nicht ein, dass sie selbst in der Beziehungsdynamik, die den Typ als Form erzeugt, die erzeugende Rolle spielen, die genauso wichtig wie die des damit Typisierten ist. Sie verstehen darunter in volkstümlicher oder polizeilicher Verwendung des Wortes *Typ* keine Idee, sondern ein sekundär oft wertverhaftetes Eigenschaftsprofil: „kaputter“, „interessanter“, „undurchsichtiger“ Typ, in welchem dessen Träger mit der Form, die er zum Ausdruck bringt, als „alter Esel", „fleißiges Lieschen", „Schlampe", „Großmutter", oder wie auch immer verschmolzen ein und derselbe ist.

Die Einteilung der Welt in „alte Esel" und „embryonale Großväter" ist bestechend. Menschen haben ein unersättliches Bedürfnis, sich anhand solcher Wegweiser orientieren und amüsieren zu können. Aus diesem Bedürfnis ist seit Theophrast, dem Schwiegersohn des Aristoteles, immer wieder versucht worden, das innere und äußere Inventar der Welt typologisch zu erfassen und in einsehbarer Ordnung zu verwalten. Indem dabei die unterschiedlichsten Kriterien zugrunde gelegt wurden, gaben oft mehr oder weniger zufällige, manchmal rein äußerliche Ähnlichkeiten zeitbedingt den Ausschlag. Für unsere Art zu denken haben nur die beiden frühen Versuche, von denen hier die Rede ist, ihre zentrale Bedeutung behalten: die Ideenlehre von Platon und die Formenlehre von Aristoteles. Diese Einschätzung ist weit verbreitet, sie wird von Heine geteilt und von Jung übernommen. In diesem Sinne hält Jung Platon und Schiller als Typen für intro-, Aristoteles und Goethe (Bd 6 S 72) hingegen für extravertiert, wobei sich zum Zwecke des Fortkommens in der wissenschaftlichen Welt aristotelische Sachlichkeit als persönliche Gleichung empfiehlt. Sie hebt sich sowohl gesellschaftlich als auch wissenschaftlich vorteilhaft von der ganzheitlichen Farbenlehre Goethes als auch vom sinnorientierten Subjektivismus der Ideenlehre und der Unterstellung weltferner Naturfrömmigkeit ab.

Im Heinezitat wird gesagt, dass Platon und Aristoteles nicht bloß *zwei Systeme,* sondern auch *die Typen zweier verschiedener Menschennaturen* repräsentierten. Das ist richtig, wenn beachtet wird, dass in diesem Zusammenhang bereits der Systembegriff gesprengt ist. Richtig ist ferner, dass sie *sich seit undenklicher Zeit, in allen Kostümen mehr oder minder verständnislos* gegenüberstehen. Wie wahr! Hier sind es die Abgründe des Gemüts platonischer, dort der opportunistisch über Grenzen huschende Flair aristotelischer Naturen. Woher Heine das gewusst hat? Handelt es sich hier um den fanatischen Blick, der mit schwärmerischen, mystischen Ideen verbunden ist und die entsprechenden Symbole, so dort um die Übersichtlichkeit der sauberen Ordnung eines festen Systems, das auch morgen noch der Gemeinde als Grundlage einer Richtung weisenden Dogmatik und eines geregelten Kultus dienen kann. – Jung ist bloß einer von denen, die zeigen, dass es von vornherein müßig ist, beide Standpunkte, den aristotelischen und den platonischen miteinander versöhnen zu wollen. Dies ist nicht nur müßig, sondern ausgeschlossen. Nach der wissenschaftlichen Proklamation, was Form und was Inhalt ist, gibt es keinen Platz mehr für die platonische Auffassung von Ideen als Beweggrund jeglicher Einheit. Bereits der Gedanke, Einheit sei dynamisch zu verstehen, erscheint aus diesem Blickwinkel absonderlich. Es kann daher auch in der Wissenschaftstheorie nicht gut bei der Idee als allgemeiner Bezeichnung für das wie bei ‚Glockenformen' von Eigenschaften überfrachtete Gefängnis der Materie bleiben, insbesondere wenn bedacht wird, dass es sich ja nicht nur um geistigen Füllstoff gehauchter Formen handelt, sondern auch und überwiegend um „Lehm". Für Aristoteles bildet „Lehm" in seiner Schwere den an sich bedeutungslosen körperlich erdigen Inhalt, von wo das Exemplar *Mensch* in seiner Trägheit genommen wird und wozu es, wenn die Seele sich wie bei der frommen Helene vom Leib gelöst hat, dieser erstarrt ist, unwiderruflich wieder werden wird, um in der nächsten Runde als plastisches Material für eine Prägung gleichen Typs zur Verfügung zu stehen. Das Verhältnis von Form und Inhalt wird dabei wie das Verhältnis von Mann und Frau als Herrschaftsverhältnis zugrunde gelegt. – Genug davon!

Wo das bloß Typische zur Grundlage einer Einteilung psychischer Auffälligkeiten herangezogen wird, in der Psychiatrie also, gibt es in dem quasi maschinell aufgestellten Schema allerdings keinen besonderen Platz mehr für Kranke, deren Geisteskrankheit gerade in der Störung jener lebendigen Dynamik, von der Platon spricht, besteht. Die Diskussion des Krankheitsbegriffs, die in der Psychiatrie früher eine wichtige Rolle spielte und gelegentlich philosophische Tiefe erreichte, ist abgerissen, das ohnehin schnelllebige Interesse daran erloschen. Was von der Vorstellung ‚Geisteskrankheit' geblieben ist, erscheint, statistisch typisiert, nunmehr als Einheit von Markenartikel und Preisschildchen digitalisiert. Während der in der Wissenschaft siegreiche Typ recht und schlecht, oft eher gut, als Klischee beschrieben werden kann, ist seine generative Ableitung, die ihm einen natürlichen Platz im System zuweisen und damit seine Vergleichbarkeit, Abgrenzung und Gewichtung mit andern Typen ermöglichen würde, in der Praxis oft nicht möglich. Anstelle mit lebendigen Individuen hat man es mit schattenhaften Abrissen von Menschen zu tun, die sich ändern und verzerren, wenn die Lichtquelle in ihrem Rücken, der sie zugleich leidend und störend ihr Dasein verdanken, bewegt wird und auf welche die zweite Strophe des von einem Harfner gespielten Lieds Goethes nicht mehr zutrifft, wonach auf Erden alle Schuld sich rächt. Diese Wertindifferenz kommt in zahlreichen Vorurteilen zum Ausdruck, die mit derartig gebräuchlichen Typisierungen aus diagnostischen Bezeichnungen Schimpfwörter werden lassen; ein verbreitetes Beispiel hierfür ist der bedauernswerte „Psychopath". Provozierend und herzzerreißend. Deshalb erscheint beim methodologischen Vergleich von Psychoanalyse und analytischer Psychologie einerseits mit der strukturalen Psychopathologie andererseits die Gegenüberstellung von Idee und Form (Typ) besonders gut zur Definition der Standpunkte geeignet, weil das aristotelische Äquivalent der

Idee – die Form – eine Begriffsbildung ist, die unter der Bezeichnung Typ für die wissenschaftliche Methode der modernen Psychiatrie eine solide Grundlage zu liefern scheint. Als solche hat sie auch in diagnostischen Manualen (Katechismen) allgemein einen wandelbaren Niederschlag gefunden. Hier kommt die aristotelische Formenlehre als deskriptiv phänomenologische Lehrauffassung am reinsten zum Ausdruck, wobei die beiden Jung'schen ‚Einstellungstypen' extravertiert und introvertiert im Freiburger Persönlichkeitsinventar (FPI) verwendet werden. Jung formuliert ausdrücklich den Standpunkt der deskriptiven Phänomenologie als für die Psychologie verbindlich und schreibt: ‚*Die Aufgabe, die sich jeweils zuerst stellt, ist die Beschreibung und Ordnung der Vorkommnisse, sodann folgt die genauere Untersuchung auf die Gesetzmäßigkeit ihres lebendigen Verhaltens*'. – Er fährt fort: ‚*Die Frage nach der Substanz des Beobachteten ist in der Naturwissenschaft nur dort möglich, wo sich ein Archimedischer Punkt außerhalb findet. Für die Psyche fehlt ein solcher Standpunkt außerhalb, weil ja nur die Psyche die Psyche beobachten kann. Infolgedessen ist die Erkenntnis der psychischen Substanz unmöglich, wenigstens für unsere jetzigen Mittel. Damit ist keineswegs ausgeschlossen, daß die Atomphysik der Zukunft uns nicht doch noch den Archimedischen Punkt liefern kann*' (ib. S 293). Es ist unwahrscheinlich, dass Jung dabei an die Küpfmüller'sche Unbestimmtheits-, oder Heisenberg'sche Unschärferelation vorausahnend gedacht hätte. Aber dass nur die Psyche die Psyche beobachten könne, ist als Behauptung blind.

Das „Erkenne dich selbst" des Delphischen Orakels und das „synthetische Urteil a priori" sind dem aristotelischen Erkenntnishorizont entschwunden und aus der platonischen Idee ist die Form geworden, die als Typ übersetzt, vor Aristoteles im >τύπος< noch mit dem Inhalt vereinigt gewesen war. Die wissenschaftliche Absicht zielt auf das schematisch modellhafte, quasi automatische Erfassen von Eigenschaftsaggregaten („Syndromen"), in denen die symptomatische Ausdrucksform abnormer Zustände als typische Konstellation katalogisiert wird. Auf diese Weise bleibt der Begriff des Typs, dessen Spanne vom Konstitutionstyp (Kretschmer, Conrad) bis zum Archetyp (Jung) reicht, in der Psychiatrie im Fokus theoretischen Interesses. (Kretschmer, E., Medizinische Psychologie 12. Auflage. Thieme, 1963, Stuttgart. – Ders., Der sensitive Beziehungswahn 4. Auflage. Springer, 1966, Berlin Heidelberg New York. – Conrad, K., Der Konstitutionstypus. 2. A. Springer, 1963, Berlin Göttingen Heidelberg. – Petrilowitsch, N., 1966, Abnorme Persönlichkeiten. 3. A. Karger, Basel). – Da Formen in ihrer konkreten oder abstrakten Äußerlichkeit bestimmt sind (Anschauungsformen), während Ideen als von Raum und Zeit unabhängig gedacht werden müssen, können Typen bequem zu einer übersichtlichen Inventarisierung des als „Befund"

Seienden herangezogen, mechanisch ‚quantifiziert' und zur Grundlage medizinpsychologischer Typologien gemacht werden, insbesondere wenn zusätzlich die aristotelische Unterscheidung von Potenz und Akt berücksichtigt wird. Hätte sie es nicht zu besonderen philosophischen Ehren gebracht, so könnte man darin aus psychiatrischer Sicht eine besonders schlaue Erfindung vermuten, da sie wie das Unbewusste in der Psychologie nach Art des *Deus ex machina* alles zu erklären vermag. Sie vermag zu erklären, warum sich der gleiche Sachverhalt bald zeigt und bald verbirgt. In der Tat erinnert die Unterscheidung von Potenz und Akt daran, dass durch die Erddrehung abwechselnd eine Hälfte des Globus beleuchtet, die andere in Nacht getaucht und dazu bestimmt ist, als das bekannte Gefüge ihrer Eigenschaften wieder unverändert im Licht der Aufmerksamkeit des Beobachters aufzutauchen, wenn es an der Zeit ist. Nach 12 Monaten ist der die Sonne umrundende Astronaut wieder an seinem Ausgangspunkt.

Jung hat in einem nicht ganz glücklichen Bild von dieser Unterscheidung als einer mit Hammer und Amboss verglichenen Polarität von Bewusstsein und Unbewusstem Gebrauch gemacht, um zu erklären, warum seine durch Einteilung nach Funktionen spezifizierten Extraversions- und Introversionstypen im Alltag aber auch in der Anwendung auf historische Gestalten wie Goethe oder Schiller oft alternieren und nicht auf Anhieb zu erkennen sind. Da dieses Denken, mit dessen Hilfe aus „Ideen und den entsprechenden Symbolen ein festes System, eine Dogmatik und ein Kultus" gebaut wurden, indem darin Form und Inhalt künstlich getrennt sind und Platon als Vertreter des alten Ionischen Denkens überlebt wirkt, kann dieser den „praktisch ordnenden, aristotelischen Naturen", von denen Heine spricht, bei Anwendung der typisierenden Betrachtungsweise oberflächlich betrachtet als introvertiert erscheinen. Dennoch kann man als wahrheitsliebender Mensch nicht überzeugend behaupten, dass Platon als Introvertierter objektflüchtig und auffallend ängstlich der Welt gegenüber gestanden hätte. Er hat im Gegenteil Mut und Initiative unter Beweis gestellt und ist aus idealistischen Gründen trotz schlechter Erfahrungen dreimal nach Syrakus gegangen und einmal von da als Sklave nach Athen zurück gekommen, so dass er auf dem Marktplatz von Ägina freigekauft werden musste.

Dem praktischen Einwand der Undeutlichkeit dieser Typisierung ist methodisch zu begegnen, indem Typologen ihre Zuflucht zu Hilfshypothesen nehmen; bei Jung werden zur Erklärung Kompensationspsychismen aufgeführt, deren Einfluss dadurch berücksichtigt wird, dass zusätzlich zu den beiden Einstellungstypen noch vier Funktionstypen in die Theorie aufgenommen werden. Wohingegen K. W. Bash, der als Schüler Jungs im Anschluss an diesen konsequent von einer „Psychopathologie der strukturlosen psychischen

Grundeigenschaften" spricht und diese mit einem „polaren Beziehungsfeld von Bewusstheit und Unbewusstheit" (gemeint ist die Einheit von kognitiver Aktivität und Denkinhalt) verbindet. Er erweitert die Typenlehre von Jung durch die Berücksichtigung ganzheitspsychologischer Gesichtspunkte (W. Metzger), was schließlich, noch einen Schritt weiter, bei Watzlawick deren konstruktivistische Überwindung ermöglicht. Jung hat diese Entwicklung zeitig vorausgesagt, indem er die Behauptung aufstellte, die Welt sei zu fünfzig Prozent das, was wir uns darunter vorstellen. Noch deutlicher kommt dies im Schlusskapitel seines Buches ‚*Symbole der Wandlung*' zum Ausdruck, wo es heißt: „Insofern die Welt und alles Seiende unmittelbar eine Schöpfung der Vorstellung ist, so geht aus dem Opfer der in die Vergangenheit sich zurücksehnenden Libido die Schaffung der Welt hervor" (Bd 5 S 526). Der Archetyp der Vergangenheit als Ziel aller heimlichen Sehnsucht aber ist die Mutter, die das Kind unter dem Sternenzelt in die Welt getragen hat.

Idee oder Typ, System oder Typologie

Cicero verfälscht die platonische Idee, indem er daraus im Lateinischen ‚Form' macht und sich damit Aristoteles anschließt. Indem dieser im Rahmen seiner Kritik der Ideenlehre „Idee" als Form definierte, glaubte er, die Ideenlehre vom Kopf auf die Füße zu stellen. Indem es seither üblich war, Idee und Form (Bild) als gleichbedeutend anzusehen, ist diese Korrektur für die westliche Geistesgeschichte von entscheidender Bedeutung geworden. Indessen lässt sich zwanglos aus den Texten Platons ableiten, dass dessen Intention eine andere war. Das griechische Äquivalent für lateinisch Form ist ‚Typ' und nicht Idee. Nach Passow (Handwörterbuch der griechischen Sprache bedeutet >*τύπος*<*:* Schlag, (sichtbarer) Eindruck, Prägung, Art, Form, Schriftzeichen, Bild und ähnlich umfasst das Bedeutungsfeld des Wortes eine an die biblische Schöpfungsgeschichte und das Schlagen von Münzen erinnernde Vorstellungsreihe des Modellierens von Gebrauchsmustern, die alle wesentlichen Eigenschaften ihrer Kopien vorwegnehmen und denen nichts fehlt außer dem ‚göttlichen Atem', der sie beleben könnte. Dies alles ist Aristoteles selbstverständlich bekannt und er übernimmt für seine Gedächtnistheorie in der Tat das Bild aus dem *Theaitetos* (192a, 194b) bei dem es Platon im Sinn von Abdruck verwendet. Im zweiten Buch des *Staates,* (179 ff), verwendet Platon den Ausdruck ‚Typ' mehrfach ausdrücklich abgesetzt von dem der Idee, die hier im Umkreis der Göttergenealogie und des Erziehungszwecks als ‚gestalten' erläutert wird. Die Rückführung der Idee auf Form ist als Grundgedanke der späteren Abbildtheorien unverändert aktuell und unbemerkt weiterhin Bewusstsein bildend. Sie findet ihren Niederschlag in wissenschaftlichen Anweisungen, in denen Bildbeschreibungen, beziehungsweise Protokollsätze als das abschließende Ziel wissenschaftlichen Bemühens definiert werden. Das Ergebnis sind Typologien, in denen die katechismusartige Gruppierung von Merkmalen: Eigenschaften als von ihrem semantischen Hintergrund losgelösten Figuren, als Bestandsaufnahme einer Subjekt entleerten Wirklichkeit gedacht werden – vergleichbar dem Procedere eines Kameramanns, der die Kamera am Anfang ein- und am Ende ausschaltet und sie im übrigen sich selbst überlässt. Die Grundlage des Zusammenhalts der Standbilder als Film, besteht sodann in dem Medium auf dem die Tätigkeit der Kamera festgehalten, gedruckt oder sonst gespeichert wird. Fällt sie materiell weg, gibt es den Film als Zusammenhalt nicht mehr, denn in der Natur kommen derartig künstliche Filme, bedeutungslose Typen und Typologien nicht oder nur nach Maßgabe der Projektion vor, mit der Einteilungszwecke verfolgt werden, deren ‚Interpunktion' mehr oder weniger plausibel ist, je nachdem, wie allgemein die Betrachtungsweise war, die darin ‚wissenschaftlich' verabsolutiert wurde.

Was aus dem Blickwinkel des Typisierens als Eigenschaft imponiert, bringt dennoch in Wirklichkeit immer ein dynamisches Verhältnis zum Ausdruck, das die Voraussetzung für die stets nur eingeschränkt zu erreichende Gültigkeit der erzielten Ergebnisse ist. Was Typen und Typologien im Hinblick auf ihre peripatetische Herkunft hingegen fehlt, ist die spontane Eigenständigkeit als Grundlage des natürlichen Zusammenhalts der Glieder des Ganzen in Bewegung. Darauf beruht der fundamentale Charakter des Gegensatzes zwischen typologischen und systematischen Betrachtungsweisen. Taxonomische Typologien sind nie aus sich heraus systematisch, ihnen wird immer als tote Form eine Systematik willkürlich übergestülpt oder eingeprägt. Daher können sich darin Typologien und Typen nicht entwickeln und daher funktionieren Münzanstalten, wie schon gesagt entweder ‚stereotyp' oder gar nicht. – Als Aristoteles Idee als Form übersetzte, ging somit als wesentliches Moment der platonischen Ideenlehre die dialektische Dynamik der Spontaneität verloren. Damit erklärt Platon im *Theaitetos* (156) Entwicklung als Wachsen. Nur im Sinne des Bewegens bleibt in der Ausgewogenheit des Ganzen trotz stetig zunehmender Komplexität die Einheit des Systems gewahrt ebenfalls deren Ergebnis: Schuldfähigkeit hier, Geisteskrankheit dort. Dass Ideen auf organische Weise in einem dynamischen Prozess der Äquilibrierung auseinander hervorgehend intervenieren, heißt, dass sie keine stereotyp zu verwendenden Gebrauchsmuster oder Abbilder sind, sondern spontan die eine Seite jenes Gleichgewichts repräsentieren, bei dem sich Spontaneität mit ihrem Gegengewicht als Interpunktion zu arrangieren hat. Dabei gelangt Bedeutung situativ zu jener Form des Seins, in der das Verhältnis der wirksamen Einflussgrößen zu Eigenschaften verfestigt wahrzunehmen ist und für eine gewisse Zeit als Bestandteil der Form aufrechterhalten bleibt. Für diese dialektisch ausgewogene, strukturale Verfassung des Systems, auf die Platon unter der anschaulichen Bezeichnung *Gigantomachie* anspielt, gibt es in der Formenlehre des Aristoteles keinen Platz. Formenlehren müssen statisch sein, sonst können keine Farben erklärt, Glocken geläutet werden. Für Typologien und Typen gilt dies ebenfalls, sie können sich nur stereotyp wiederholen.

Die spätere wissenschaftliche Beschäftigung mit dieser Problematik erfolgte nicht im Hinblick auf die Alternative Ideenlehre oder Formenlehre, denn die Gleichsetzung von Form und Idee blieb in der Wissenschaft nahezu unangefochten, sondern in der Beschäftigung mit dem Ungenügen typologischer Betrachtungsweisen in der Praxis, beispielsweise der von Linné. In der Neuzeit führte dies bei Dilthey zur Verdoppelung des Typenverständnisses im Sinne einer einerseits morphologischen und andererseits hermeneutischen Betrachtungsweise, von denen sich die erste Aristoteles, die zweite Platon annähert. Ihr ist bei Herder – ‚Ideen zur Philosophie der Geschichte der Menschheit' – eine höchst bemerkenswerte, zu Wilhelm von Humboldt und dem Metamorphosegedanken Goethes überleitende Verwandlung im Verständnis des Typus vorausgegangen, durch welche am Typ die Entfaltung einer Grundidee, wie sie in der Ontogenese des Individuums zum Ausdruck kommt, als motorische Seite betont worden. Mit erheblichen praktischen Auswirkungen für die Psychiatrie gelangte die Grundlegung der phänomenologischen Methode durch Jaspers in der Nachfolge Diltheys allerdings nicht über die (sinn-)bildliche Grenze des hermeneutischen Typenverständnisses hinaus, wobei dieser Trend durch den Einfluss von W. Wundt und M. Weber nachhaltig gestärkt wurde. Wundt steuerte die Typologie der Typen, Weber den Idealtyp bei, der zwar primär an sozioökonomischen Modellen ausgerichtet war, sich aber auch in der Auswahl der verschiedenen Psychopathentypen, insbesondere bei Kurt Schneider wiederfindet. – Davon unabhängig versuchte E. Kretschmer die Typisierung psychologischer Profile anhand des Konstitutionstypus, was von Conrad in einem, sowohl an Herder als auch an Piaget erinnernden, sehr interessanten Versuch, den Begriff des Typus mit dem der Entwicklung zu verbinden, weiterentwickelt wurde, ohne dass diese Versuche in der Folge eine praktisch nennenswerte wissenschaftliche Fortsetzung gefunden hätten.

C. G. Jung schlug den Bogen zurück zur Antike, indem er mit dem Konzept des Arche-Typus ausdrücklich an neuplatonische Begriffsbildungen anknüpfte und direkt auf Platon Bezug nahm (Über den Begriff des Archetypus, S 91 ff). – Er sah den ‚angeborenen' Charakter von Archetypen darin, dass er diesen auf die *Form,* nicht hingegen auf den *Inhalt* bezog, wozu er schon erwähnt auf die ‚axiale Organisation der Kristallbildung' verwies. Archetypen sind in ihrer Zugehörigkeit zu den tieferen, kollektiven Schichten des allen gemeinsamen Unbewussten als Prototypen zwar allgemein, als aristotelischen Mustern fehlt ihnen jedoch die eigenständige Kraft zur Entwicklung allgemein und speziell in komplementärer Gestaltung. Ihre Allgemeinheit ist nicht diejenige der Teilhabe an der bewegenden Kraft subjektiver Spontaneität des Geistes, die systematisch Einheit bildend und natürlich ökonomisch ist, indem ihre Idee sich mit dem Apeiron Anaximanders als Prinzip der Form ineinandersetzt, vielmehr ist sie so ‚kollektiv' wie ein Kollektiv von Leuten, das sich in einer platonischen Höhle einen Film anschaut. Gott, der in diesem Fall gleichzeitig Produzent, Regisseur und Kameramann ist und überdies auch den Projektor bedient, offenbart sich den Zuschauern in seltsame Zeichen verborgen; da Gott aber hauptsächlich deshalb Gott ist, weil er die

Menschen erschaffen hat, werden diese in einem wahren Teufelskreis nunmehr ihrerseits zu hybriden Symbolen für Gott. Auf diese Weise verhält sich das „kollektive Unbewußte“ zur Idee strukturaler Dialektik wie die Welt der Vorstellung als Schatzkammer zum Individuum und wird im unvermeidbaren Rückgriff auf den Gedanken der Teleologie in seinen aristotelischen Grundrissen deutlich. So schließt sich der Bogen, in dem Platon umkreist wird, bei Aristoteles.

Jung, der den Begriff des Unbewussten von Carus und wohl auch von Herbart übernimmt und vom singulären Unbewussten Freuds abgrenzt, sieht sich vor der logischen Schwierigkeit, einem Negativum (Un-Bewusstes) Wirkungen zuschreiben zu sollen, ohne dialektisch auf ein damit korrespondierendes Positivum Bezug nehmen zu können. Indem er als Empiriker das Problem auf sich beruhen lässt, trägt der publizistische Erfolg seiner Begriffsfassung letztlich zur Konservierung einer philosophischen Scheinklarheit bei, welcher der Begriff des Unbewussten seine weite Verbreitung verdankt, während sein tatsächlicher Gehalt völlig hinreichend berücksichtigt wäre, wenn davon als etwas ‚Unbemerktem‘ gesprochen würde. – K. W. Bash, der als Schüler Jungs von einer „Psychopathologie der strukturlosen psychischen Grundeigenschaften“ mit einem polaren Beziehungsfeld von Bewusstheit und Unbewusstheit sprach, erweiterte die Typenlehre durch die Berücksichtigung ganzheitspsychologischer und feldtheoretischer Gesichtspunkte (W. Metzger, K. Goldstein), was, noch einen Schritt weiter, bei Watzlawick schließlich deren konstruktivistische Überwindung ermöglichte. – Bei der Klassifizierung von Personen nach Typen überschreitet deren anthropologische Bedeutung naturgemäß den psychiatrisch psychologischen Anwendungsbereich bei weitem und es stehen *grosso modo* zwei Auffassungen zur Wahl, von denen die eine darauf hinausläuft, dass der Typ an der Beschreibung von Eigenschaften festgemacht wird, die teils vererbt, teils erworben oder attribuiert und sekundär fixiert sind. Im Rahmen der anderen Betrachtungsweise werden Typen nicht als „fest angelegt“ angesehen, sondern als jeweils neu hervorgerufener und angepasster Ausdruck einer charakteristischen Beziehungsdynamik angesehen. Wird der Begriff *Persönlichkeit* vom Vorhandensein eines Trägers fest bestimmter, der formularmäßigen Beurteilung fertig vorgegebener Eigenschaften kompatibel abhängig gemacht, mit denen er nach Maßgabe der ererbten „Anlage“ im Verlauf der Entwicklung verschmolzen ist, dann kann der so gefasste Charakter ähnlich verstanden werden wie etwa Gesichtszüge, Gangbild und sonstiger Habitus des betreffenden Menschen. Charaktereigenschaften treten an ihrem Träger in Erscheinung, sobald sie gebraucht oder sonst im gesellschaftlichen Verkehr aktualisiert werden. Ansonsten besitzt die Persönlichkeit, die im Schlaf lächelt, diese „in potentia“ beziehungsweise in Ruhe.

Was in der Mehrzahl der Fälle in der Praxis als tatsächlich vorkommend beschrieben wird, ist das Normale, dem eine Spielbreite zugestanden wird, auf die bezogen die verschiedenen Typen sich mehr oder weniger auffallend abbilden. Typ und Charakter gehen ineinander über. Im Ausnahmefall der sogenannten *multiplen Persönlichkeit* behilft man sich zur Erklärung mit mehreren unterschiedlichen oder gegensätzlichen Eigenschaftsprofilen, die der Betreffende wie seine Garderobe wechseln kann, wobei in der Doppelnatur *Jekyll/Hyde* der Normalfall des Kreises mit seinem Mittelpunkt durch das Bild der Ellipse mit zwei oder mehr Organisationszentren zu ersetzen ist. – Im zweiten Fall, bei dem Eigenschaften Ausdruck der wechselnden Beziehungsvielfalt in der menschlichen Gemeinschaft sind, ist hingegen eher die Persönlichkeit auffällig, die in jeder Lage immer ein und dasselbe Gesicht zeigt, zum Beispiel nur lächelt. Hier hat der Begriff „Persönlichkeit" die Bedeutung, dass jemand, der normal entwickelt ist, im Gleichgewicht von Verstand und Vernunft seine soziale Kompetenz den Umständen entsprechend wahrnimmt, wobei Eigenschaften untereinander zweckgerichtet austauschbar sind, indem darin der situative Bedeutungsaustausch dynamisch zum Ausdruck kommt und gefragt wird, ob Marilyn Monroe auch böse sein könne. Der Typ kann sich ‚verstellen'. Man weiß es nicht. Aber auch dann ist unter Persönlichkeit ein psychischer (seelisch-geistiger) Organismus zu verstehen, der als solcher einem ständigen seelischen „Stoffwechsel" unterliegt, in dem er sich körperlich und geistig bewegt, lebt, hauptsächlich in der Sprache. Er ist wie der Leib mit seinen Organen im stofflichen Bereich in der Verbindung mit anderen seelisch-geistigem Wesen auf den stetigen Austausch in einem dynamischen Beziehungsgeflecht angewiesen, das hinsichtlich der Sprache durch Wilhelm v. Humboldt als Sinn, den darin der tätige Geist macht, beschrieben wird.

Der Vergleich mit dem Leib und seinen Organen ist auch darin zutreffend, dass dieser seelisch-geistige Organismus wie das Individuum insgesamt von zwei konträren Kräften durch ein Gleichgewicht gesteuert wird, von denen die eine Kraft auf die Einheit des Ganzen, die zweite auf die Besonderheit des Teils hinarbeitet. Das sind seine Ziele unabhängig von der Situation. In diesem Sinne zitiert Piaget die Persönlichkeitstheorie der Gestaltpsychologen unter Bezug auf Wertheimer, der das fundamentale Gestaltkonzept folgendermaßen formuliert:

> *„La forme est aussi bonne qu'elle peut l'être dans les conditions actuelles", et a des expressions effectivement ambiguës telles que „la perception tend à substituer aux formes faibles des formes plus fortes", „l'intelligence tend à restructurer les données du champ perceptif", on a souvent reproché leur caractère finaliste. Mais la finalité que postule la Gestalttheórie, ne requiert justement aucune téléologie extérieure au domaine étudié. C'est celle que Kant définit comme „un ordre dans lequel l'existence et les propriétés du tout déterminent l'existence et les propriétés des parties… (Logique et Connaissance Scientifique. 1967 S 950 f)*

Die „gute Gestalt“ ist die Gestalt im Gleichgewicht. Die Entwicklung der Persönlichkeit geschieht darin, dass beide dialektischen Kräfte das in ihrer Macht Stehende bewirken und dabei darauf achten, dass das zwischen ihnen bestehende Gleichgewicht des Systems gewahrt bleibt. Ist dies der (Erfolgs-)Fall, ist ein Individuum die Folge, das die Ansprüche der Einheit und diejenigen der Vielfalt der jeweiligen Situation und Altersnorm entsprechend in aller Regel im rechten Maß verwirklichen wird. Die beiden regulativen Kräfte, unter deren ausgleichendem Regiment die Persönlichkeit erwachsen wird, sind *Vernunft* und *Verstand*; ihr Zusammenspiel heißt aus der Perspektive des Verstandes „Intelligenz“, aus derjenigen der Vernunft „Charakter“. Intelligenz führt zur Einsicht und Urteilsvermögen; Charakter bringt die Verbindlichkeit von Wertvorstellungen als Kennzeichen des Verhältnisses von Selbstbewusstsein und Gemeinschaftsbezogenheit zum Ausdruck. Darauf muss bei Erhebung der Vorgeschichte geachtet werden. Die unterschiedlichen Perspektiven, die sich dabei ergeben, können *grosso modo* mit den Jung'schen Grundfunktionen von Denken und Fühlen in Zusammenhang gebracht werden, wobei die eine üblicherweise rational begriffsbildend als Urteilskraft, die andere basisbildend als Gemüt in Betracht gezogen wird und Intuieren die Verbindung von Intelligenz und Wissen im Glauben als gemeinsame Basis darstellt. Die Norm ist als Gleichgewicht beider Kräfte von den Voraussetzungen des Beschreibers unabhängig. Ist sie erfüllt, dann tut sich die vernünftige Haltung als Stabilität einer konsequenten Lebensführung in der Verbindlichkeit im Rahmen der Gemeinschaft kund. Man kann ihr ‚in die Augen schauen‘ und umgekehrt und so wird sie auf der Verstandesseite der Persönlichkeit durch Flexibilität (Einfühlungs- und Anpassungsvermögen) ausgewogen. Schwachsinnige hingegen wirken durch ihre Anhänglichkeit kindlich. Dass die Angehörigen der zweiten Gruppe „unreif“ aber keinesfalls „kindlich“, wohl hingegen „infantil“ erscheinen, beruht darauf, dass es ihnen auf befremdende Weise an Anhänglichkeit fehlt. Sie treten wie Säuglinge unbekümmert um die Situation fordernd in Erscheinung und machen sich laut bemerkbar, wann immer sie ein Bedürfnis verspüren.

Die Ausgeglichenheit der reifen Persönlichkeit besteht darin, dass diese einerseits einen fest bestimmten Standpunkt vertritt, in sich stabil ist und andererseits, dass sie sich anpassen kann, über Flexibilität und Einfühlungsvermögen verfügt. Stabilität verdankt sie dem Umstand, dass sie kraft der Kontinuität ihrer Idee, spontan autoregulativ Dynamik a priori synthetisch, das unbegrenzt Viele, das sie empfindet, fühlend zu einer Einheit im Gemüt zusammenzufassen vermag, körperlich, geistig und gesellschaftlich. Für diese Verbindlichkeit haben Wertvorstellungen der gesellschaftlichen Integration die harmonisierende Bedeutung der Synthese, die wir „vernünftig“ nennen. Die reife Persönlichkeit, die so auf integrative Weise bei Vernunft ist und über einen Standpunkt verfügt, der ihre Zuverlässigkeit begründet, ist gleichzeitig differenziert und in der Lage, flexibel an der Vielfalt, die sie umgibt, kreativ teilzunehmen, indem sie denkend oder intuitiv Akzente setzt, unterscheidet und urteilt. Gäbe es nur den integrativen Modus der Entwicklung würde dies zur Hypertrophie des eigenen Standpunkts wie beim Egozentriker und zur Erstarrung führen. Dass das nicht der Fall ist, verdankt die Persönlichkeit dem Umstand, dass ihr im Feld der Entwicklung die zweite Kraft wie der ‚Nordschein‘ im Gedicht ‚Um Mitternacht‘ von Goethe polar entgegentritt und der alles einbeziehenden und miteinander verklammernden Dynamik der Idee Grenzen setzt, sie bedeutungsvoll interpunktiert. Je vielfältiger eine Persönlichkeit ist, desto mehr ist sie auf den Ausgleich durch ihren inneren Halt angewiesen, desto integrierter muss sie sein. Kommt diese Ausgewogenheit zustande, dann erkennen wir den so entwickelten Menschen als „Persönlichkeit“ ausdrücklich an und suchen uns ihr anzuschließen.

Beim Gegenprinzip der Idee handelt es sich um das Grenzenlose (Apeiron) Anaximanders, das Goethe in diesem antinomischen Sinn dem „Bestimmten“ entgegenstellt. Darauf ist es zu beziehen, wenn er von dem Gesetz spricht, wonach einer mit dem Gewicht seiner Individualität ‚angetreten‘ ist und fortfährt: *So musst du sein, dir kannst du nicht entfliehen.* Die Sibyllen und Propheten, auf die Goethe in diesem Zusammenhang in klassisch romantischem Schwung anspielt, bevölkern das Gebäude der Ionischen Naturphilosophie mit den beiden Giganten Platons, die als Integration und Differenzierung die beiden Prinzipien der menschlichen Entwicklung sind, unter deren steuerndem Einfluss sich die Identitätsfindung vollzieht. Piaget spricht in diesem Sinne von einer Hierarchie von Äquilibrierungsebenen. (Einführung in die genetische Erkenntnistheorie – stw 6. Suhrkamp, 1970, Frankfurt-M. – Ders., Meine Theorie der geistigen Entwicklung. Fatke, H., (Hg.) Fischer, 1983, Frankfurt-M.). Die beiden Prinzipien nennt er auf die Funktion von Zusammenfügen und Flexibilität bezogen >Assimilation< und >Adaptation<. Integration und Differenzierung beziehungsweise Assimilation und Adaptation sind also im Grunde auch gemeint, wo Jung von zwei „Einstellungstypen“ spricht. Die beiden Seelen wohnen nicht nur in der Brust von Faust wenngleich da in besonderem Maße, sondern in jeder Brust. Diese Antinomie ist darin allgemein menschlich, dass sie eine Persönlichkeit nach beiden Seiten hin so charakterisiert, dass diese weder auseinander fällt, noch unbeweglich wird. Das heißt, dass jeder an beidem Anteil hat, und nur im Störfall, bei dem eines der beiden Prinzipien die Spielbreite des Normalen verlässt, bestimmen sie das Profil des betroffenen Menschen auf psychopathologisch einseitige Weise.

Die Persönlichkeitsentwicklung erfolgt auf beiden Seiten chronologisch ungefähr im gleichen Takt, weshalb das Gleichgewicht durchgehend gewahrt bleibt und der normale kindliche Verstandesmangel sich deutlich von Schwachsinn als einer Störung dieses homöodynamischen Auswiegens unterscheidet; ebenso verhält es sich mit dem krankhaften Charaktermangel als Störung des Vernunfterlebens, der sich bei gleicher Unvernunft dennoch deutlich von der kindlichen Egozentrizität unterscheidet, weshalb dem Kind die Besonderheiten seines noch unentwickelten Status als „normal" nachgesehen werden, wohingegen beim Erwachsenen in diesem Fall von ‚Infantilität' und ‚geistiger Unreife' gesprochen wird. Für den pathologischen Fall fehlender Vernunft gab es in der älteren Psychiatrie die treffende Bezeichnung „moralischer Schwachsinn" (vgl. den Brief Kants von 1797 an Hufeland und die Ärzteschaft allgemein). Die Bezeichnung „moralischer Schwachsinn" (auch ‚Blödsinn'), 1818, Grohmann, Hamburg, wurde aus England als ‚moral insanity' zurückimportiert, alsbald ausgewechselt und durch den Ausdruck „Psychopathie" ersetzt, der sowohl typologisch als auch struktural verwendet wird. Den Angehörigen dieser Gruppe unausgewogener Persönlichkeiten fehlt es fundamental an Einfühlungsvermögen. Während dem Säugling seine objektiv gleichgeartete Rücksichtslosigkeit nicht übelgenommen wird, weil ihm altersbedingt nicht nur Vernunft sondern vorübergehend auch noch Verstand fehlt, weshalb er sich insoweit in einem seiner Entwicklungsstufe angemessenen Gleichgewicht befindet, auf dessen kompensatorische Erfordernisse die Mutter und die Schule eingestellt sind, ist dies beim Jugendlichen und Heranwachsenden bereits nicht mehr der Fall. Da dem von Vernunftmangel Betroffenen von seiner Entwicklung her das Empfinden für die bei ihm bestehende Insuffizienz des Gegengewichts zum beweglichen Verstand fehlt, äußert sich die Störung bei normaler oder oft überdurchschnittlicher Intelligenz je nach Situation besonders krass und daher kommt es, dass dies von den Betroffenen als Norm zeitlebens unbefangen ausgelebt wird. Bei typisierender Erfassung kann dann von autistischer Bindungsschwäche, Gemütlosigkeit, Frustrationsintoleranz und ähnlich gesprochen und als vollgültige Diagnose der Ausdruck *Psychopathie* verwendet werden. Die schwerste Form der damit bezeichneten Entwicklungsstörung ist der frühkindliche Autismus, die relativ leichteste das sogenannte *borderline-Syndrom.*

Im Rahmen dieser systematischen Betrachtungsweise sind Psychopathen aus psychiatrischer Sicht primär als kranke Menschen zu klassifizieren, die keine Schwierigkeiten haben, Kontakte zu knüpfen, wobei sie oft liebenswürdig wirken, weshalb sie bei direkter Begegnung unauffällig sind (vgl. Cleckley. Auf weitere Literatur hierzu, habe ich in früheren Veröffentlichungen ausführlichst hingewiesen, besonders 1996). Dieser Eindruck ändert sich jedoch, wenn man diese Menschen längere Zeit kennt. Dann macht sich bemerkbar, dass ihnen auf fundamentale Weise jeglicher Gemeinschaftssinn fehlt, man kann sich nicht auf sie verlassen und wird regelmäßig enttäuscht, wenn man Solidarität erwartet. Ihre biographische Labilität ist im Hinblick auf den fundamentalen Charakter ihrer Bindungsschwäche so schlecht zu beeinflussen wie Schwachsinn. Vernunftmangel beruht in diesem Sinne auf einem Defekt der Einheitsfunktion des Erlebens. Die daher rührende Unverbindlichkeit und Unzuverlässigkeit gelten für alle Situationen gleicher Weise und betreffen nicht nur die Einstellung zu andern, sondern auch die Einstellung zur eigenen Person; diese Kranken lieben sich selbst so wenig, wie sie andere lieben, und legen keinen Wert auf eigenes Wohlergehen. In Verbindung mit der unter diesen Umständen normalen lebenslangen Meinung, andere seien schuld an ihrem Elend, wird diese Einstellung aus der Sicht Normalempfindender gewöhnlich als unbegreiflich oder zynisch erlebt. Man findet derartig Kranke kaum in der Klinik, sie Bilden aber eine gut umschriebene Gruppe unter Straftätern, die psychiatrisch begutachtet werden. Es gibt bei systematischer Betrachtungsweise psychiatrisch keinen plausiblen Grund, diese Menschen strafrechtlich als voll verantwortlich anzusprechen, weshalb sie auch forensisch ähnlich wie Schwachsinnige als Kranke behandelt werden sollten. Die Erscheinungsweise von Typen wie Geizige, eingebildet Kranke und so weiter weist hingegen vor dem Hintergrund stabil einheitlicher Persönlichkeitsverhältnisse aus sich heraus nicht auf das Vorliegen einer krankhaften Persönlichkeitsstörung hin; in diesen Fällen hat sich im Hinblick auf eine besondere Lebenssituation eine eigenwillige, gewohnheitsmäßig gefestigte Gebrauchsform des zwischen Verstand und Vernunft bestehenden Gleichgewichts eingeschliffen, die ihren Protagonisten wie ein Markenzeichen anhaftet und negative Aufmerksamkeit verschafft.

Den zwei Seiten seelischen Gleichgewichts entsprechend sind im Normalfall in wechselnden Relationen zwei besondere Gebrauchsformen als Antwort auf die ausnahmslos allen Menschen vorgegebene Kondition, bei aller Anpassungsbereitschaft die persönliche Einheit wahren zu müssen, zu erwarten. Für die besonderen forensischen Bedürfnisse und diejenigen der klinischen Klassifikation haben sich dabei die beiden Einstellungstypen von Jung als zu weit gefasst und unbestimmt erwiesen. Daran hat auch die „Kreuzung" der Einstellungs- mit den vier Funktionstypen nichts entscheidend geändert. Mit dieser wichtigen Einschränkung haben sich die unsystematischen Psychopathentypologien der mit

Psychopathen nur am Rand befassten klinischen Psychiatrie bewährt, sieht man davon ab, dass die Beurteilung der ‚Krankheitswertigkeit', die forensisch für den Rückschluss auf die Schuldfähigkeit maßgeblich ist, grundsätzlich problematisch bleibt. Die von Jung verwendeten Begriffe für Funktionen, deren Bezeichnung durch Tätigkeitswörter (denken, fühlen, empfinden und intuieren) nichts anderes bedeuten kann, als dass sie sich tatsächlich auf Tätigkeiten und nicht auf Eigenschaften beziehen, geraten in ein Spannungsfeld, indem sie im nächsten Schritt als *Merkmalsprofile* fixiert werden und der Mann ohne Eigenschaften zum Idealtyp wird. In diesem Sinne spricht Bash in der Tat nicht mehr von Grundfunktionen, sondern von Grundeigenschaften, wobei Eigenschaften als fest mit dem Dasein, gegebenenfalls der Persönlichkeit verbundenen Beschaffenheit primärer Art im Sosein der Persönlichkeit aufgehen. Der dynamisch organisierenden Bedeutung der Idee bedarf es dabei nicht weiter; alles was sie darüber hinaus tun könnte, ist bereits getan. Als feststehender Ausdruck der Persönlichkeit erfordert der hinsichtlich der Eigenschaften zu bemerkende Wechsel von Aktualität und Latenz die Hypothese zweier Modalitäten der Grundfunktionen (bewusst/unbewusst, beziehungsweise aktuell/potentiell).

Die Tatsache, dass typische Auffälligkeiten oder Verhaltensweisen einem Subjekt nicht wie die Hautfarbe anhaften, dass sie es nicht, wie manchmal mit Kurt Schneider gesagt wird, in der Wolle färben, sondern gegebenenfalls intervallär in Erscheinung treten, hat nichts wie bei ‚multiplen Persönlichkeiten' mit einer hypothetischen Bimodalität der Form, sondern damit zu tun, dass es vergleichbar der allgemeinmenschlichen Kondition, Einheit und Vielfalt zu gewährleisten, immer wieder gleiche oder ähnliche Situationen sind, die sie bei Gelegenheit fakultativ hervorrufen. So gibt es in Wirklichkeit auch nicht die von Jung im Anschluss an Janet zitierten „multiplen Persönlichkeiten" als große Ausnahmeerscheinung, sondern es gibt ausschließlich multiple, das heißt, offene, mehr oder weniger kompensierte Persönlichkeiten mit abnorm exzentrischem Verhalten, die in Grenzfällen im Hinblick auf die mögliche Einförmigkeit der Lebensweise wie eine einzige erscheinen, die aber keine Persönlichkeiten wären, wenn sie von den dynamischen Austauschvorgängen im allgemeinen Beziehungsgeflecht, die prinzipiell Vielseitigkeit erfordern, ausgeschlossen wären.

Der Gegentyp dazu könnte, wenn es dafür einer Bezeichnung bedürfte, als ‚Chamäleontyp' angesprochen werden, was nicht das gleiche wie Opportunismus bedeutet. Er ist insbesondere unter Frauen verbreitet, welche mit der Bluse „die Farbe" wechseln, je nachdem, ob sie es gerade mit den Kindern, der Schwiegermutter oder dem Ehemann zu tun haben. Für Psychiater ist die methodische Einstellung, die im Hinblick auf die Verwendung von Eigenschaftsprofilen aus der Übersetzung von Idee als Form wissenschaftlich folgt, nicht dynamisch, sondern im phänomenologisch deskriptiven Sinn statisch. Die typologischen Einteilungen, die sich daraus nach Merkmalen übersichtlich geordnet ergeben, bringen als Persönlichkeitsstörungen das Missverständnis zum Ausdruck, bei welchem Ideen keine als Schwebezustand wechselnde Einstellungen sind, sondern andauernd – monoman – oder, wenn sie gerade nicht in Erscheinung treten, jedenfalls im fortlaufenden Zyklus von Potenzialität und Aktualität nächstens wieder sein werden. Im Sinne von Formen, das heißt, als die unveränderliche Persönlichkeit bildenden Eigenschaften, beziehungsweise „Grundeigenschaften" interpretiert, verlieren Ideen die ihnen ursprünglich innewohnende, semantisch symbolische Kraft des Bedeutens als Inbegriff einer alles umfassenden, spontan wirksamen Dynamik, aus deren Beziehungsgeflecht das, was ist, alles Seiende, ein einziges Mal hervorgeht, wobei das auf das System bezogen aus subjektivem Blickwinkel Bewährte in das Neue integriert wird, sodass schließlich die Rolle nicht mehr losgelöst vorgestellt werden kann und der alte Schauspieler sich auf der Lebensbühne selbst als Typ darstellt. Er mag einmal den Faust, das andere Mal *King Lear* oder dessen Kammerdiener gespielt haben, mit den Personifikationen wechselt das Zentrum, welches das Erscheinungsbild als Persönlichkeit plastisch organisiert. So kann oder muss er den ‚Applaus', ob er der Rolle oder seiner Bekanntheit gilt, immer auf sich gemünzt entgegennehmen.

Das ursprüngliche Wissen der Idee ist in den als Eigenschaftsprofil erfassten Formen auf Reflexion reduziert und so bereits auf dem Weg zurück in die Grenzenlosigkeit des Anfangs. Wer dieses Bild beschreibt, beschreibt es nicht als Ergebnis der Interaktion seiner projektiven Erwartungen und semantischen Erfüllung im Geflecht wechselseitiger Beziehungen, sondern verfremdet wie ein Museumsbesucher, der vor der Reihe der Bilder von einem zum nächsten geht, wobei er sich vornimmt, sich beim nächsten Mal besser vorzubereiten. Es sind nur ganz wenige, die durch das Bild mit dem Maler Verbindung aufnehmen, weil sie verstanden haben, dass Bilder, auch wenn sie fünfhundert Jahre alt sind, von ihm als Betrachter fertig ‚gemalt' werden müssen. Das ist die Aufgabe des Psychiaters und so verhält es sich mit dem Typ. Indem wir ihn subjektiv vollenden, wissen wir ihn, anders nicht. Was wir über ihn zu wissen scheinen, wenn wir daran einige Farbtupfer wahrgenommen und erkannt haben, dass es sich hier um eine Landschaft, dort um einen Akt handelt, sind wir selbst als lexikalischer Verweis auf eine vorhergehende Tätigkeit, an die wir uns erinnern, wenn wir auf die vorübergehende Weise des Museumsbesuchers Vergleiche anstellen. Die Idee, die wie ein Echo als Bild zurückgeworfen wird, erklärt nicht, wieso wir etwas wissen. Wir wissen sowieso. Sich damit zufrieden zu geben, bedeutet, dass wir uns aktuell nicht persönlich zu investieren brauchen und unser Interesse und unsere Vigilanz für etwas anderes, uns selbst, reservieren dürfen. Mit dem Gedanken der Spontaneität des Wissens, ohne den nicht erklärt werden kann, warum etwas nicht nur ist, sondern wir dies auch wissen, ist es hier vorbei und das Wissen selbst wird von Anfang an unverständlich. Indem auf diese Weise Wissen für den Wissenschaftler zu einem unerklärlichen Wunder wird, wird auch der Wissenschaftler selbst zu einem solchen, dem gegenüber er sich hinsichtlich seines Namens als Wissenschaftler dummerweise mit der gewöhnlichen Sprache behelfen muss.

Das Entwicklungsziel der normal ausgewogenen Persönlichkeit ist der „reife" Erwachsene, auf den bezogen die Geschlechtszugehörigkeit eine eher sekundäre Errungenschaft ist. „Typisch männlich" (innovativ) und „typisch weiblich" (verständnisvoll) sind Charakterisierungen, die sich auf das Stereotype bestimmter Situationen beziehen. Unabhängig davon bezeichnen wir zwei Arten von Menschen als „unreif", die gemeinsam haben, dass ihnen nach der einen oder anderen Seite die Ausgewogenheit grundsätzlich fehlt. Sie fehlt der einen Gruppe, wie schon gesagt, weil ihre Vertreter zwar genügend Verstand besitzen, davon aber nicht immer und nicht ausreichend Gebrauch machen. Die Annahme dieser Gesetzmäßigkeit, die der bloß typisierenden Beschreibung zuvorkommt und der Entwicklung als solcher auf lebendige Weise systeminhärent ist, wird von Jung im klinischen Störfall mit Hysterie einerseits und Schizophrenie (Dementia praecox) andererseits verglichen, außerdem mit den Gegensatzpaaren apollinisch-dionysisch und naiv-sentimentalisch, indem er auf Goethes Beispiel von Systole und Diastole verweist, das Beispiel allerdings keinen *typischen,* sondern wie bei Platon *dialektischen* Charakter hat. Dies wird dadurch bekräftigt, dass Jung die gute Idee hatte, Archetypen als Synonyma für Ideen zu bezeichnen und dass er sie in diesem Zusammenhang überdies „apriorisch" nannte, als hätte er bei anderer Gelegenheit nicht den apriorischen Charakter seiner Deduktionen ausdrücklich verneint. Er hätte bei dieser Gelegenheit nur noch „synthetisch" hinzuzufügen brauchen, dann wäre auch der Bezug auf Kant deutlich geworden. Er hat dies unterlassen und ist der aristotelischen Betrachtungsweise gefolgt, unter deren Einfluss Form (Typ) und Inhalt (Stoff) wie gesagt zu den beiden Säulen geworden sind, auf denen das Gedankengebäude westlicher Wissenschaft und Geistesgeschichte bis auf weiteres ruht und so wird auch der Begriff *Form* anstelle von *Idee* in der zeitgenössischen insbesondere angloamerikanischen Literatur nahezu monopolistisch verwendet, wenn es um die Ideenlehre geht, während das Wort *Idee* darin eine eher nichtssagende umgangssprachliche Verwendung findet.

Goethe, auf den sich Jung mit Vorliebe beruft, wusste den generativen Charakter des funktionalen Erkenntnisprinzips der Idee intuitiv, als er von Systole und Diastole sprach. Er hat als Erstbeschreiber des Zwischenkieferknochens auch sonst Forschertugenden bewiesen und wissenschaftliche Entdeckungen gemacht, aber gleichwohl sein platonisches Temperament als persönliche Gleichung nie verleugnet und bei mehreren Gelegenheiten Dichtung und Wahrheit als komplementär beurteilt. Immer gehe es darin *ins Grenzenlose und gleich wieder ins Bestimmte zurück*. Immerfort strebe alles hinaus und herein. „*Hieraus lernen wir abermals, daß ihre Tropen, Metaphern, Hyperbeln niemals einzeln, sondern im Sinn und Zusammenhange des Ganzen aufzunehmen sind.*" Die spezielle Rede ist an der zitierten Stelle zwar auf die alte persische Dichtkunst gemünzt (West-östlicher Divan), sie ist aber ohne weiteres zu verallgemeinern, denn worauf es ankommt, ist die Betonung des Ganzen, ist der Zweitakt, der wie beim Fällen des Baumes, Schlag auf Schlag, Kerbe um Kerbe besagt, es gibt kein „hinaus", wenn ihm nicht das „herein" vorangegangen war und das nächste „hinaus" folgt. So gibt es auch keine äußere Betrachtung ohne inneres Äquivalent und keine wahre Wissenschaft, die nur das extravertierte Moment und nicht auch das introvertierte bei der Ausarbeitung ihrer Resultate im Wechsel gelten lässt, weshalb sich Platon in der Betonung der Auseinandersetzung, die gleichzeitig Anziehung ist, eben so schlecht wie Goethe nur auf einen dieser Typen reduzieren lässt und wenn, wie hier wiederholt wird, Heine sagt: *Plato und Aristoteles! Das sind nicht bloß die zwei Systeme, sondern auch die Typen zweier verschiedener Menschennaturen…* stimmt daran, dass man entweder Platon oder Aristoteles anhängen kann, jedoch nicht beiden zugleich; im übrigen ist die Behauptung aber falsch: Die Ideenlehre des einen und die Formenlehre des anderen unterscheiden sich nicht gleichwertig, sondern so wie Subjekt (im Sinne von Gödel umfassend) und Objekt (begrenzt). Typen gibt es nicht frei in der Natur vorkommend; um sie hervorzurufen und voneinander zu unterscheiden, bedarf es der vorangehenden Tätigkeit eines in die Situation involvierten Subjekts, das daran mit gutem Grund aktuell interessiert ist.

Die Dynamik des Beziehungsgeflechts zwischen Menschen ist „der Ort", an dem Typen ihre Wirklichkeit haben. So darf der Weg der Erkenntnis nicht nur von außen nach innen, vom Objekt zum Subjekt führen. Er muss beidseitig offen sein, er muss ebenso auch von innen nach außen führen oder, wie Goethe sagt: Psychologie darf nicht nur die Wirkung des Äußern aufs Innere behandeln, sie muss auch der Gegenwirkung des Innern nach außen Rechnung tragen. Dabei bezieht sich Goethe ausdrücklich auf Platon:

Wer zuerst aus der Systole und Diastole, zu der die Retina gebildet ist, aus dieser Synkrisis und Diakrisis, mit Plato zu sprechen, die Farbenharmonie entwickelte, der hat die Prinzipien des Kolorits entdeckt (Maximen und Reflexionen) und in der Farbenlehre heißt es weiter: So setzt das Einatmen schon das Ausatmen voraus und umgekehrt; so jede Systole ihre Diastole. Es ist die ewige Formel des Lebens, die sich auch hier äußert. Wie dem Auge das Dunkle geboten wird, so fordert es das Helle; es fordert Dunkel, wenn man ihm Hell entgegenbringt, und zeigt eben dadurch seine Lebendigkeit, sein Recht, das Objekt zu fassen, indem es etwas, was dem Objekt entgegengesetzt ist, aus sich selbst hervorbringt.

An der berühmten Stelle der Farbenlehre (S 739), an welcher sich der dialektisch konservative Charakter dieses Denkens am klarsten äußert, heißt es im Hinblick auf den fundamental antinomischen Charakter jeder Synthese: ‚*Das Geeinte zu entzweien, das Entzweite zu einigen, ist das Leben der Natur; dies ist die ewige Systole und Diastole, die ewige Synkrisis und Diakrisis, das Ein- und Ausatmen der Welt, in der wir leben, weben und sind.*‘ – Dazu schreibt Goethe das Wesen jeglicher Einheit dynamisch erläuternd: ‚*Treue Beobachter der Natur, wenn sie auch sonst noch so verschieden denken, werden doch darin miteinander übereinkommen, daß alles, was erscheinen, was uns als ein Phänomen begegnen solle, müsse entweder eine ursprüngliche Entzweiung, die einer Vereinigung fähig ist, oder eine ursprüngliche Einheit, die zur Entzweiung gelangen könne, andeuten und sich auf eine solche Weise darstellen.*‘

Die Ursache der Schwierigkeiten, denen Jung am Anfang seiner Typisierung begegnet, und diejenige seiner Affinität für Aristoteles ist daran zu erkennen, dass ihm der Sinn für dialektisches Denken fehlt. Ein wahrer Nachkömmling von Goethe, wie dies geistig für Gödel zutrifft, kann er nicht sein. So teilt J. W. Dawson jr., S 16, mit, Gödel gebe an, ‚*dass für seine Berufswahl, die Lektüre des Goethebuches von Chamberlain, dem großen Goethebewunderer, entscheidend gewesen sei*‘. Anstatt wie dieser dialektisch zu denken, spricht Jung von psychischen „Mechanismen“ und unterscheidet teleologisch zwischen „Bewegungsrichtungen der Libido“, wobei die zentripetale, die von den Objekten zum Subjekt strebt, die Frage aufwirft, wie man sich ihren Urheber vorzustellen hat, wenn man mit Sokrates der Ansicht ist, dass man nicht das Schöne liebt, sondern das, was man liebt, durch Liebe schön macht. Jung behilft sich an dieser Stelle mit der Vorstellung des Subjekts als eines Magneten, der äußere Energie anzieht, was offenbar nur eine Scheinlösung darstellt. Das Ergebnis besteht darin, dass für ihn Platon introvertiert und Aristoteles, wie er selbst, wenn er sich als Wissenschaftler identifiziert, extravertiert erscheint.

An dieser Stelle ist noch einmal auf das wiederholt zitierte Heinezitat, das Jung der Einleitung zu dem Sammelband über Typologie vorangestellt hat, zurückzukommen. Daraus geht hervor, dass Jung in der langen Tradition einer

Platoninterpretation steht, die Platon und Aristoteles einander konfrontiert wie Subjekt und Objekt, ‚lateinisch'. Dabei wird verkannt, dass die Ideenlehre richtig verstanden besagt, dass das Subjekt der Idee als Inbegriff der Spontaneität Oberbegriff (oder Mutter) des Objektes ist. Platon überragt Aristoteles darin, dass er in sich aus Systole und Diastole als Voraussetzung des Lebens eine antinomische Einheit bildet, für die er im Bewegen das eindrucksvolle Bild der Gigantomachie geschaffen hat. Jung führt die dynamische Steuerung des systolischen Zusammenfassens und diastolischen Ausbreitens nicht auf die übergeordnete Spontaneität des Subjekts zurück, sondern interpretiert sie – wie Freud – grob physikalisch: „Es scheint, als ob die Energie vom Objekt wegfließe, als ob das Subjekt der Magnet sei, der das Objekt an sich ziehen wolle". Er dreht sich im aristotelischen Zirkel, ohne die Zirkularität zu beachten. Aber was tut es? Sind „Typen" phänomenologisch als Sachverhalte bei ihrer äußerlichen Beschreibung gut getroffen, was man hinsichtlich der beiden Einstellungstypen von Jung nur bestätigen kann (bei den Funktionstypen wird man zögern), dann hören sie selbstverständlich nicht auf, gut getroffen zu sein, wenn nun anstatt der aristotelischen Idee als äußerer Form die in ihrem ursprünglichen platonischen Kontext belassene, sozusagen natürliche Idee zur Grundlage der Einteilung gemacht wird. Da sie selbst das bewegende Prinzip ist, bringt sie im Herstellen der Einheit die göttliche Funktion zu beleben, zum Ausdruck, weshalb es in ihrem Rahmen keines unbewegten Bewegers bedarf und die dualistische Spaltung in unten und oben entfällt. Das Herstellen der Einheit erfolgt in der Begeisterung des davon Erfassten. Begeisterung ist allmächtig.

Die Form, die dabei von dem jeweiligen Typ zum Ausdruck gebracht wird und die gleichzeitig sein Inhalt (Stoff) ist, hat nun nicht mehr die äußerliche Bedeutung, die man, wenn sie bewusst ist, wie im Spiegel sehen kann – wenn sie unbewusst ist, vorübergehend nicht – sondern sie erregt und verdankt ihre Bestimmtheit dem Umstand, dass es sich dabei um die regelmäßige Wirkung prot- und antagonistischer Kräfte handelt, die zwar primär unsichtbar, dafür aber im Zusammenwirken, zunächst symbolisch, dann gegenständlich, deswegen nicht weniger wirklich sind. Diese Wirkung hört auf, wenn die beiden einander konträr gestaltenden Kräfte aufhören, aufeinander zuzugehen und sich miteinander plastisch zu beschäftigen. In diesem Fall gibt es sie auch unbewusst nicht und nun erwarten wir von Platon, dass er uns sagt, wie es zu erklären ist, dass bei nächster Gelegenheit genau der gleiche Typ auf andere Weise ebenso gut getroffen wiederum unseren Beifall oder unser Kopfschütteln bewirkt. Die Antwort, die Platon gibt, erfordert im Gegensatz zu derjenigen von Aristoteles vertieftes Nachdenken und Platon selbst ist skeptisch, was die Bereitschaft der meisten betrifft, sich angesichts der scheinbaren Selbstverständlichkeit des aristotelischen Formverständnisses und der darauf beruhenden dualistischen Welterklärung darüber den Kopf zu zerbrechen. Dieses Versäumnis wird man keinem moralisch zum Vorwurf machen, erscheint das platonische Unterfangen allgemein doch von vornherein als Luxus oder unnütz, und die Menschen tun zu allen Zeiten nun einmal am liebsten, was sie auf den ersten Blick als für sich nützlich erkennen.

Platon erklärt die Konstanz, an und mit der bestimmte Typen zu erkennen sind, im Hinblick auf die *Unveränderlichkeit der menschlichen Kondition.* Menschen mögen noch so sehr bestimmten Veränderungen unterworfen sein – Platon selbst wurde aus dem Amt des philosophischen Beraters des Herrschers von Syrakus entfernt und einem Sklavenhändler übergeben, der ihn auf dem Marktplatz von Ägina zum Kauf feilbot – sie können daran zerbrechen. Tun sie das nicht und bewähren sie sich, dann ist ihnen dies deshalb möglich, weil sie ihre persönliche Einheit gegenüber den widerwärtigen oder freundlichen Bedingungen der wie Tag und Nacht in unterschiedlichen Kostümen auftretenden Umgebung wirksam zu verteidigen vermocht haben. Die Unveränderlichkeit der menschlichen Kondition, als Individuum beides zu sein, einheitlich und vielfältig in einem, bringt es mit sich, dass zu allen Zeiten alle Menschen gleichermaßen sich daran messen lassen müssen, wie sie dabei bestehen, wenn ihre persönliche Einheit gegenüber der Umgebung verteidigt werden muss, ohne dass damit der monomane Rückzug in die Uneinnehmbarkeit und Unzugänglichkeit einer Festung, eines Fuchsbaus oder einer Nervenklinik verbunden ist. Hierbei ist es Sache von Eltern und Pädagogen, den Kindern zu helfen, sich darauf vorzubereiten, im lebendigen Austausch mit andern und dem stets Neuen die Identität ihrer Persönlichkeit zu finden und auszufüllen. Dabei treten sie je nach den situativen Erfordernissen sowohl extravertiert als auch introvertiert in Erscheinung und es hängt von der Bewährung ab, welche Erscheinungsweise sie im Konfliktfall bevorzugen. Dies steht schon vorher fest, bevor sie als Ausführende aller möglichen Rollenspiele zu einer Person mit alternierenden Beschaffenheiten, die jeweils typisch wirken, geworden sind, deren Subjekt als Persönlichkeit einheitlich und dennoch vielseitig sein muss. Extraversion oder Introversion stehen angesichts der Notwendigkeit fest, der von Anfang an der menschlichen Existenz vorgegebenen „menschlichen Kondition“ unteilbarer Vielfalt und den damit verbundenen Anforderungen zu genügen. Es liegt auf der Hand, dass es nicht bloß eine, sondern *zwei* mögliche Haltungen grundsätzlicher Art oder „Einstellungen“, wie Jung sagt, geben muss, wobei eine breite Skala von Überlappungen zu berücksichtigen ist.

Im Anschluss an die initiale Festlegung eines zentripetal oder zentrifugal akzentuierten Disponierens vermehrt sich die Zahl möglicher Einstellungen ins Uferlose und Unermessliche, wobei alle diejenigen, die als „Gebrauchsmuster" in der Menschheitsgeschichte positiv oder negativ „Erfolg" hatten, von Beifall oder Kopfschütteln begleitet wurden, das Beiwort „typisch" verdienen. Hierbei wird die Form des Typs, das Typische daran, jedoch nicht mit der Idee gleichgesetzt, die als formende Kraft sich in der jeweiligen Ausformung der menschlichen Kondition mehr oder weniger bewährt, sondern formal auf das zum Ausdruck gekommene Ergebnis ihrer Auseinandersetzung mit dem Widerwärtigen oder Freundlichen bezogen. Für die jeweilige besondere Ausformung der menschlichen Kondition und das dabei in Erscheinung tretende Personal benutzen wir den Ausdruck „Situation", zum Beispiel gemünzt auf eine bretonische Crêperie am Abend des Nationalfeiertags, indem wir den Begriffsinhalt des Wortes im Sinne einer darin wirksamen Dynamik etwas zurechtstutzen, denn einfach nur als „Lage", der einer ausgeliefert ist, verstanden („ich befinde mich in einer aussichtslosen Situation") wird der plausible Nachweis der für die Einstellung ausschlaggebenden Beziehungsdynamik zu schwierig. – Goethe verwendet den Begriff der Situation meist im weiteren Sinn; er spricht allerdings gelegentlich auch von der „tragischen Situation". Diejenige des „Alten Esels" wurde von Heinrich Mann literarisch thematisiert und von Josef v. Sternberg mit Marlene Dietrich verfilmt. Einem Schadenfrohen könnte die Marienbader Elegie einfallen, in der sich Goethe als Typ verewigt und eine besondere Variante hinzufügt. – Indem der Begriff des Typus Bestimmtheit voraussetzt, kann diese folglich nicht nur in der festen Äußerlichkeit geduldig ertragener Formen, sondern muss ebenso auch in der Bedeutungskonstanz von Situationen gefunden werden.

Dieses situative Typenverständnis steht als Ausdruck der Bedeutungskonstanz in der zwischenmenschlichen Beziehungsdynamik dem *formalen* zumindest gleichberechtigt gegenüber. Es besagt, dass unter den erfüllten Voraussetzungen bei den beteiligten Personen charakteristische Verhaltensweisen nicht regelmäßig beobachtet werden müssen, aber beobachtet werden können. Damit ist der praktische Unterschied zwischen dem aristotelischen und dem platonischen Verständnis dessen, was ein Typ und was eine Situation ist, ausreichend klar- und festgestellt. Das platonische Verständnis dessen, was ein Typ ist, bleibt im Sinne des >*τύπος*< gewahrt. Aristoteles hingegen gibt ihm im Sinne des von ihm vorweggenommen lateinischen Ausdrucks *forma* eine neue Fassung, der sich auch Jung anschließt, soweit es um die Erläuterung der beiden Einstellungs- und vier Funktionstypen geht. – Hinsichtlich des von Jung wieder eingeführten Begriffs „Archetyp" ist es schwieriger, abschließende Klarheit zu erlangen. Jung verwendet das Wort, in dem die anaximandrische *αρχή* das Gegenprinzip bedeutet, auch für Symbole, deren typischer Charakter gerade keine formale Bestimmung erlaubt. Im Symbolbegriff steckt durch das Wort *Archetyp* vermittelt außer dem Hinweis auf den Anfang ausdrücklich auch >*τύπος*< und so zeigt sich beim Symbol das Ungenügen der lateinischen Übersetzung als Form im heutigen Sinn besonders deutlich. Aus dem komplementären Charakter des heraus und herein, der Hin- und Herbewegung, die in Wirklichkeit gemeint ist, wenn von Form und Inhalt die Rede ist, zieht Jung bei seinen Deduktionen keine besonderen Rückschlüsse; stattdessen konstatiert er das empirische Ungenügen dieser Zweiteilung und es fehlt nicht viel, so hat es gelegentlich den Anschein, dass Jung die Einteilung *extravertiert/introvertiert* in Bausch und Bogen als unnütz verwirft. Er tut dies im Endeffekt selbstverständlich nicht, sondern zieht es vor, die Beschreibung der Typen zu verfeinern, indem er zusätzliche Kriterien anwendet, die er, was später von Bash aufgegriffen worden ist, in sogenannten psychischen Grundfunktionen antrifft. Diese werden als sich selbst genügend angeführt und als Funktionstypen zur Verfeinerung seiner Typologie herangezogen. Ob das nun gewonnene Schema vollständig ist, was Jung annimmt, indem er daraus wie Bash eine Art „Quadrantensystem" herstellt, vergleichbar den vier Himmelsrichtungen, mit einer rationalen und einer irrationalen Achse, kann von den Voraussetzungen des Erkennens auf dieser Stufe nicht entschieden werden, weil nicht zu entscheiden ist, ob es nicht noch mehr solcher Grundfunktionen gibt – beispielsweise *Glauben,* von dem Jung nicht annimmt, dass es sich dabei um die intuitive Form des Wissens handelt; vielmehr behauptet er, Glaube sei im Sinne von ‚Intuieren' dem Wissen entgegengesetzt. Ebenso wenig ist sicherzustellen, dass die aufgeführten Grundfunktionen begrifflich alle auf der gleichen Ebene liegen und untereinander genügend scharf abgrenzbar sind, wovon beispielsweise abhängt, dass nicht Begriffe und Oberbegriffe gleichberechtigt nebeneinander gestellt werden. Denken und Fühlen werden von Jung als rationale Funktionen herausgestellt, da damit geurteilt wird, was etwas bedeutet [denken], beziehungsweise was etwas wert ist [fühlen], wohingegen Empfinden (wahrnehmen, was vorhanden ist) und Intuieren (ahnen, was wirklich ist) als irrationale Funktionen bezeichnet werden. Gödel hingegen beruft sich darauf als Intuitionslogiker und Mathematiker. Da Jung in der Einleitung seines Buches ‚*Symbole der Wandlung*' andererseits ausdrücklich von „den *zwei* Arten des Denkens" spricht und die zweite Art symbolisch auf das Träumen bezieht, müsste auch dem Traum eine rationale Qualität zugesprochen werden, was gegebenenfalls bedeuten würde, dass der Schläfer zwar nicht bei Bewusstsein, wohl aber bei Verstand ist. Dass bedeutet, dass einer bei Verstand sein könnte, ohne dies zu denken. Dies wäre der atypische Fall des Unbewussten.

Bei Verstand sein, setzt die Organisation des Erlebens durch ein Zentrum voraus, von dem man in diesem Fall nicht sagen kann, was oder wer es ist, denn da es nicht ausdrücklich ist, kann es nicht das Ich sein, das sonst hierfür in Frage käme und an das man daher zunächst denkt. Wäre man im Traum bei Verstand und sich darüber im Klaren, könnte das offenbar nicht der Fall des Schlafes sein. Der Denkfehler ist nicht schwer zu entdecken: Wenn im Traum gedacht wird, dann ist dies „geträumtes Denken". Das heißt, es handelt sich um Denken, dessen Subjekt das Objekt der Erinnerung ist, die der Träumer im Schlaf zeitlos evoziert. Indem dieses sozusagen in abgeleiteter Form vorliegende Subjekt als sein eigenes Kind objektiviert und darin begrenzt ist, trägt es nur noch den Familiennamen „Subjekt", es partizipiert aber nicht mehr direkt am spontan generativen Wesen des eigentlichen Subjekts, ist unselbständig und in der Nachahmung unfrei. Das generative Wesen des Subjekts hat sich nunmehr ins Zentrum des Schlafes zurückgezogen, was ein anderer Ausdruck dafür ist, dass es schläft.

Dass es schläft, heißt, dass es keinen öffentlichen Sinn machen kann, denn der Schlaf ist die unsoziale Seite am Wesen des Menschen, von der Kant meint, dass einem das Leben nicht geschenkt werde, damit man die meiste Zeit verschlafe. Was sein sozusagen privater Sinn oder Unsinn zu sein scheint, ist in Wirklichkeit wie das geträumte Subjekt nur substituiert und bedarf der nachträglichen Animation, wenn er öffentlich verstanden und sodann „rational" genannt werden soll. Wahrscheinlich gilt Ähnliches auch für den Umbruch der Geisteskrankheit? – Indem es sich hinsichtlich der Grundfunktionen Jungs auf beiden Achsen um polare Funktionen handelt, schließt der eine Typ (Denken, Empfinden) den jeweils andern (Fühlen, Intuieren) aus. Dass die Denkfunktion beim Gemütsmenschen folglich vernachlässigt wird, was heißt, dass sein Urteil darüber, was etwas bedeutet, vage sein kann, veranlasst Jung, sie dem Unbewussten zuzurechnen. Das gleiche Geschick, sich in der kognitiven Dämmerung des Unbewussten zu verlieren, erleidet umgekehrt beim ‚Denktyp' das Gemüt, beim ‚Empfindungstyp' das Ahnen und beim ‚Intuitionstyp' das nach Jung unbewusste Wahrnehmen dessen, was in mir ist. Diesbezüglich ist es sehr interessant, dass Kurt Gödel, der von der ‚Intuitionslogik' als philosophischer Disziplin spricht, als Paradefall von Introvertiertheit gelten kann, lieber im Winter fror, als sich unverifizierbar aus der Heizungsanlage ausströmenden Gasen auszusetzen. So ist er auch gestorben, denn, weil er befürchtete, vergiftet zu werden, aß er nicht und verhungerte (J. W. Dawson jr., Kurt Gödel, Leben und Werk, Springer, 1997, Heidelberg). – Ähnlich wie beim Bettlägerigen die Muskulatur verkümmert, erhält hier das Unbewusste die Bedeutung des Nicht-Gebrauchs. – Jung selbst hatte ein sicheres Gespür (Empfinden) für die damit verbundenen Schwierigkeiten definitorischer

Art, ist aber selbstbewusst genug, seinen Rückgriff auf die „Vermögenspsychologie“ der frühen psychologischen Neuzeit bei der Bezeichnung der Grundfunktionen kurzerhand damit zu begründen, dass er sagt, der gewöhnlichen Sprache sei im Gegensatz zur „Philosophie“ jederzeit klar gewesen, was Ausdrücke wie *Denken* und *Fühlen* besagen.

Die Gegenüberstellung „gewöhnliche Sprache“ – „Philosophie“ ist geeignet, Aufmerksamkeit zu erregen, nicht so sehr weil sich seitdem eine „Philosophie der gewöhnlichen Sprache“ tatsächlich etabliert hat, sondern weil die damit ausgesprochene Abwertung der Philosophie schlechthin im Hinblick auf den pauschalen Charakter des Urteils erstaunt. Dass das von Jung empfohlene Rezept, „dem Volk aufs Maul zu schauen“, von einem Prediger stammt, braucht nicht zu bedeuten, dass es für die Wissenschaft nicht tauge. Dies hindert andererseits nicht zu fragen, auf welche Weise es stimmt, was Jung behauptet, nämlich dass auf dieser Verständigungsebene jederzeit klar gewesen sei, was Ausdrücke wie Denken und Fühlen besagen. Sie besagen nicht eben viel: Der Mensch denkt, Gott lenkt und wer nicht hört, muss fühlen. In Wirklichkeit denken Menschen bald dieses, bald jenes, ohne dass sie sich im Geringsten darüber Rechenschaft ablegen, was sie im Begriffe sind zu tun. Sie interessieren sich hauptsächlich für die wandelbaren und mitteilbaren Ergebnisse ihres Tuns. Die Klarheit, die diesbezüglich in der Tat auf dieser Ebene herrscht, besteht darin, dass nahezu alle das Gleiche tun und auf diese Weise wissend in der Lage sind, sich die Meinung zu sagen. Es ist die Sprache selbst, welche intersubjektiv die Verständigung organisiert. Die Menschen leben darin, insofern sie denken und fühlen. Das bedeutet nicht, dass damit erklärt wäre, was mir Denken und Fühlen ist. Gäbe es eine solche Erklärung, dann wäre darin bereits vorweggenommen, dass Denken und Fühlen überhaupt *ist*. Es ist aber nicht nur möglich, sondern naheliegend, daran zu zweifeln.

Descartes sagt Rationalität mit Empirismus kurzschließend *ich denke, also bin ich*. So scheint es sich zu verhalten. Dann hat Denken am sekundären Sein des Subjekts zwar Anteil, dieses geht darin aber nicht auf. Der Rest, der bleibt, ist entscheidend. Er bezieht sich auf das Prinzip des Seins. Das Prinzip des Seins, sein tätiges Apriori der Geist geht ihm voraus. Dabei kann es sich nur um ursprüngliches allen gemeinsames Wissen handeln. Alles andere würde nicht nur die Dämmerung des Unbewussten, sondern ewig undurchdringliche Dunkelheit bedeuten. Was der gewöhnlichen Sprache jederzeit klar ist, ist die Klarheit, das Faktum als solches. Das heißt, es ist *nicht* ewig dunkel und schon gar nicht undurchdringlich, sondern hell und auf erträgliche Weise verständlich. Das ist es, was Jung sagen will und Denken, daran besteht kein Zweifel, hat etwas damit zu tun. Man soll also auch in der Wissenschaft „dem Volk aufs Maul schauen", man muss sich aber darüber im Klaren sein, dass auch diese Methode ihre Tücken hat. Jung selbst gibt ein Beispiel. Indem er *Denken* als Urteilen über *Bedeutungen* definiert, widerlegt er die eigene Meinung, denn in der gewöhnlichen Sprache, auf die er sich beruft, hier ist es diejenige des Volksliedes – das Volk spricht nicht nur, es singt auch – kann es ohne weiteres heißen: „Ich *weiß* nicht, was soll es *bedeuten*, dass ich so *traurig* bin" – nicht hingegen: dass ich denke oder fühle, ich wäre traurig.

Wie die Seele den Leib bewegt

Nach der Diagnose kommt die Behandlung. Sie besteht in der Wiederherstellung des alten Gleichgewichts. Vor mir sitzen immer noch die drei Parzen, schwarz angezogen mit Regenschirm und vergrämter Miene, sonst unauffällig. Haben sie einen psychischen Befund? Einen? Alle drei schauen missmutig drein. Mittelmäßig unzufrieden, alle drei. Sonst noch was? Die Jüngste lamentiert am meisten. Doch was soll ich ankreuzen? Der Antrieb scheint ansonsten nicht gesteigert. Die Mittlere (AP) redet ebenfalls ein bisschen viel. Morgens mehr als abends. Ist das noch normal, in welchem Grade? Die Älteste (PA) spricht umso weniger. Hat sie Angst? Wovor? Vor der nächsten Nacht? Vor mir? Warum? Dass ich selbst an diesem 14. Juli dem Schnurrbärtigen als Typ „miesepetrig" und der Serviererin, die mich schon länger kennt, vielleicht als besonders „unfreundlich" erschienen bin und Dritten noch ganz anders, hatte, denke ich und denken alle, die mich kennen und wissen, dass mir das Frühstück nicht schmeckte, nichts oder nicht viel und überhaupt mit meiner Persönlichkeit und sekundär mit deren multiplen Seiten, sondern hauptsächlich damit zu tun, dass ich mich, wie gesagt, anlässlich der Lektüre von C. G. Jung gerade für Typologie interessierte und danach beschäftigt war, dessen Schema *extra-/introvertiert* auf die Situation anzuwenden, was sich als schwierig erwies, weil ich den Eindruck gewann, dass auf die meisten beides gleichzeitig zutreffe, einerseits, andererseits. Das ist nach Freud durchaus möglich, nach Jung ebenfalls, weil bei der Beurteilung unbewusste Kompensationsmechanismen hinzutreten. Man könne, schreibt Jung, vor dem Essen ‚Kantianer' und danach ‚Nietzscheaner' sein. Ich weiß es nicht. Sie haben alle drei das Gleiche gegessen, die eine das, die zweite jenes, die dritte konnte sich nicht entscheiden, Schelling oder Schopenhauer, für oder gegen Freiheit. Was nutzt die Einsicht bei der Erhebung des Befundes, da man das Unbewusste und seinen subjektiven Hintergrund, den man zwar verleugnen aber nicht abtrainieren kann, noch weniger als das Bewusste auf den Film bekommt. Den ‚alten Esel' würde ich schnell und zweifelsfrei erkennen. Ich frage mich, wieso meine Ignoranz des Unbewussten und seiner Kompensationsmechanismen an der Sicherheit meines Urteils *diesbezüglich* nichts zu ändern vermag. Was habe ich gegen den Begriff der Persönlichkeit? Doch die Evidenz ist unvermeidbar. Ebenso geht es mir und offenbar auch anderen hinsichtlich einiger anderer als zeitlos erwiesener Typen. Jung erwähnt unter Hinweis auf *Galen* vier Temperamente: den Sanguiniker, den Choleriker, den Phlegmatiker und den Melancholiker. Wer kennt die nicht?

Mir scheint, das Typenproblem bedarf insgesamt einer Vertiefung, vielleicht auch das Problem des Unbewussten. Ich habe keinen Zweifel daran, dass Jung mir zustimmen würde, zumal er selbst mehrfach den unvermeidlich provisorischen Charakter seiner und aller beschreibend überhaupt möglichen Systematisierungen psychischer Erscheinungsweisen betont, undogmatisch nach einem Ausweg gesucht hat und meinem Eindruck nach nicht apodiktisch veranlagt war. Er glaubte, den Ausweg darin gefunden zu haben, dass er den „Einstellungstypen“ noch „Funktionstypen“ beigesellte, indem er als zusätzliche Kriterien sogenannte psychische Grundfunktionen einführte, in die er die Persönlichkeit unterteilte. Früher hatte ich K. W. Bash (Lehrbuch der allgemeinen Psychopathologie, Thieme, Stuttgart, 1956), der von Grundeigenschaften spricht, gelesen und mich darüber mit ihm unterhalten, daher kannte ich sie bereits, denn Bash war direkter Schüler von Jung. Es gibt deren, wie gesagt vier: *Denken, Fühlen, Empfinden und Intuieren.* Jung erläuterte sie wiederholt in Aufsätzen aus den Jahren 1924, 1928 und 1936. *Denken* definierte er als Unterscheiden und Urteilen, ohne sich bei Gelegenheit streng an die Definition zu halten; zum kartesischen *Cogito* ging Jung vorsichtig auf Distanz (Bd 9/1 S 298) „Es gab psychische Prozesse und Funktionen“, sagt er, „lange bevor ein Ichbewusstsein vorhanden war. Das „Gedankenhaben“ existierte, ehe ein Mensch sagte, „ich bin mir bewusst, dass ich denke.“ Kant ging darauf in der Vernunftkritik ein, Heidegger auch (vgl. M. Heidegger, Was heißt Denken – Nervenarzt 1957). Ich weiß es nicht, weiß nicht, was Denken bedeutet. Was fühlen bedeutet, weiß ich. Das weiß jeder. Die drei Parzen nicken. Die eine lächelt jetzt sogar. Aber denken. Wenn ich denke, dass ich traurig bin, kann das zutreffen oder nicht. Ich schaue meinerseits unzufrieden den Fragebogen an. Wenn ich fühle, traurig zu sein, dann stimmt das. Die Verstimmung weiß ich. Obwohl es keinen Grund dafür gibt, dass ich mich zu nichts entschließen kann, endlich den Schlüssel, der schon im Schloss steckt, umzudrehen. Ich mache es einfach nicht, weil ich nicht weiß, ob ich will oder nicht.

Ich schreibe also weiter. Der speziellen Zielsetzung des Buches folgend ist nun deren epistemologisches Programm in Angriff zu nehmen. Es umfasst auf einer ersten Stufe das Wissen des Körpers, wie die Seele den Leib bewegt, auf der zweiten in den Symbolfunktionen das Bewusstsein (Unbewusstes, kollektives Vorbewusstsein), um von da über die Bündelung im Ich in die Öffentlichkeit sprachlich phänomenaler oder noumenaler Gegenständlichkeit überzugehen. Absteigend handelt es sich bei dieser ‚rationalen Leiter‘ um die Folge: Wachzustand, Erkennen, Schlaf- und Traumwissen, in ihrer Relevanz für die verschiedenen Psychowissenschaften, Unbewusstes. – Wie die Seele den Leib bewegt, ist der Untertitel des Buches über den ‚fiktiven Menschen‘. 1993. Die Antwort lautete: Gar nicht, denn die mehr oder weniger lebhafte Beweglichkeit des Leibes ist die Seele, wenn man sie begriffen hat, nicht zu begreifen, sondern zu tun (vgl. Rohde, E., Psyche, Seelenkult und Unsterblichkeitsglaube der Griechen. Eckstein, H., Hg., Kröner, Leipzig). Das Wissen dieser Erkenntnis ist für die organo-dynamische Theorie grundlegend. Es begründet den Anfang der Willenstätigkeit des freien Geistes in Spontaneität. – Was die Symbolfunktionen des Unbewussten und des kollektiven Vorbewussten betrifft, das von da über die Bündelung im Ich sprachlich in phänomenaler oder noumenaler Gegenständlichkeit in die Öffentlichkeit übergeht, bedeuten sie als Programmansage nicht, dass hier wie in der Psychoanalyse eine Horde urweltlicher Riesen, die wild aufeinander einschlügen, aufträte, den Vater umbringen und die Mutter vergewaltigen wolle? Vielmehr sind die beiden Giganten dieser polarisierten Weltentstehung – *Ordnung versus Chaos* – die Urkräfte eines fortwirkenden Unfriedens. Sie können weder ganz ineinander aufgehen, noch ganz voneinander lassen. Normal!

Während die Dynamik des aggressiv patriarchalischen Prinzips dadurch, dass sie bewegt, makro- und mikrokosmisch, innen und außen der Grund jeglicher Einheit ist, ist die Trägheit oder das Phlegma des Kontrahenten der Grund für ihre der Bewegung abgerungene Vielfalt und Vorläufigkeit. So kennzeichnen Einheit und Vielfalt, Dauer und Frist die Existenz und freiheitliche Struktur des männlich weiblichen Individuums, das seine gegenständliche Form in einheitlicher Vielfalt und vielfältiger Einheit findet und so könnte auch das sogenannte Gender-Problem ein für alle Mal eine dialektisch zufriedenstellende, anstelle einer dogmatischen Lösung finden (Mann versus Frau, Matriarchat gegen Patriarchat, Konflikt- versus Kompromissbereitschaft). – Dazu sei hier der von Jung mitgeteilte Traum der „Miss Miller“ wiederholt und die eigene Umdeutung hinzugefügt: Die junge Frau, welche als Schenkung die Kugel, die soeben vom konstantinischen Bogen aus einer Kanone auf sie abgeschossen wurde, in ihrem Portemonnaie auffängt und sorgfältig darin verwahrt, während sie von einem Vogel und seitlich stehenden Mann beobachtet wird, beschließt ihren Traum mit dem Bild des Kanonenrohrs als Symbol für den Geburtskanal und darüber dem Wahlspruch: *IN HOC SIGNO VINCES* Der Geburtskanal erhält in Bewusstsein seiner ihn träumenden Trägerin die zeitlos erhöhte neue Bedeutung, dass am Ende das Matriarchat als Sieger aus dem Kampf um die Macht hervorgehen werde, womit die das Erbe verwaltenden Söhne der Urhorde in der Folge ihre Schwierigkeiten haben werden.

Die Wissenschaft hat sich längst des Traumes bemächtigt und ihn elektrophysiologisch offengelegt. Sie ist in ihrer sensualistischen Unanschaulichkeit ebenso weit wie die Vorstellungen Platons von jener himmlischen Galerie von Urbildern entfernt, von der Jung ausdrücklich nicht als Wissenschaftler im Zusammenhang mit der zweiten Art des Denkens in der Projektion der Archetypen auf das Traumerleben spricht. Gerade die unanschauliche Phänomenologie des Traums zeigt aber, dass Archetypen in einer archaischen Vorstellungseinheit von Form und Inhalt hinsichtlich ihrer symbolischen Weichenfunktion als Bedeutungsverzweigungen der Struktur aufgefasst werden können, was die von Jung ‚numinal' genannte Anmutung des Überpersönlichen, die sich manchmal einstellt und Abergläubische beeindruckt, erklären kann. Man muss jedoch im Auge behalten, dass dort, wo platonische Ausdrücke ins Bildhafte übersetzt werden, immer übertragene Bedeutungen ins Spiel kommen. Beim „Sinnbild" der *Gigantomachie,* das Platon verwendet, ist die ansonsten nicht abbildbare Einheit gemeint, die entsteht, wenn zwei Urmächte einander umschlingen und wechselseitig versuchen, einander zu Fall zu bringen. Ohne diesen dynamischen Antagonismus, der das Sein beim Umschlingen in jener Schwebe hält, die unsere Grundverfassung ist, gäbe es Einheit und Vielfalt nicht; es gäbe weder Gott, den Teufel, Engel noch Menschen. Platon verwendet das „Bild" der beiden Giganten, die miteinander im Ring kämpfen, für die Dialektik beider Seinsprinzipien, der Idee und ihres Andern, Bewegen und Gegenbewegen. Sie trifft im gleitenden Übergang von einem Subjekt zum andern für den Schlaf und für den Wachzustand zu. Es gibt nur ein einziges Feld für das Prinzip der Idee und das davon unabtrennbare des Apeiron, ihres Antagonisten; daraus folgen alle anderen Ideen. Goethe wird diesbezüglich von *Licht* und *Schatten* sprechen und der Wissenschaft nahe legen, Prinzip und Prinzipiiertes – Mensch und Welt – zu unterscheiden. Das Andere der Idee ist, wie hier in Bezug auf seine Wirksamkeit beim Träumen wiederholt werden soll, das Prinzip als Form und Inhalt, das Gesetz der Trägheit, das nach Anaximander, dem Begründer der Prinzipienlehre, das Prinzip des gerechten Ausgleiches ist:

> *Apeiron ist das ursprüngliche Prinzip derer, die sind… Es ist dasjenige, von dem die, die sind, ihren Ausgang nehmen und wo auch die Auflösung gemäß der Notwendigkeit ihren Anfang nimmt: Denn untereinander wird ihnen Gerechtigkeit zuteil und Bestrafung für Ungerechtigkeit auferlegt im Walten der Zeit.*

Die Vereinigung zweier einander entgegen gesetzter Prinzipien zu einem Seienden als von ihnen gemeinsam Prinzipiiertem stellt den Kompromiss des Seins dar, den die Dynamik der Idee mit der allgemeinen Trägheit als ihrem widerstrebenden Andern eingeht, um die Vollständigkeit des Seins zu erlangen. Insofern die Idee sich dabei anschaulich in Zeit und Raum verwirklicht, entäußert sie sich des dynamisch Prinzipiellen ihrer Kontinuität, weshalb die sekundär bewirkte Einheit von da an auf exemplarische Weise relativ und befristet ist, wohingegen das anaximandrische (Gegen-) Prinzip seine ursprüngliche Grenzenlosigkeit aufgibt und dynamisch begrenzende Formen annimmt, die in ihm selbst auf keine Weise vorherbestimmt sind, so wenig wie im Holz die Form der Kerbe vorherbestimmt ist und für die es sich jeder möglichen Bedeutung gegenüber absolut neutral verhält. Das heißt, Seiendes kann seinem Kompromisscharakter entsprechend unter keinen Umständen von Dauer sein, Bedeutung endgültig fixieren und Dynamik definitiv unterbrechen. Heraklit nennt diesen Kompromisscharakter des Seins die „Gegenspännigkeit" des Mittleren. Darin ereignet sich das Hervorbringen des Seienden als dynamisches Gleichgewicht in einer Raumvorstellung, die an die Brown'sche Molekularbewegung denken lässt, von ihm in ihrer örtlichen Gebundenheit als >Logos< bezeichnet und in der als >Lichtkraft< ein Höchstmaß an Dunkelheit erzielt wird. Heraklit bezieht die Abstufungen der Helligkeiten des Wissens ausdrücklich auf den Schlaf, wobei er das Verhältnis des wahren philosophischen Wissens zum gewöhnlichen Sprechen mit dem Verhältnis der Klarheit des gewöhnlichen Sprechens zum Wissen im Schlaf, das ist der Traum, in Relation setzt:

> *Für den Logos, der dieser hier ist, erweisen die Menschen sich immer als verständnislos, sowohl bevor sie ihn gehört wie wenn sie ihn zum ersten Mal gehört haben. Denn obschon alles gemäß diesem Logos geschieht, so gleichen sie doch Unerfahrenen, wenn sie sich auf die Erfahrung mit solchen Worten und Werken einlassen, wie ich sie behandle, indem ich ein Jegliches gemäß seiner Natur auseinanderlege und erkläre, wie es sich verhält; den andern Menschen aber bleibt verborgen, was sie im Wachen tun, gleich wie sie vergessen, was sie im Schlafe (tun). (Held, S 253: Logos in seiner ersten Bedeutung als einfacher Verhältnisvollzug im Sinne der „gegenspännigen Zusammenfügung" – (ib. S 128).*

Im Schlaf tritt die (Un)Ordnung des Es an die Stelle des Ich, das beim Wachen den Willen des Subjekts im synthetischen Urteil a priori formuliert. Held kommentiert, dass Wissen im Traum, das er (in Anlehnung an die Bezeichnung ‚*Ansichten*') „Traum-sichten" nennt, sich nicht zu einer gemeinsamen Weltsicht vereinigt, wenn ihm das Subjekt des wachen Ich fehlt, das Pendant zur Einheit der Welt, das dynamisch aus der Auseinandersetzung mit den nächtlichen Schatten hervorgehe. Und Platon beschreibt in der stets neuen Ausgewogenheit des Kampfes beider Urkräfte eine „Struktur" der Tat und des Tatsächlichen, die nicht die Struktur der Psyche ist, sondern die Organisation all dessen, was überhaupt ist (Es, Etwas). Die Psyche als solche hat keine Struktur, sie folgt vielmehr daraus, indem sich der tätige Geist im Körper und in der gemeinsamen Sprache in ihrer Beweglichkeit organisiert. Wie Descartes seiner wissbegierigen Brieffreundin erklärt, bewegt die Seele den Leib nicht, sondern beide sind aneinander in der bewegten Einheit der Teilprinzipien, von denen das eine wie das Wasser der Quelle unaufhörlich nach außen strebt, das Gute schafft, während das andere im Gleichgewicht des Ganzen den Erfolg dieses Strebens ebenso regelmäßig zunichte macht, das Ende will. Man braucht dies aber nicht mythologisch mephistophelisch nach Danaidenart auszudrücken, man kann diesbezüglich zutreffend auch an Anaximander anknüpfen und von „Gerechtigkeit" – vom gerechten Ausgleich, ohne den es das Neue als Gutes ebenfalls nicht gäbe – sprechen, womit die ausgleichende Wirkung der Trägheit (Masse) gemeint ist. Sie ist überall am Werk, nicht nur bei der Bewegungslosigkeit des im Schlafen Schlafenden, sondern auch bei der Geisteskrankheit. Ey ist nicht müde geworden, darauf hinzuweisen. Obwohl von daher nahezu alle in der Psychiatrie vorkommenden Störungen in dieser oder jener Form „Bewegungsstörungen" sind oder als solche aufgefasst werden können, wird die alte Frage, wie die Seele den Leib bewegt, in der Psychiatrie für unbeantwortbar gehalten und so gut wie nicht gestellt. Es wird nicht gefragt, ob die Seele überhaupt den Leib bewegt, ob sie selbst beweglich ist und so weiter. Vielmehr traut man den Muskeln zu, dass sie das von sich aus ‚wissen', die autonom innervierten sowieso, die andern in Zusammenarbeit mit einer Kommandozentrale, die im Kopf lokalisiert ist. Diesbezüglich genügen in der Praxis für Erklärungen der Begriff des Antriebs und der damit verwandte der Motivation (Intention) und des Interesses (Bewusstheit), um den Erkenntnisbedarf zu decken. (Klages, L., Der Geist als Widersacher der Seele. Barth, 1937/39, Leipzig. – Ders., Der menschliche Antrieb. Thieme, 1967, Stuttgart).

Um den Begriff des (Lebens-) Willens macht man einen Bogen, und wenn vor Gericht nicht vermieden werden kann, darauf einzugehen, und wenn dies unter erschwerenden Bedingungen geschieht, indem der Ausdruck „Wille" hier (tautologisch) mit dem Beiwort „frei" verwendet wird, dann denkt man sich nichts mehr dabei. Der Ausdruck „Seele" hat für Psychiater etwas hoffnungslos Altmodisches: Die Seele bewegt den Leib nicht, sie ist dessen Bewegen. Vielleicht war der Ausdruck nützlicher, als man die gröbsten Bewusstseinslücken terminologisch noch nicht so gut schließen konnte, wie dies heute auf präzise Weise möglich zu sein scheint. – Im Hinblick auf den enormen Fortschritt in sämtlichen Wissenschaften müssen die wenigen offenen Fragen grundsätzlicher Art, die geblieben sind, sorgfältig gesucht werden. Hinsichtlich besagter „Kommandozentrale", die zeitweise in die Zirbeldrüse (Epiphyse) lokalisiert worden ist, behilft man sich meist mit der Vorstellung, dass das Objekt, das interessiert, die Veranlassung (Ursache) ist, sich ihm zu nähern; das Objekt, das Befürchtungen weckt, ist die Veranlassung, zu ihm auf Distanz zu gehen. Dies genügt auf der praktischen Ebene des Geistes für den Erkenntnisbedarf diesbezüglich. Dies genügt, obwohl auf diese Weise etwa das Phänomen der Erektion ganz gut erklärt, aber nicht die Grundfrage, wieso es Wachsen an sich gibt, beantwortet werden kann. Durch das Wachsen verändert sich die Entfernung von der Hand zum Mund, was auf eine Bewegung hinweist, deren Grund nicht in einem ihr selbst Äußerlichen liegen kann, auch wenn unter anderem die regelmäßige Zufuhr von Aufbaustoffen gewährleistet sein muss, damit der Erfolg eintritt. Bewegungen dieser Art passen nicht zum gewöhnlichen Verständnis der Bewegung als Lageveränderung, deren relativer und repetitiver Charakter im Bild der aristotelischen Kristallsphären optisch und akustisch zum Ausdruck kommt. Der Umstand, dass Nikolaus von Kues diese Kristallsphären „zertrümmert", das Bild des unbewegten Bewegers zwar nicht umgestürzt, aber ins Wanken gebracht und diesbezüglich eine neue Weltsicht vorgedacht hat, hat das psychologische Interesse am dynamischen Verhältnis von Leib und Seele bis heute nicht erkennbar stimuliert oder sonst erkennbar beeinflusst.

Darüber nachzudenken, was es heißt, dass das Subjekt den Grund seines Wachsens offenbar in sich einbezogen trägt, bleibt als Vermutung privatem Interesse überlassen. Wird darüber nachgedacht, dann gibt es für das Absolute des Bewegens den Begriff der Spontaneität. Dabei handelt es sich um einen Grenzbegriff. Er bildet eine Mauer, die mit psychologischen Mitteln nicht zu übersteigen ist. Die dadurch bezeichnete Grenze ist die alte des Psychologismus, die alle Auskünfte zu den hier aufgeworfenen Fragen, als leere Worterklärungen ausweist, das heißt, als Erklärungen durch Worte, die ihrerseits immer nur weiter auf andere Worte verweisen und so fort (Luthe, 1996 S 35). Beispielsweise verwendet Jung den Begriff der „psychischen Energie" in einem Sinne, der an H. Hertz und die elektro-magnetische Feldintensität denken lässt. Vielleicht. Daran kann man das Dilemma recht gut verdeutlichen, denn bei seiner tatsächlichen Verwendung wird entweder auf der Stelle unklar, was in diesem Zusammenhang unter „psychisch" verstanden werden soll, oder der Begriff der „Energie" wird unscharf. Wird von einem „energischen" Charakter gesprochen, weiß man, was gemeint ist. Gemeint ist, dass der betreffende Mensch „willensstark" und ‚durchsetzungsbestrebt' sei. Das ist es aber eben, was erläutert werden sollte. Der Begriff der „psychischen Energie" ist als ‚Libido' sozusagen die Sonde für den Unterschied zwischen Jung und Freud. Jung geht darauf ausführlich in seinem Buch *Symbole der Wandlung* im Zusammenhang mit der Unterscheidung von Neurosen und Psychosen ein, indem er frühere Überlegungen aus seiner *Psychologie der Dementia präcox* fortsetzt. Man kann sagen, dass dem Libidobegriff im psychologischen Gebiete funktionell die gleiche Bedeutung zukommt wie dem Begriff der Energie auf physikalischem Gebiet seit Robert Mayer (vgl. insbesondere die Einleitung des Abschnittes Bd 5 S 167 ff). Dabei handelt es sich unter anderem um die strittige Frage, ob der Realitätsverlust bei der Geisteskrankheit im engeren Sinne ein Verlust des „erotischen Interesses" sei. Im Kap. ‚Über den

Begriff der Libido' sagt Jung, dass Freud diesen Begriff viel zu eng gefasst habe. Es sei wohl kaum anzunehmen, dass die normale „*fonction du réel*" (Janet) nur durch libidinöse Zuschüsse, das heißt erotisches Interesse, unterhalten werde (ib. S 172). – Man glaubt anfangs, bei Jung ein eigenes Widerstreben zu spüren, wenn er fortfährt: „Man muss notgedrungener Weise sagen, dass nicht nur das erotische Interesse, sondern überhaupt das Interesse, das heißt die ganze Beziehung zur Wirklichkeit bis auf unwesentliche Reste in Verlust geraten ist." Dann ist es praktische psychiatrische Erfahrung, die ihn sich über die Voreiligkeit des intellektuellen Konsenses diesbezüglich ereifern lässt. „Wollte man jenen Beziehungsverlust, die schizophrene Abspaltung von Mensch und Welt allein aus dem Rückzug der Erotik erklären, dann entstünde dadurch jene Aufblähung des Sexualitätsbegriffs, der für die Freud'sche Auffassung allerdings charakteristisch ist." Jung sieht im Rahmen der abgehandelten Funktionsstörungen „das Gebiet anderer Triebe" ebenso sehr betroffen wie das der Sexualität und so identifiziert er den Ausdruck „psychische Energie" mit dem Terminus „Libido". Er schreibt:

> *Letzterer drückt ein Verlangen oder einen Impuls aus, welcher durch keine moralische oder sonstige Instanz gehemmt ist. Die Libido ist ein appetitus in seinem natürlichen Zustande. Entwicklungsgeschichtlich sind es die körperlichen Bedürfnisse wie Hunger, Durst, Schlaf, Sexualität, und die emotionalen Zustände, die Affekte, welche das Wesen der Libido ausmachen.*

Seine Betrachtung führt Jung zu einem Libidobegriff, „der sich zu einem Begriff des Intendierens überhaupt erweitert", wofür die beiden libidinösen Bewegungsrichtungen, von denen weiter oben die Rede war, den Rahmen bereitstellen. Die Rede vom „erotischen Interesse" kann an einen Bezug zum platonischen Erosbegriff denken lassen. Aber, was diesen betrifft, so hat er mit dem Geschäftssinn von Erotikläden nichts zu tun. In Wirklichkeit sind zweieinhalbtausend Jahre später darauf weder die Auffassungen von Jung noch diejenigen von Freud anwendbar. Diejenigen Freuds sind von Platon und Aristoteles gleicher Weise weit entfernt; diejenige Jungs beiden nah, Platon allerdings nur durch das Medium der aristotelischen Form, als deren Ersatz bei Jung der mechanistische Begriff der Libido mit ihren beiden psychischen Bewegungsrichtungen dient. – Die Auffassung Freuds geht als Reaktion auf zeitbedingte Prüderie zurück. „Wir fassen den Trieb als den Grenzbegriff des Somatischen gegen das Seelische, sehen in ihm den seelischen Repräsentanten organischer Mächte und nehmen die populäre Unterscheidung von Ichtrieben und Sexualtrieb an, die uns mit der biologischen Doppelstellung des Einzelwesens, welches seine eigene Erhaltung wie die der Gattung anstrebt, übereinzustimmen scheint." (S., Freud, Psychoanalytische Bemerkungen über einen autobiographisch beschriebenen Fall von Paranoia,

S 65, zit. n. Jung Bd 5 S 171). Jung formuliert seine Ansicht folgendermaßen: „Der Trieb ist eine geheimnisvolle Lebensmanifestation teils psychischen, teils physiologischen Charakters“ (Ib S 178). Der Begriff des platonischen Eros ist hingegen nicht nur weiter, sondern vom Meer in seiner Weite umspült auch anders gefasst als dies auf dem Boden einer reinen Instinkttheorie, wie sie von Freud und Jung gleicher Weise vertreten wird, in Betracht kommen könnte. Dies ist insofern der Fall, als dieser Erosbegriff von moralisierenden Attitüden frei das unablässige und ubiquitäre Streben nach Wahrheit und Bewährung zum Ausdruck bringt. Es durchwaltet alles, erhält von da seinen Sinn und darauf bezogen ist der menschliche Sexualtrieb nur eine, allerdings wichtige Ausprägung besonderer Art und nicht umgekehrt, wie dies bereits aus dem Vergleich der aktiven Bedeutung von (platonisch) „Streben“ und der passiven von (peripatetisch) „Antrieb“ herausgehört werden kann. Das Streben nach Wahrheit ist, was unter diesen Umständen nicht verwundern kann, auch im kollektiven Unbewussten von Jung präsent und hat hier eine Funktion, die, wie Jung schreibt, das persönliche Schicksal bestimmen kann. Platon versteht unter Streben nach Wahrheit im Unterschied zu Jung eine Bedingung prinzipieller Art, die jeder individuellen Existenz vorgegeben ist und von der in jedem Augenblick abhängt, wozu sich der Mensch entscheidet und was er tut.

Jung, der im Sinne des von v. Bertalanffy kommentierten Kardinals hier ein wahrer Platoniker ist – ansonsten droht das herakliteische Feuer der Idee in seinem Befund des Archetyps zu erlöschen – beklagt sich darüber, es sei ihm zum Vorwurf gemacht worden, nur vier Funktionstypen postuliert zu haben. Er rechtfertigt sich empirisch, indem er sagt, er sei bei seinen Untersuchungen eben nur auf diese vier (Denken, Fühlen, Empfinden und Intuieren) gestoßen, mehr hätte er nicht gefunden. Eine zusätzliche Bestätigung seiner Annahme, dass es in Wirklichkeit nicht mehr gibt, sieht er darin, dass diese vier Funktionstypen ein Quadrantensystem bilden. Die Aufstellung der Funktionstypen, von denen zwei rational und zwei irrational sind, verrät in ihren Einzelheiten hinsichtlich ihres psychologischen Gehalts zwar die Meisterschaft eines scharf empfindenden Beobachters, der ein großer Menschenkenner war, was aber nicht bedeutet, dass die dazu angebotene Theorie gleicher Weise überzeugen müsste. Schwerlich sind die vier Funktionstypen mit den Himmelsrichtungen zu vergleichen und es stellt einen gravierenden Mangel dar, dass daraus auch nicht auf die Polarisierung ihres Binnenverhältnisses zu schließen ist. Vielmehr schließt Jung (Bd 9/1 S 300), dass eine der beiden Funktionen im wesentlichen unbewusst ausgeübt wird. Wie beim Vergleich von Tag und Nacht, die in Wirklichkeit keine ist, verhält es sich mit der Polarität von Denken und Fühlen. Sie entfernt den Psychiater weit von der Spielbreite menschlichen Wesens, von der K. Schneider spricht, zum Beispiel wo es um den „gemütlosen" Psychopathen geht. Die Typisierung nach der Außen- Innenwendung hat dennoch praktische Bedeutung dort, wo es darum geht festzustellen, wie sich Extraversion und Introversion nicht aufgrund der Abhängigkeit vom Regelmäßigen einer formbedingten Wiederholung äußern, sondern auf die zufällige Situation zu beziehen ist. Ist man sich darüber im Klaren und berücksichtigt gebührend die Gleichmäßigkeit der Drehbewegung der Erde um eine Achse, aus deren feststehender Bewegungsrichtung auf das Bewusstsein bezogen die Unabschließbarkeit eines Vor- und Nachher folgt, dann ergibt sich eine Parallele, wo nicht Identität mit dem, was weiter oben im Anschluss an Petrarca als „Kreuzung" von Vertikalität und Horizontalität des Wissens bezeichnet wurde, indem die Ost-West-Richtung das endlose Fortgehen und die Einheit eines evolutiven Prozesses anzeigt, wobei die Nord-Süd-Achse der Drehung die gegenständliche Begrenzung und Vielfalt beleuchtungsabhängig zeitlich und räumlich zum Ausdruck bringt. Der Mensch kannte das Schema und wandte sein Wissen heuristisch in der Nautik an, bevor dieses schließlich auch astronomisch gedacht werden konnte. Diesbezüglich ist in Anlehnung an Ludwig v. Bertalanffy noch einmal auf die bahnbrechende Bedeutung von Nikolaus von Kues aufmerksam zu machen, der in seinem „Globusspiel" eine großartige Synthese der hier angeschnittenen Überlegungen bietet. Es geht dabei nicht mehr bloß phänomenologisch deskriptiv um eine anthropologische Typenlehre, sondern um die wahrhaft systematische, prinzipielle Erfassung der menschlichen Kondition, deren uranfängliche Abhängigkeit vom generativen Charakter des Wissens dieses nicht nur vor den vier von Jung herausgestellten Grundfunktionen sondern als Wesen der Idee des Guten vor das Sein, das es nach Platon überragt, einordnet.

Wir sagten, dass der Mensch im Mittelpunkt der Beschreibung stehe, der Mensch in seiner Widersprüchlichkeit, der auch anders könnte, wenn berücksichtigt wird, dass er im Feldcharakter seiner antinomisch-phänomenal gespannten Struktur als Subjekt sowohl an der Vertikalität als auch an der Horizontalität des Werdens als Wissender aktiv teilnimmt und in intelligibler Freiheit zur Spontaneität des Uranfangs, dem kusanischen Quellgrund zurückreicht. Das ist der struktural generative Gedanke der platonischen Ideenlehre, den er von der seinsmäßigen aristotelischen Formenlehre abzugrenzen hat, wenn dieser hier in Fortführung der platonischen Perspektive über Nikolaus von Kues hinaus bei Descartes, Kant und vor allem Goethe durchgeführt wird, als Bezug auf Einheit und Vielfalt nämlich, Persönlichkeit unter Betonung der Einheit, Typ als Vielfalt. – In der Ideenlehre wird der Geist der Ionischen Naturphilosophie mit dem Auftrag des Delphischen Orakels zur Selbsterkenntnis – das ist die platonische

Anamnesis – verbunden. In der Analytischen Psychologie und in der Psychoanalyse stehen der Begriff der Libido, des Archetyps und des (kollektiven) Unbewussten, der Ödipuskomplex und die Jung'sche Typenlehre kritisch im Vordergrund. Als Nebenergebnis wird auf die Relevanz der auf diese Weise gewonnenen Erkenntnisse für die allgemeine und besonders die forensische Psychiatrie, deren Methodologie punktuell zum Vergleich herangezogen wird, verwiesen. – Der Mensch, der in der ersten Person der Tätigkeitswörter seiner Sprache, das heißt in der Form sprachlichen Denkens, die Idee des Selbstbewusstseins als Schnittpunkt seiner Tätigkeiten entdeckte (*ergo sum*), hat einen Stein ins Rollen gebracht, der erst im Namen des Unbewussten wieder zum Stillstand gekommen ist. Seither bestand und besteht das Neue an der vom Hintergrund der Welt der Dinge an sich abgehobenen Denkfigur des meinhaften Ich darin, dass sie nunmehr in quasi kopernikanischer Wendung von außen zu betrachten war. Darin war im Bewusstsein der Blick auf den kusanischen Mikrokosmos. freigegeben, in dem als Koinzidenz aller Gegensätze das Kleinste und das Größte in einem Punkt monadenhaft zusammenfallen und die ausgedehnte Weite des Makrokosmos. sich ungehindert entfalten konnte, gleichgültig wo, wann, von wem und wie oft sie gedacht wurde. Indem die ihrer selbst bewusst gewordene erste Person aller Tätigkeitswörter, ohne recht zu wissen wie, auf diese Weise zu Bewusstsein gekommen war und folglich geschah, wurde der erste Schritt gemacht, dem sich der zweite und dritte, die zur Erfindung von Kunst und Wissenschaft führten, anschließen sollten. Darin wiederum drehte sich die ursprüngliche Bedeutung des Wortes „wissen" um, indem die Dynamik eingefangen und es selbst als Erfolg des Denkens registriert und taxonomisch katalogisiert wurde. Der Mensch, der ursprünglich naiv ist, das heißt, weiß, bevor er ausdrücklich zu denken beginnt, verlor mit der Entdeckung des Selbstbewusstseins die Naivität, um zu erkennen und Erkanntes zu wissen. Er erkannte, dass er nackt ist und sterben muss. Damit verlor in seinem Verständnis die Reihenfolge: erst *Wissen* – dann *Denken* – ihre natürliche Ordnung: Wissen wurde nicht mehr als Voraussetzung, sondern als Ergebnis des Denkens verstanden und so in den allgemeinen Sprachgebrauch übernommen.

Der Terminus „Gewissheit" setzte nunmehr subreptiv einen Gedanken voraus Als sich in der Folge herausstellte, dass der Mensch mit seinem Denken oft zu kurz greift, indem sich in seinem Erleben sozusagen an allen Ecken und Enden eine besondere Art des Wissens bemerkbar machte, das nicht ohne weiteres gedacht werden konnte, erfand er die Wissenschaft, die sich mittlerweile von außen nach innen vorbereitet hatte. Dazu gehörten Techniken wie die Untersuchung von Träumen und Hypnose, um sich Zugang zu den obskuren Erlebensweisen zu verschaffen. Dieser eigenartige Bereich des Erlebens erhielt die Bezeichnung *Unbewusstes,* die sich ungeachtet der Universalität des Wissens, die es unbestreitbar gibt, gleichgültig ob einer sie intuitiv in seinem Bewusstsein hat und denkt oder nicht, durchgesetzt hat. Zwar hatten auch schon lange vor Descartes Menschen bei allem, was sie taten, in Gedanken zumindest das Personalpronomen angewendet, hatten „ich" und „du" oder „wir" konjugiert, den Gedanken ausgesprochen und damit die Bekanntheitsqualität einer bestimmten Vorstellung von Meinhaftigkeit verknüpft. Sie hatten dies in aller Unbefangenheit aber nicht unter der Voraussetzung getan, dass die *Idee des Selbstbewusstseins,* die unerkannt naiv aus ihnen sprach, von der grammatischen Form ihres Denkens abhänge oder dass beide dasselbe wären, sondern waren altruistisch oder egoistisch ihrer so selbstgewiss gewesen, wie man in den Spiegel schauen kann, ohne sich darin wahrzunehmen, das heißt, ohne dieses Wissen eigens als *Bewusstsein* zu denken oder auszusprechen. Diese Sicherheit war ihnen paradiesisch angeboren und bedurfte keiner Worte und keiner rückbezüglichen Absicherung im Begriff der Persönlichkeit, die man ist, wenn man die Person begriffen hat. Nachdem sich dann auf die beschriebene Weise die Notwendigkeit ergeben hatte, einen Namen zu finden, mit dem dasjenige getauft werden konnte, das sich als intuitives Wissen *nicht* mit dem erkannten Ich zusammenkoppeln ließ, obwohl es sich zweifelsfrei um *Wissen im Ich* handelt, konnte der Mensch nun im Unbewussten wie in einem neu entdeckten Kontinent „an Land gehen". Beispielsweise gilt dies für das Wissen, mit dem sich der Schläfer im wiederkehrenden Organisieren seines Schlafes selbst weiß und aus Träumen, die gleichwohl seine sind, erwachend fortfährt, sich und seine Taten in der Welt aus der Perspektive seines Selbstbewusstseins in der ersten Person aller Tätigkeitswörter als sich zugehörig meinhaft durch und durch bekannt zu verantworten, zu erkennen und zu verstehen. Wenn nun ein Exemplar der Spezies *Mensch* Anatomie und Physiologie studiert und danach seinen Körper und dessen Funktionieren zusätzlich zu dem zuvor bereits naiv vorhandenen Wissen, ohne das der Körper nicht funktioniert und die Entwicklung nicht bis dahin geführt hätte, auch explizit weiß, indem er beispielsweise am Blutkreislauf den Aortenbogen entdeckt oder das Autoimmunsystem und die Zirbeldrüse, so verbessert dieses, jetzt als Tätigkeit *sui generis* benannte Wissen die Beschaffenheit und das Funktionieren der durch analytisches Denken zugänglich gewordenen Organe so wenig, wie ein diesbezüglich falsches oder lückenhaftes Denken die Beschaffenheit oder Funktion der Organe verschlechtert. Dies ist erst dann der Fall, wenn das Organ als solches die Teilhabe an seinem eigenen Wissen verloren hat, das heißt krank geworden ist.

Wissen in diesem Sinne ist die Identität der Gesundheit als Einheit dialektisch bewegter Beziehungen.

An der Natur des Wissens hat sich durch die Erfindung des Unbewussten, die sich, nachdem der Begriff eingeführt war, als erfolgreich erwiesen hat, nichts geändert, nur wurde die Beziehung des Menschen zu ihr ein kleines bisschen mehr verstellt und die Verständigung der Sprechenden untereinander durch terminologisches Spezialistentum, das Fachleute zum Teil gewollt von Laien trennt, erschwert. Es ist jedoch leicht einzusehen, dass so wie es als Sehvermögen das Sehen, auch wenn die Augen geschlossen sind, an sich gibt so kann auch Wissen als jederzeit im Feld aktualisiertes Vermögen nicht davon abhängig sein, dass hier und jetzt tatsächlich etwas Bestimmtes, das >Ding an sich<, gewusst wird. Wissen ‚quillt' vielmehr unablässig aus der Tiefe des Organismus in die Höhe des Erkennens, wo es das nicht bewusste Leben homöodynamisch organisiert und sich mit den ‚Schatten' auseinander zu setzen hat. Der Ausdruck „Tiefe des Organismus", den Freud übernommen hat, bezieht sich hier nicht auf die Vorstellung des „Es", sondern auf die echt chthonische Spontaneität des Subjekts, deren Ausarbeitung nach Wilhelm v. Humboldt auf die Sprache gemünzt *tätiger Geist* genannt wird.

Dieses sozusagen universelle Wissen, auf das sich Jung beruft, ist an keine Zeit und keinen Raum gebunden und unabhängig davon, ob tatsächlich etwas hier und jetzt darin gewusst wird. Es ist wie Licht alternativ zum Schatten immer und überall gegeben. Indem es an keine Zeit und keinen Raum gebunden ist, erfüllt es die Definition, die Goethe der *Idee* gegeben hat, als er sagte, sie sei von beiden Dimensionen der Wirklichkeit unabhängig, die reine Bedeutung von ‚Vorhanden' ohne zu sein. Da im Hinblick auf den prinzipiellen Charakter des Lichts nicht vorstellbar ist, dass es zu irgendeiner vorgestellten Zeit und an irgendeinem Ort *nicht* vorkäme, kann es zwar denjenigen geben, der gerade nicht oder besonders intensiv daran denkt, sich vielleicht willentlich dagegen zu verschließen sucht, es kann aber nicht *das* Unbewusste in seinem wörtlichen Verständnis geben. Auch das Unbewusste und der Schlaf werden gewusst und zwar immer und umfassend. Daher steckt in der Rede vom Unbewussten unbemerkt eine Paradoxie, die sogleich auffallen und beanstandet würde, wenn es etwa hieße, Unsichtbares werde gesehen. Der funktionierende Körper kann im Normalfall in aller Unbefangenheit auf das Funktionieren im Zusammenspiel seiner Organe vertrauen, weil dies sein Prinzip ist, auch wenn er dieses nicht denken kann, wohl aber in aller Bestimmtheit unreflektiert tätig wissend steuert (vgl. die Parabel vom Tausendfüßler). Dieses unreflektiert wirkungsmächtige Wissen wird in der gewöhnlichen Vereinfachung des Hausverstandes, die vor logischen Brüchen nicht zurückschreckt, „unbewusst“ genannt (man sagt beispielsweise, der Körper *erkenne* artfremde Proteine). Krankheiten des Körpers können in diesem Sinne, wie gesagt, als autogener oder von außen zugefügter Verlust dieses Wissens verstanden werden. Indem der Sprachgebrauch ‚unbewusst‘ sich immer auf etwas Bestimmtes bezieht, stellt er indessen logisch einen Widerspruch in sich dar, denn Bestimmtheit erlangt etwas nur, wenn und indem es dialektisch zusammen gefügt wird und dadurch *ist*. Nur indem etwas durch Wissen hergestellt und aufgrund innerer Erfahrung in seinen Formen unterhalten, gedacht wird, erlangt der Mensch von innen heraus auch reflexiv die Gewissheit seines Körpers, seines Denkens und seiner gemeinschaftsbezogenen Existenz als wesenhaftes Individuum. Indem er sich das Gedachte in den Formen der Sprache als Gedächtnis referenziell integriert, kann er sie sekundär gegenständlich phänomenal denken, wenn er will. Zur Verdeutlichung: Ein Telefonbuch enthält die Namen und Nummern der Teilnehmer. Sein Zweck besteht darin, dass es darüber Auskunft gibt, welche Nummer zu welcher Verbindung gehört. Dem, der *weder* Namen *noch* Nummer weiß, dem nützt das Telefonbuch nichts. Es schadet ihm, weil das plan- und ergebnislose Suchen ein Gefühl von existentieller Verlorenheit und Zeitvergeudung bewirkt. Wer sich erinnern will, braucht eine Referenz; er kann nicht anders, das heißt, er muss über ein ursprüngliches Wissen verfügen, das in die Ichform der Sprache übertragen, allem so Gedachten den Stempel der Meinhaftigkeit aufdrückt, den Schizophrene teilweise nicht mehr lesen können.

Wird über Vorstellungen nachgedacht, die auf diese Weise dem Begriff des Unbewussten vorangegangen sind, dann stellt sich heraus, dass darin die Verwechslung vorliegt, bei der es sich um die Verwechslung oder Vertauschung von statischer Form (Aristoteles) und dynamischer Idee (Platon) handelt: Die Idee, die seit Aristoteles dem Namen nach für die Form gehalten wird (Jung sieht darin ein Synonym für Archetyp. Bd 9/1 S 91), war nach ihrer Umbenennung nicht mehr nur dem Namen nach, sondern auch als dessen Zugrundeliegendes, in der Sache, insofern zu einer Form erstarrt, als sie das Wesentliche verloren hatte, das dynamisch verbindliche Wesen des Wissens, die wirksame Fähigkeit vertikalen Bedeutens, signierenden Zusammenfügens, dem alles, was danach ist, das Sein verdankt, darin seine Einheit findet und solange behält, als es mit ihr als Subjekt aller Tätigkeiten in lebendiger Verbindung steht. – Indem Cicero die platonische Idee so behandelte, als hätte Platon unter Ideen feststehende Eigenschaftsprofile, Typen also, verstanden und indem er den Terminus *Idee* als *Forma* ins Lateinische übersetzte, schloss er sich Aristoteles an, der es für notwendig erachtet hatte, die Ideenlehre, die er am Anfang einer langen Denktradition in ihrer platonischen Ausgestaltung für „Grillengezirp“ hielt, vom Kopf auf die Füße zu stellen.

Und obwohl nach C. G. Jung der heilige Augustinus Ideen ausdrücklich *nicht* für geformt hielt, entwickelte sich die von Jung konstatierte Befreiung des Denkens vom Mythos durch Wissenschaft im Zeichen Ciceros weiter und es war nachgerade unverständlich, wenn Idee und Form irgendwo ausnahmsweise nicht als gleichbedeutend angesehen wurden. In der klinischen und forensischen Praxis der vertikal horizontalen Alternative *Ideenlehre oder Formenlehre* handelt es sich im Hinblick auf die wissenschaftlichen Bedürfnisse der Psychiatrie um die Unterscheidung zwischen generativer und von daher nachvollziehbarer Ableitung des psychischen Befundes oder beschreibender *Unterscheidung,* bei der wie im Fall der Quelle alles mit allem zusammenhängt einerseits oder *taxonomischer Typologie,* die allenfalls im praxisbezogenen Sinne des Lagerns in technischen Regalsystemen als systematisch bezeichnet werden kann, andererseits.

Der Austausch der Begriffe Form und Idee ist in seinen unterschiedlichen Ausprägungsformen – in der Psychoanalyse Freuds anders als in der Analytischen Psychologie von Jung – seither apodiktisch zu einem Vorurteil vom Menschen und der Naturwissenschaft überhaupt geworden, wie dies beispielsweise im Missverständnis des Begriffs ‚Intuition' in seiner Verwandtschaft zum Begriff des ‚Glaubens' zum Ausdruck kommt. Dass die Idee zum Begriff verkümmert, weshalb Kant im Original in der Vorrede der Gesamtausgabe von Rosencrantz kommentiert, viel zu viele Kommata verwendet, hat unterschiedliche Konsequenzen bei Freud und Jung; hier ist eine quasi asketische Beschränkung, dort ein Überborden die Folge. Freud hat für das Fach Psychiatrie nicht mehr als einen Seitenblick übrig. Jung ist Psychiater. In diesem Sinne wirft Jung Freud vor, Dynamik einseitig als „sexuelle Triebkraft" monopolisiert zu haben. Freud ignoriere, dass wenn der Geist lange vor der Persönlichkeit etwas ist, dass er dann dynamisch sei, was er auch ‚sein' müsste, wenn er wäre (also nicht ist), sofern die Psyche nicht ihre Selbstregulierung, das heißt ihr Gleichgewicht einbüßen soll (Bd 6 S 336). – Wenn im Hinblick auf das für Sein unabdingbare Erfordernis des Gleichgewichts das Bild vom Seiltänzer aus dem *Zarathustra* bemüht wird, kann man sagen, dass Freud sich im Gegensatz zu Jung dort, wo er psychologisch interessiert ist, für das ‚Schwanken' interessiert und sein Forschungsinteresse auf die ‚Schwankungsbreite' beschränkt. Jung erklärt gelegentlich unterschiedliche Auffassungen damit, dass Freud ebenso wie P. Janet psychiatrisch unerfahren gewesen sei. Im 1. Kap. von ‚Symbole der Wandlung' behandelt er „die zwei Arten des Denkens". Hier zitiert er aus der Freud'schen Traumdeutung: ‚In den Psychosen werden diese sonst unterdrückten Arbeitsweisen des psychischen Apparats sich wiederum Geltung erzwingen und dann ihre Unfähigkeit zur Befriedigung unserer Bedürfnisse gegen die Außenwelt an den Tag legen'. – Jung bemerkt dazu: „Die Wichtigkeit dieses Satzes wird unterstrichen durch die von Freud unabhängigen Ansichten Pierre Janets..“. Allerdings gibt es keinen >psychischen Apparat< sondern nur das Bewegen des Leibes in systemischer Koordination, genannt Seele.

Mit den Neurosen kehrt sozusagen der Moralbegriff in die psychologische Psychiatrie zurück. Freud ist zwar weit davon entfernt, Geisteskrankheit und Sünde einander zu vergleichen oder gar gleichzusetzen, er sieht aber im „schlechten Gewissen“ die Ursache der Verdrängung als Grund des Schwankens auf dem Hochseil von Nietzsches Zarathustra. Wie Theologen die Sünde so versteht Freud Psychodynamik und er beschränkt von daher Psychopathologie inhaltlich so, als gäbe es die Krankheit des Geistes als Geisteskrankheit im eigentlichen Sinne nicht. Was es außer den Neurosen als Epiphänomen noch gibt, sind Gehirnkrankheiten. (Bd 5 S 41: „Freud findet als Charakteristikum des wachen Denkens die Progression, den Fortschritt der Denkerregung von dem System der inneren oder äußeren Wahrnehmung durch die endopsychische Assoziationsarbeit zum motorischen Ende, das heißt, zur Innervation.“ – Die Unterschiede in der Beschaffenheit der Neurosen und die sogenannte >Neurosenwahl< erklären sich ähnlich wie die Verschiedenheit möglicher Sünden. Bei Freud wird von daher unterstellt, es gäbe im psychischen Haushalt des Menschen das Unbewusste quasi topographisch als Besenkammer des Zentralen oder Vegetativen Nervensystems für Minderwertiges und Unanständiges. Dabei handelt es sich, je nachdem ob an die aus dem Bewusstsein verstoßenen und nun an diesem Ort eingesperrten Inhalte oder an deren Verwaltung („Verarbeitung“) gedacht wird, um eine Art Oubliette oder um eine Werkstatt, die Tag und Nacht unter so viel Dampf steht, dass man ohne besondere Vorkehrungen darin nichts sieht und vor lauter Lärm auch nichts hört, deren psychische Elaborationen als Symptome motorisch gefiltert und insgesamt stark gedämpft nach außen dringen. In dieser Werkstatt sind immer noch – wenn auch kontrolliert – die rauen Sitten der Urhorde, die noch keine Rechtssicherheit kennt, verinnerlicht.

Wenn Freud von der „Tiefe des Organismus“, die diejenige des Brunnens im Märchen ist, spricht, meint er die biologische Entsprechung einer gesellschaftlichen Entwicklung, die von Kultur und Zivilisation als Epiphänomenen nur notdürftig übertüncht wird. Indem er den Blick in diesem Sinne nach unten gerichtet aus seiner Perspektive verständlich sagt, *„wo Es war, soll Ich werden“* – die lustvolle Innenwendung soll zweckgerichteter Außenwendung weichen – stellt er eine Verbindung her, die besagt, dass es in dem Haus, in dessen biologischem Keller die Instinkte verwaltet werden, auch Treppen gibt, vielleicht sogar Fahrstühle, so dass es bequem möglich ist, sich vom *Salon* direkt in die *Werkstatt* und von da zurück in den Salon zu begeben, der nach Freud für zivilisierte Leute der standesgemäße Aufenthaltsraum ist. – Verlassen wir diese Ausdrucksweise, die aus Gründen der Anschaulichkeit gewählt wurde, so bedeutet der vorstehend zitierte Programmsatz, dass das Subjekt des Handelns, hin und her, progressiv und regressiv von der ersten Person des Tätigkeitswortes (Ich) zur dritten Person (Es) übergehen kann, wobei das Umgekehrte ebenfalls möglich ist. Die Suprematie des Ich ist in der zivilisatorisch-kulturellen Höherentwicklung begründet, bei welcher der Weg vom Es zum Ich, vom Dunkeln empor zum Licht der Wissenschaft die naturgemäß bevorzugte und in der Realität zweckmäßigen Verhaltens durch gesellschaftlichen Erfolg belohnte Richtung ist. – Jung schreibt (Bd 5 S 41): „Für den Traum findet Freud das Umgekehrte: nämlich Regression der Denkerregung vom Vorbewussten oder Unbewussten zum System der Wahrnehmung, wodurch der Traum sein gewöhnliches Gepräge sinnlicher Anschauung erhält, die sich bis zur halluzinatorischen Deutlichkeit steigern kann…" Für Psychiater ist hauptsächlich der Abstieg interessant, weil Absteigen der missliche Fall des Pathologen ist, indem sich die der Realität zugewandte Beweglichkeit in eine Vorliebe für das Verweilen in der „schmutzigen" Winkel der Werkstatt zurückverwandelt, die früheren Entwicklungsstufen angemessen gewesen sein mögen, in unserer Zeit aber gesellschaftlich nicht mehr geduldet werden.

Mit der Tätigkeit, die Tag und Nacht auf diese Weise unter viel Dampf- und Geräuschentwicklung in der ‚Werkstatt' stattfindet, wird jenseits des Bewusstseins jene Vertikalität des Wissens berücksichtigt, nach welcher, wie es einleitend geheißen hat, alles, was ist – speziell das wache Ich des Cogito – seine Existenz der platonischen Idee des Wissens als Ausdruck eines universellen Prinzips verdankt. Daran sei hier als grammatische Einschiebung hervorgehoben, dass die Sprache in der Ausdrucksweise ihrer Lehrer als besondere Art wirkenden Wissens – sie erhebt Wissen zum Denken, indem sie Namen verwaltet, das heißt tauft – auch das Freud'sche Es getauft hat; sie hat es als eine weitere „Person" bezeichnet, nämlich als die dritte in der Reihenfolge der Konjugation; was heißt, dass sie ihm die Privilegien des Subjekts zugestanden wissen will – nämlich vom Subjekt unabhängig seinerseits zu wissen. Sie befindet sich auf diese wahrhaft wissenschaftliche Weise in Übereinstimmung mit dem christlich erneuerten Glauben an die Dreieinigkeit dreier göttlicher Persönlichkeiten in einer Person und ist Ausdruck der gleichen Dialektik, wie sie als Zusammenwirken von These, Antithese und Synthese der platonischen Ideenlehre durchgehend die Richtung zum Neuen weist.

Was in tiefenpsychologischen Theorien und von da ausgehend im allgemeinen Sprachgebrauch ‚unbewusst' genannt wird, ist in Wirklichkeit eine besondere, eigenartige Ausprägungsform des Wissens, bei der nicht Wissen als solches zu Unwissen geworden und verlorengegangen ist, indem es die für Wissen essentielle Qualität der Klarheit des „Lichtes“ verloren hätte, vielmehr zeigt das aktive Subjekt dieses Wissens – der ‚tätige Geist‘ – hinsichtlich der Möglichkeit unterschiedlicher Einstellungen auf seiner vertikalen Achse eine gewisse Ähnlichkeit mit dem Zoom-Mechanismus eines Photoapparates, durch den mit dem Fokus der Blickwinkel verändert werden kann. Das dunkle Es des Freud'schen Unbewussten kann das in der Verlängerung von Assimilationsprozessen in die Wachheit emporgezogene Ich, das als Repräsentanz des Subjekts seine Vigilanz den Begrenzungen verdankt, in denen die vertikale Spontaneität zur Ruhe kommt, wissend denken oder auch nicht, zum Beispiel, wenn es schläft, oder auch regressiv in Form von Träumen wissen, ohne dass mit der Abwesenheit des gewöhnlichen Denkens, das heißt, Wissen in wacher und unveränderlich in Namen begrenzter Form, die Gefahr besteht, dass der Person die Identität verloren ginge, die in Wissen der ersten Person auf explizite Weise in Erscheinung tritt und die auf der Stufe des Es, sozusagen als „reines Wissen“ – Wissen an sich – vom Denken unabhängig ist. Am reinsten kommt diese sozusagen verschwimmende Grammatik des Es im Schlaf vor. Die subjektive Befindlichkeit beim Schlaf wird allerdings gewöhnlich und auch im allgemeinen wissenschaftlich nicht als ‚unbewusst‘ bezeichnet. Dass der Schlaf ihr Subjekt inaktiviert behält, das des Schläfers, ist jedoch nicht zu bezweifeln. Dieses Ersatzsubjekt ist nicht das gesellschaftsfähige Ich des *Cogito*, sondern auf teleskopartig gleitender Skala besagtes, dem Ich vertikal nach geschaltetes, oder auch übergeordnete Es, das mich weiß und von dem das Ich in den gegenständlichen Begrenzungen seines Denkens umgriffen und zu seinem Vor- oder Nachteil geformt wird. Je mehr sich die Relation *Ich/Es* auf der Zoom-Skala zugunsten des Es verändert, je tiefer der Schlaf ist, desto tiefer versinkt der Schläfer in das sanft nach innen strömende und reinigende Rauschen äußerer Bewegungslosigkeit, um gegebenenfalls wie neu geboren daraus wieder hervorzugehen.

Die Innenwendung des Schlafes ist mit ihren Auswirkungen auf den Bewegungsapparat am Muskeltonus zu untersuchen, was in der Tat aus psychoanalytischer Sicht (Fenichel) geschehen ist und worauf bei der Hypnose und in autosuggestiven Verfahren praktisch Bezug genommen wird. Der Schlaf wird im Hinblick auf die Abwesenheit des wachen Ich, die für den Schlaf charakteristisch ist, auf andere Weise als die Gegenstände des Wachbewusstseins gewusst. Dass es aber das sozusagen „es-zentrierte“ oder „es-fundierte“ Wissen des Schläfers gibt, heißt, dass es für das Wissen des Schlafes als solches nicht auf das Ich des Cogito ankommt. Der Schlaf und darin der Schläfer sind als integrative Leistung des

Organismus zu betrachten. Sie kann eingeübt werden und verloren gehen. Dieses implizite Wissen ist bezogen auf die Bewegungsachsen der äußeren Lageveränderungen im Wachen sozusagen „ruhend“ und kann als eine Art vegetativen Wissens verstanden werden. Beispielsweise beim Autogenen Training, wo es speziell um das teleskopische Erleben des „Umschaltens“ geht und in formelhaften Vorsatzbildungen nachhaltig auf das „Es“ eingewirkt werden kann. Übrigens teilt J. H. Schulz in seinem Buch (2003, Das Autogene Training: Konzentrative Selbstentspannung... Thieme, Stuttgart) mit, dass sehr direkte und nahe Beziehungen zwischen den Erfahrungen der Oberstufe des Autogenen Trainings und der Arbeitsrichtung und den Forschungsresultaten von C. G. Jung bestünden: Die innere Bilderschau und ihre Auswertung nach ‚kosmischen‘ und ‚kollektiv unbewussten‘ Gehalten und Beziehungen darf unseres Erachtens mit vollem Recht Eigenwert und Sonderstellung beanspruchen. In ihm ‚weiß‘ sich außer dem schlafenden Tier auch das Leben der Pflanzenwelt im Rhythmus ihrer von der Beleuchtung (dem Tag-, Nachtrhythmus) abhängigen chemischen Austauschvorgänge mit der Umgebung und in ihm wissen wir uns als Menschen, die nicht nur Sprechen sondern auch lesen und schreiben gelernt haben und ein- und ausatmen, auf diese Weise selbst. Diese funktionelle, nicht ich-zentrierte Form des Wissens besteht demgemäß in der führenden Rolle, die im Schlaf von den regulativen Einstellungen des *Vegetativen Nervensystems* übernommen wird, wobei die ergotrop aktive Phase hinter die trophotrop restaurative zurücktritt.

Dass die Mutter im Schlaf leiseste Lautäußerungen des Säuglings wahrnimmt, indifferente Umgebungsgeräusche, auch wenn sie erheblich lauter sind, hingegen nicht, zeigt, dass keine Unterbrechung der vertikalen Bedeutungskontinuität durch die Umschaltung vom Wachzustand in den Schlaf verursacht wird. Offenbar ist diese bei der regulativen Ordnung, auf der unsere Identität beruht, als Sollgröße vorrangig. In der ununterbrechbar gezeitenhaften Gleichmäßigkeit dieses auf- und absteigenden Rhythmus‘ gewinnt der Organismus aus seiner Tiefe heraus in fließender Stetigkeit die materielle Grundlage seiner Identität in zeitlich-räumlicher Verknüpfung, vergleichbar dem Korallenstock in Gewässern südlich des Krebswendekreises, um ein Jung geläufiges Bild zu verwenden. – Das Wachbewusste als eine äußerlich empirisch bewegte Form des Wissens, die Bezug auf Entfernungen nimmt, die sich in den Achsenrichtungen des Raums verändern, ist nicht das Wissen des Wissens, für das es meist gehalten wird und das es, wie gesagt, von vornherein nicht geben kann, weil Wissen an sich prinzipiell ist, sondern die selbstverständliche Anwendung der inhärenten Dynamik des Wissens, eine semantische Quellkraft zu etwas Bestimmtem, was unter der Kontrolle der universellen Bewährungsauflage geschieht. Sie setzt voraus, dass das

Subjekt dieses Wissens wach, das heißt in Bezug auf das vegetative Nervensystem in einer äußerlich mobilen Verfassung aktiv ist. Das tätige Wissen des Es wird zum *gedachten* Wissen des Ich, indem sein allgemeines Streben nach Wahrheit die bestimmte Form des Wollens erhält. Es erhält sie in den Bewegungen der Willkürmotorik, durch die das Verhältnis des Subjekts zu seinem Andern neu dimensioniert wird, was im Wissen des Ursprungs ähnlich angelegt ist, wie der Punkt in der Möglichkeit der Linie, diese in der Fläche und diese in der Grenzenlosigkeit des Raums.

Dass Wissen auch als „äußere" Erfahrung bezeichnet werden kann, geht aus zeitlich räumlichen Verschiebungen der Dinge der Welt in Bezug auf uns oder von uns in Bezug auf die Dinge hervor. Bei deren Wahrnehmung wird die Spontaneität des Bewegens im Ich außengerichtet. Da die Bewegung eine Entsprechung in den Tonusverhältnissen der Muskulatur des Seh-Apparates hat, wissen wir aus der Entfernung *Gegenstände* in Bezug auf uns und *uns* in Bezug auf Dinge als in relativer Bewegung befindliche Einheiten (Körper). Dieses gegenständliche Wissen heißt „vorstellen" oder „denken". Sein Zusammenhalt besteht in der ersten Person des intersubjektiv kontrollierten Tätigkeitswortes. Durch seine Berücksichtigung ergänzt Kant das kartesische Cogito und macht den Schluss *ergo sum* logisch stringent (vgl. E. Arnoldt, S 256 f). – Im Begriff *Gegenstand* (ebenso im Wort *Verstand*) steckt als scheinbarer Gegensatz zu Bewegen das Verb *Stehen (Anhalten)*. Der Gegensatz ist jedoch nur scheinbar, denn, wie wir seit Leibniz wissen, gäbe es weder Bewegen noch Stehen *absolut,* wenn vom sokratischen Punkt der Interpunktion abgesehen werden könnte. Doch ist das eine nur in Bezug auf das andere feststellbar. Alles Seiende ist jederzeit im Fluss. Erkennen ist das von uns interpunktierte Wissen der Dynamik dieser Beziehung, Stehen ist eine Aktivität, die beispielsweise im Hinblick auf die Wahrung des Gleichgewichts besondere Anforderungen an die Aufmerksamkeit stellt, auch wenn diese unterschwellig bleiben. Da sie aber auf spezifische Weise gewusst werden, muss dieses Wissen ein Subjekt haben, dem diese Voraussetzungen außerhalb der Grammatik „bewusst" sind.

Bei Freud stellt sich die Frage, wo genau der „Ort" des Unbewussten sei, von vornherein nicht auf diese pleonastische Weise des sich selbst akkredierenden Wissen des Wissens. Er ist in der „Tiefe des Organismus", wie Freud sagt, bei den Trieben im Körper, wo „Es" in der Unfreiheit der Libidoverwaltung „dunkel" ist und *hermeneutisch,* hauptsächlich durch Interpretation von Traumtexten, ans Licht gelangt. In der psychoanalytischen Hermeneutik wiederholt sich als eigenartige Parallelität auf diese Weise die zwitterhafte Problematik der hermeneutischen Betrachtungsweise Diltheys. Freud wendet sie als Auslegung sprachlicher „Texte" auf die Vielfalt materiell verstandener Lebenserscheinungen an, wobei er sich ausdrücklich auf Aristoteles bezieht, insbesondere im Hinblick auf das, was die Seele bewegt. Das ist die Energieverwaltung der Erlebensinhalte, die im Grunde nur mit dem Sexualtrieb beschäftigt ist. Das Unbewusste erhält dadurch eine individuelle Chiffre, deren Text-Charakter von Lacan ausdrücklich zu einem wissenschaftlichen Thema gemacht wurde. (Lacan, J., De la psychose paranoiaque dans ses rapports avec la personnalité. François, 1932, Paris. – Ders., Schriften I, II, III, Walter, 1973, 1975 und 1980, Olten/Freiburg, – Ders., 1978, Die vier Grundbegriffe der Psychoanalyse. Walter, 1978, Olten/Freiburg. – Lang, H., Die Sprache und das Unbewußte. Jacques Lacans Grundlegung der Psychoanalyse. Suhrkamp, 1974, Frankfurt/M). – In diesem Sinn hat der Mensch die Aufgabe, Licht in das Dunkel des Es zu bringen: Wie gesagt, wo das „Es" auf Lustgewinn aus ist, soll durch Anwendung des Realitätsprinzips das aufgeklärte „Ich" (Licht) installiert werden, um sein Subjekt auf diese Weise balancesicher in die Zukunft zu führen. Gemeint ist das denkende Ich in der „Mitte" zwischen biologisch dunkel empfindendem „Es" und kulturellem „Über-Ich". Darin, nimmt der so interpretierte Mensch an, könne jeder einen Preis erhalten und für sich glücklich werden, so glücklich wie nach Maßgabe seiner Libido in Abstimmung mit dem Realitätsprinzip möglich. Haupthindernis sind administrative Anmaßungen des „Über-Ich", wie sie Freud zufolge ausgehend vom Inzestverbot der Urhorde als Moralkanon tradiert werden und jung und alt Unbehagen an der Kultur verursachen. Das „Über-Ich" als unbewusste vorväterliche Kontrollinstanz soll durch die Autorität des Therapeuten ersetzt werden. Daher ist der Satz: Wo „Es" war, soll „Ich" werden, ergänzungsbedürftig: Wo „Über-Ich" war soll ebenfalls „Ich" werden. Es geht um die Befreiung des in Unmündigkeit gehaltenen, gleichwohl determiniert bleibenden Ich der Psychoanalyse. Wenn in der liberalen Gesellschaft des global zum ‚Ich' befreiten Menschen auf diese Weise überall Licht in der ersten Person des aufgeklärten Zeitgenossen geworden sein wird, werden nicht nur die leiblichen Eltern, sondern auch die geistigen Väter mit dem Bartschmuck des alten Weisen im Traum obsolet. Was die schwer wiegende Frage aufwirft, warum hatte Freud keinen Bartschmuck? Oder hatte er einen? Wenn nicht, könnte es in der Requisitenkammer des wissenschaftlichen Welttheaters nicht nur falsche Bärte, sondern auch eine sozusagen falsche Bartlosigkeit geben.

Wissen der Idee und Evidenz

Das unablässige Streben der Idee nach Wahrheit ist das Wesen der Spontaneität, die Leuchtkraft der Sonne, Aton. Ihre Dynamik will unablässig alles auf synthetische Weise in seine Bewegung einbeziehen. Sie wird jedoch angehalten und aus der Linie unendlichen Vorwärtsstrebens teilweise in die stationäre Drehbewegung von Tag und Nacht übergeleitet, beziehungsweise abgeleitet oder „umgebogen". Dabei entsteht aus der Auseinandersetzung von Licht und Schatten das Spektrum der Farben, in dem die schwebende Buntheit der Welt, den Seinskompromiss beider Giganten wie aufgefächert zum Ausdruck bringt, wie der Nachtvogel von der sinnlichen Morgensonne geblendet und die Wahrheit erkennbar wird (Gandillac, M. de, Nikolaus von Kues zwischen Platon und Hegel. Nikolaus von Kues in der Geschichte des Erkenntnisproblems. – Luthe, Der fingierte Mensch. S 179). – Nikolaus von Kues sagt zu Goethe:

> *Es ist also jene sich selbst geistig bewegende Bewegung auf sich selbst beruhend... Die Bewegung, die Seele heißt, ist dem Körper anerschaffen, nicht ihm von außen eingedrückt, wie beim Globus, sondern eine Bewegung aus sich, mit dem Körper verbunden, so dass sie von ihm getrennt werden kann, folglich Substanz.*

Goethe nickt. Sein ist die Folge der prinzipiierenden Tätigkeit der Idee als einer dialektisch organisierten Struktur, bei der die Umschlingung beider Giganten im Bild der Erdumdrehung wie Ebbe und Flut, ständiges Schwanken – Übergang der Geraden in die Kreislinie und der Kreislinie zurück in die Gerade – alles erscheint, keine der beiden Richtungen obsiegt endgültig. Deshalb hat Anaximander in dem zweiten Giganten das Prinzip der Gerechtigkeit erkannt, in welcher die in gerader Linie rollende Kugel, der Globus, sich von der Geraden abspaltet und jederzeit in jene kreisförmige Linie zurückfällt, in der er gemäß seiner „sinnlichen und körperlichen Natur" bewegt wird und unmerklich langsamer werdend sich wieder dem Anfang seiner Bewegungs- und Grenzenlosigkeit zuneigt:

> *Jene Weltkraft, welche sich und alles bewegt, ist immerwährend, weil ihre Bewegung kreisrund ist, die jede Bewegung in sich begreift, wie der Kreis jede andere Figur. Sehr viele nennen daher diese Seele auch die Notwendigkeit der Verbindung, andere das Fatum in der Substanz, weil sie alles in Ordnung entfaltet. Die ganze Körperwelt verhält sich zu dieser Seele, wie der menschliche Körper zur Seele. Sie ist Empfindung in den empfindenden Wesen, das Wachstum in den wachsenden, und die Elementsseele in den Elementen. Hört sie auf, einen Baum wachsen oder ein Tier leben zu lassen, so hört sie doch nicht auf zu sein, wie wir Erleben auch von der Menschenseele sagten.*

Indem der „Gigant der Gerechtigkeit“ der Synthese Einhalt gebietet, bewirkt er als Prinzip die Vielfalt der Auflösung, was heißt, dass der Kontinuität der vorwärtsstrebenden Kraft des Lebens, die Platon als „Eros“ bezeichnet, ausgleichend eine destruktive Kraft entgegen tritt, in welcher der spätere Freud das Wirken eines Todestriebes erblickt. Todestrieb und Sexualtrieb verhalten sich als Gegenspieler wie die beiden Giganten der Ideenlehre. Insoweit darin der These (Sexualtrieb) eine Antithese beigegeben und die Summe des Lebens stückweise mit Tod bezahlt wird, wird der psychoanalytischen Theorie insgesamt eine quasi dialektische Betrachtungsweise unterschoben. In diesem Sinne kann man sagen, dass Freud über Jung hinausgeblickt und dabei den antithetischen Charakter des psychischen Geschehens berücksichtigt habe; insofern dabei aber das prinzipielle Wesen des Vorgangs außer Betracht bleibt und statt dessen an einer physikalisch gedachten Triebtheorie festgehalten wird, bleibt Freud im Psychologismus. Der ist das ungeklärte Verhältnis des Anfangs zur Frage der Prinzipien. Die Abklärung dieses Verhältnisses wird in der Regel von Wissenschaftlern als „metaphysisch“ abgelehnt. Aus diesem Grund findet die strukturale Komplementarität des Individuums als Eines und Vieles, die der elementare Ausdruck jeder menschlichen Kondition ist, in der Psychoanalyse keine besondere Berücksichtigung. *Verdrängung* wird als physikalischer Vorgang verstanden, der darin auf die Vorstellung des *Auftriebs* angewiesen ist, die jedoch tatsächlich in der Psychoanalyse keine explizite Rolle spielt. Statt dessen ist von *Widerständen* die Rede, deren Rolle entfernt an die einer Untergrundbewegung erinnern könnte, in Wirklichkeit aber durch und durch statisch zu verstehen ist.

Um der Schwierigkeit auf den Grund zu gehen, soll wiederum auf Hertz zurückgegriffen werden, dessen Buch ‚*Prinzipien der Mechanik*‘ posthum 1894 erschienen ist. Wenn es mitsamt dem Vorwort von Helmholtz Freud nicht entgangen wäre, hätte es bezüglich der Verwendung des Kraftbegriffs und anderer physikalischer Begriffe von vornherein klärend wirken können, zumal Hertz am geschichtlichen Anfang eines epochalen Umdenkens in der Physik ausdrücklich und vorrangig auf begriffliche Klarheit dringt, worin er selbst sich als didaktisches Naturtalent und Meister der Besonnenheit erweist. Zur Verweigerung der Begriffsabklärung mit der Ausrede, dass es sich um Metaphysik handele, schreibt er:

> *Kein Bedenken, welches überhaupt Eindruck auf unseren Geist macht, kann dadurch erledigt werden, dass es als metaphysisch bezeichnet wird; jeder denkende Geist hat als solcher Bedürfnisse, welche der Naturforscher metaphysische zu nennen gewohnt ist (1963, S 28).*

In diesem Sinne gibt er zunächst an, was in der klassischen Mechanik unter ‚Prinzipien‘ verstanden wurde: Jede Aussage, welche nicht wieder auf andere Sätze der

Mechanik zurückzuführen war, sondern welche rational oder empirisch als unmittelbares Ergebnis anderer Quellen der Erkenntnis angesehen werden sollten. Sodann sagt er, wie er selbst den Ausdruck ‚Prinzipien' auf die Mechanik anwendet, bevor er am einfachen Beispiel des an einer Schnur kreisenden Steines zeigt, mit welchen logischen Schwierigkeiten das seit Archimedes überlieferte System der klassischen Physik, das von vier Prinzipien (Raum, Zeit, Kraft und Masse) ausgeht, behaftet ist. Nach dem dritten Newtonschen Bewegungsgesetz erfordert die vermittels des Seils von der Armmuskulatur über die Hand auf die Masse des Steins übergehende Kraft eine entsprechende Gegenkraft, die allgemein in der Zentrifugalkraft (Schwungkraft) erblickt wurde.

> *Auf die Frage nach dieser Gegenkraft lautet die jedem geläufige Antwort: es wirke der Stein auf die Hand zurück infolge der Schwungkraft, und diese Schwungkraft sei der von uns ausgeübten Kraft genau entgegengesetzt gleich. Ist nun diese Ausdrucksweise zulässig? Ist das, was wir jetzt Schwungkraft oder Centrifugalkraft nennen, etwas anderes als die Trägheit des Steines? Dürfen wir, ohne die Klarheit unserer Vorstellungen zu zerstören, die Wirkung der Trägheit doppelt in Rechnung stellen, nämlich einmal als Masse, zweitens als Kraft? In unseren Bewegungsgesetzen war die Kraft die vor der Bewegung vorhandene Ursache der Bewegung. Dürfen wir, ohne unsere Begriffe zu verwirren, jetzt auf einmal von Kräften reden, welche erst durch die Bewegung entstehen, welche eine Folge der Bewegung sind?*

Hertz leitet nach diesen Vorbemerkungen alle Erscheinungen der Mechanik aus zwei (drei) Prinzipien ab: Geschwindigkeit (Zeit und Raum) und Masse, wobei er im Anschluss an Helmholtz bezüglich der Masse zwischen Masse als Phänomen und verborgener Masse unterscheidet.

Indem Hertz von einer unendlichen Anzahl unendlich kleiner Masseteilchen spricht, nähert er sich der anaximandrischen Vorstellung des Apeiron. Dabei wird „Kraft" zu einem Begriff, der als Mittelglied zweier Bewegungen abstraktiv abgeleitet werden muss. Während in der Newtonschen Physik *Kraft* als Ursache der Bewegung vor dieser gedacht werden muss, kommt sie nun in eben diesem Ausmaß auch danach (was dem Prinzip der Erhaltung der Energie entspricht). Wird zusätzlich die Polarität beider Prinzipien (Bewegung versus Trägheit) berücksichtigt, so erhalten wir eine physikalisch exakte und mathematisch aufgearbeitete Beschreibung der Gigantomachie. Dabei ist *Sein* die natürlich gedachte Nullinterferenz von Kraft und Gegenkraft. Sein als dialektisch organisierte Struktur ist also in der Tat die gedachte Folge der Vereinigung zweier einfacher Tätigkeiten, einmal der prinzipiierenden Wirkung der Idee, die nach vorne drängt, und zum andern der genau entgegengesetzt wirkenden Trägheit des zweiten Prinzips, welches das der Auflösung ist. Der Begriff des Seins baut somit auf demjenigen der Einheit auf. Einheit ist nicht punktuell sondern nur systematisch in Verbindung mit Dynamik zu verstehen, wofür das platonische Sinnbild die Umschlingung ist. In diesem Rahmen ergibt sich wie bei Ebbe und Flut ein ständiges Schwanken, wobei keine der beiden Richtungen endgültig obsiegt. Der Übergang der Geraden in die Kreislinie und der Kreislinie zurück in die Gerade beim Globusspiel des Nikolaus von Kues ist hier das geeignete Bild. Hertz hat es vielleicht nicht gekannt, er hat es aber am einfachen Fall einer Kugel, welche allein ihrer Trägheit folgend auf einer festen horizontalen Ebene ohne Gleitung rollt, nachvollzogen (1963, S 23). Im Hinblick auf den Ausgleich der Kräfte hat Anaximander in dem zweiten Giganten das Prinzip der Gerechtigkeit erkannt, in welcher die in gerader Linie rollende Kugel, der Globus, sich von der Geraden abspaltet und jederzeit in jene kreisförmige Linie zurückfällt, in der er gemäß seiner „sinnlichen und körperlichen Natur" bewegt wird und allmählich langsamer werdend sich wieder dem Anfang seiner Bewegungs- und Grenzenlosigkeit zuneigt.

Wenn nun zu jeder Kraft die genau gleich groß entgegen gesetzte gehört, hat Parmenides dann nicht auf Denken bezogen recht zu behaupten, alle Bewegung sei nur trügerischer Schein. Ähnlich leugnete ein Schizophrener die Existenz des Fragens, indem er sagte, da es auf jede Frage eine Antwort gebe, gebe es in Wirklichkeit keine Fragen. Waren es nicht die Bewegungen am Sternenhimmel, dann kann es das Beispiel des an einer Schnur kreisenden Sternes gewesen sein, das Aristoteles veranlasst haben mag, sowohl Parmenides als auch dem Augenschein zu folgen und zu zeigen, wie man sich die Aufhebung der Gegensätze konkret zu denken hat: indem Bewegung gewissermaßen statisch gedacht und schließlich im Zylinder des Otto-Motors gebändigt wird. So ist alles in allem zwischen zwei grundverschiedenen Betrachtungsweisen der Bewegung zu unterscheiden: Bei der gewissermaßen „statischen" des Aristoteles durchläuft ein Cursor immer wieder denselben Anfangspunkt; hierfür ist die Geschlossenheit des Kreises das Paradigma. Bewegung hat bei dieser Betrachtungsweise lediglich die zyklische Funktion der Lageveränderung eines Körpers. Menschen sind Himmelskörpern vergleichbar; indem sie eine vorherbestimmte Bahn durchlaufen, kann ihr Schicksal vom Kundigen aus den Sternen gelesen und berechnet werden. Denken und Wissen werden als Funktion gleichbedeutend und gehören als Epiphänomene dieser Determination, die einmal begonnen immer weitergeht, einer anderen Sphäre an als das gegenständliche Geschehen, das sich in ihnen reflektiert.

Um sich auf einfache Weise eine anschauliche Vorstellung vom demgegenüber *a priori* dynamischen Wesen der Ideenlehre zu machen, kann man dieses mit dem Abspielen einer Schallplatte vergleichen. Während die Melodie als Ganzheit das Er- und Verklingen der Töne transzendiert, wandert die „irdische

Nadel" nicht wie bei der gewöhnlichen Schallplatte von außen nach innen, sondern von innen nach außen, ohne je zu einem Ende zu gelangen; die prinzipielle Grenzenlosigkeit dieser „Schallplatte" entzieht sich jedem Versuch der Veranschaulichung. Der Vergleich mit einer Spirale, den Goethe gebraucht, ist zu spezifizieren, indem die Spirale sich unablässig in sich dreht. Diese Bewegung ist aus einer (horizontal) kreisenden und einer (vertikal) anwachsenden Komponenten zusammengesetzt. Sie ist so prozesshaft wie das Wachsen des Individuums, dessen „Akkorde" in jedem Augenblick hinter dem strukturierenden Vorgang zurückbleiben, um als Gesamtheit (Melodie) stets mehr zu bedeuten als die Summe des gegenständlichen Geschehens, das ihm zugrunde liegt. Nichts wiederholt sich. *Zweimal das Gleiche ist,* wie Nikolaus von Kues sagt, *ausgeschlossen.* Der aristotelische Kreis ewigen Wiederholens gibt hingegen in vertikaler Projektion des Moments einer Spirale als optische Täuschung nur die immer wieder in sich zurücklaufende Endlosigkeit des Bewegens wieder.

So kann gesagt werden, dass Bewegen auf diese umfassende Weise das Prinzip der Einheit ist und es kann gesagt werden, dass der Weg nach vorn grundsätzlich frei ist. Das sind Behauptungen, deren immense praktische Bedeutung auf der Hand liegt. Der Weg ist seine eigene Methode und braucht nur gewollt, das heißt als Wissen gedacht und als *gut* erkannt zu werden. Nur in diesem platonischen Verständnis der Bewegung als Ausdruck der Spontaneität des Wachsens bleibt in der Ausgewogenheit des Ganzen trotz stetig zunehmender Vielfalt die Einheit des Systems im ständigen Ausgleich gewahrt. Dass Ideen auf die organische Weise des Wachsens in einem dynamischen Prozess der Äquilibrierung von Gewicht und Gegengewicht auseinander hervorgehend intervenieren und ihre semantische, beziehungsweise mechanische Kraft wechselseitig zur Geltung bringen, bedeutet, dass sie keine stereotyp zu verwendenden Gebrauchsmuster oder Formen im Sinne von Eben- oder Abbildern sein können; vielmehr stellen sie das Gewicht in der einen Waagschale der Waage dar, durch deren Vermittlung sich bedeutungsvolle Spontaneität alle Augenblicke mit ihrem amorphen Gegengewicht zu arrangieren hat. Nur im Hinblick auf die prinzipielle Neutralität des letzteren allen überhaupt nur möglichen (denkbaren) Formen gegenüber, weshalb Anaximander insoweit vom Prinzip der Gerechtigkeit sprechen kann, ist gewährleistet, dass die jeweilige Form des Seienden, die das Ergebnis der Auseinandersetzung ist, nichts anderem als eben der Bedeutung der Idee entspricht. Erst im Rahmen dieser Strukturierung im Mittleren, das heißt organismisch, gelangt Bedeutung situativ zu der Form des Seins, in der das Verhältnis der wirksamen Einflussgrößen, in Eigenschaften verfestigt, sozusagen am „Ausgang" des strukturalen Geschehens wahrzunehmen ist und für eine gewisse Zeit als Bestandteil der Form immer rudimentärer werdend, noch auf der Walstatt zurückbleibt, wenn die semantische Dynamik sich längst darüber erhoben hat und mit ihren Symbolen zu neuen Taten weiter geeilt ist, weshalb in der Tat in alchimistischer Sprachverwendung von *Symbolen der Wandlung* gesprochen werden kann.

Für diese auf dialektisch-antinomische Weise strukturale Verfassung des Systems, für die Platon die mythologische Bezeichnung *Gigantomachie* verwendet, gibt es in der Formenlehre des Aristoteles keinen Raum. Formenlehren sind sozusagen friedlich und in konservativer Friedlichkeit auf täuschende Weise gefällig. In ihrer Taxonomie findet keine konstruktive Auseinandersetzung statt; Streit hat hier nur die rein destruktive Bedeutung, bei der im romantischen Augenaufschlag Natur auf Harmonie reduziert werden soll. Alles wiederholt sich auf hergebrachte Weise, seitdem der erste, selbst unbewegte Beweger dazu die Veranlassung, den ersten Anstoß gegeben und die Menschen ermahnt hat, gottesfürchtig zu bleiben. Der Umstand, dass die historische Betrachtung ein stetiges, zuletzt geometrisches Anwachsen destruktiver Mächte aufzeigt, widerlegt *de facto* dieses taxonomische Ordnungsprinzip, das kein *wahres Prinzip* ist. Der scheinbar „friedliche Charakter" des Nebeneinanderordnens, geht in Wirklichkeit auf Kosten der Freiheit, denn er besteht im risikolosen und begrenzt vor Verderb geschützten Konservieren dessen, was ist, der *status quo*. Auf diese Weise sind typologische Rangordnungen und Typen mit festgeschriebenen Merkmale nur statisch vorstellbar; daraus werden Stereotype, die in Wiederholungen auslaufend die bequeme Gleichförmigkeit bis in den letzten Winkel hinein repräsentieren. Praktische, ordnende, aristotelische Naturen bauen auf diese Weise aus Ideen und Symbolen ein festes System, eine Dogmatik und einen Kultus über dessen Turm sie neben der Parabolantenne die Fahne der Freiheit wehen lassen.

Die unterschiedlichen Ansätze der tiefenpsychologischen Theorien und der strukturalen Psychopathologie, die hinsichtlich ihrer Voraussetzungen wahrhaft fundamental und hinsichtlich ihrer Konsequenzen auf Dauer Leben entscheidend sind, wurzeln bei alledem in der Verschiedenheit der Begriffe von Idee und Form (Typ), von denen die eine Begriffsbildung peripatetisch inspiriert, die andere von der dynamisch wahren Ideenlehre abgeleitet ist. Während die Methode der einen phänomenologisch deskriptiv in zweierlei besteht, im Erfassen äußerer Eigenschaftsprofile und Verschweigen des geduldigen Stoffes, der sich selbst oder den Theologen überlassen bleibt, wofür es die quietistische Bezeichnung „empirischer Dualismus" gibt, besteht die alternative Methode strukturalen Nachvollziehens darin, auf den einsehbaren Charakter des generativ zum Ausdruck kommenden Systems zu rekurrieren. Während die Dynamik des Typs mechanisch und deterministisch ist und sich in der Qualität endloser Wiederholungen erschöpft, bezieht sich diejenige der Idee auf den Gedanken der Spontaneität, deren uranfänglicher produktiver Charakter in jenem Wissen besteht, das gedacht als Wollen zur Voraussetzung menschlichen Entscheidens wird. In der Evidenz seiner die Entwicklung der Persönlichkeit begleitenden Erinnerung besteht die platonische Anamnesis. Diese Evidenz ist in ihrer Unwiederholbarkeit das innere, unmittelbare Wissen des Glaubens, das, wie jeder Psychiater weiß, von außen nicht zu korrigieren ist. Demgegenüber bezieht sich die mechanistische Dynamik des Typs auf das Determinierte der Triebstruktur und heißt, wie gesagt, *Libido;* diejenige der Idee heißt *Eros,* sie bezieht sich auf die im Sinngeschehen allgegenwärtige Spontaneität lebendigen Wissens. Das ist die Tätigkeit des Geistes, der, wie es heißt, weht wo er will. In der Tat bezeichnet Jung die beiden Bewegungsrichtungen der Libido, die extravertierte und die introvertierte, als „seelische Mechanismen". Sein Vergleich von *Libido* beziehungsweise *Anima/ Animus* mit dem platonischen *Eros* geht jedoch fehl. Während die Triebkraft („Libido") Freuds bei fortschreitender wissenschaftlicher Erkenntnis idealiter als physikalische Maßeinheit gemessen und einem bestimmten Gen zugeordnet werden können sollte, unterliegt die „Anima" Jungs zwar ausdrücklich einem empirisch genannten Erkenntnisanspruch; dieser ist jedoch intersubjektiv und spekulativ weiter gefasst als der materialistische von Freud, den Jung als *zu eng* beklagt; er beinhaltet eine Art psycho-physischen Parallelismus' ohne Parallelen. (So werden die Archetypen von Jung unter anderem deckungsgleich mit dem Begriff der „représentations collectives" von Lévy-Bruhl gesetzt).

Bei Platon hat die Verbindung von Eros und Idee als strebendes Bemühen faktische und symbolische Bedeutung. Sie ist bezeichnend dafür, dass der Mensch durch Wissen als natürliches Wesen erzeugt wird, um wissend (glaubend, wollend, liebend) seinerseits als Subjekt aus der Mitte von geistig bewegter und ruhender Energie – Idee und Masse – an der Spirale des Erzeugens teilzuhaben, daran zu drehen und mitzuwirken (vgl. K.-H. Menke, Identität in kontingenter Welt). Hierbei erfährt die Organisation des Wissens im menschlichen Denken die ungeheure Ausfaltung, die Kultur genannt wird. Sie gelangt zur kulturellen Ausfaltung, indem gegenständliche Bedeutung übertragen wird. Aus der Variabilität von Symbolen heraus wird die Zeichenwelt entwickelt und so wird der Struktur des gerechten Ausgleichs von Idee und ihrem Andern eine weitere Dimension hingefügt. Sie ist entscheidend, da es ohne sie mit dem Seienden nicht weiterginge. Natur und Geist (als Sammelbegriff spontan tätigen Wissens) sind auf diese Weise nur sprachlich unterschieden, in Wahrheit sind sie von Anfang an untrennbar. Mit diesen beiden Bezeichnungen wird das spontan von innen heraus erfolgende Wirken der Ideen begriffen. Ihre Kraft hält das Innerste der

Welt in ihrer organismischen Gegenspännigkeit zusammen. Sie tut dies in jenem synthetisch wirksamen Sinn, dank dessen verbindender Aktivität Organismen auf die gleiche Weise funktionieren, in der Menschen einander verstehen, indem sie geben und nehmen. Wilhelm v. Humboldt spricht im Hinblick auf das Ergebnis seiner Sprachforschungen diesbezüglich vom tätigen Geist. Der weiteste Sinn ist der Eros, das trotz allem verbreitetste Phänomen die Sympathie. Sie ist unzerstörbar.

Dabei bezeichnen wir die Aktivität der Ideen als Ausdruck des von innen heraus tätigen Prinzips der Dynamik verstanden, dessen Streben mehr oder weniger heftig, aber stets synthetisch sich vereinigen will, unter dem ursprünglichen Aspekt des (liebenden, wollenden) Wissens nicht nur als Denken, sondern ebenso und allgemeiner noch als „Glauben" *(πίστις)*. Damit wird der Blick für eine Neubesinnung grundsätzlicher Art frei. Sie ergibt im Sinne der 5. Erkenntnisstufe des *7. Briefes* von Platon, dass alle Versuche, den Gegenstand des Glaubens (als erzeugendes Wissen) vom unbeteiligten Standpunkt eines Außenstehenden zu erfassen, den darin enthaltenen Weltentwurf verfehlen. Platon schreibt:

> *Für jedes Seiende gibt es drei Stufen, über die man zum Wissen kommen muss, die vierte ist das Wissen selbst – als fünftes muss man das ansetzen, was eben Erkenntnisgegenstand und wahrhaft seiend ist: Eins ist die Benennung, das zweite die Erklärung, das dritte das Abbild, das Vierte das Wissen. Nimm es nun an einem auf, wenn du das jetzt Gesagte verstehen willst, und denk dir, es sei bei allem so. (342a-b)*

Der Weltentwurf ist auch in seiner wissenschaftlichen Form im Wissen des Glaubens anamnestisch, auf vertikale Weise also, mit der Kraft des Bedeutens (Begeisterns) enthalten, nicht hingegen als Katalog vermeintlich objektiver Merkmale. Alle Kataloge vermeintlich objektiver Eigenschaften besagen nur die Nichtigkeit des von der erzeugenden Idee getrennten Wissens. Diesbezüglich spricht Platon von der Kraftlosigkeit aller Erklärungen durch Worte (343a). Das ist auch die Botschaft von Sokrates auf dem Areopag. Sie wurde nicht verstanden. Aber von innen wissend muss auch heute noch der Glaube an den Schöpfergott im Subjekt der Teilhabe am Allgemeinen gewusst und gewollt werden, was von vornherein nur in der Teilhabe am Wissen des Anfangs, prinzipiell also, möglich erscheint.

Glaube ist kein theologisches Reservat. Er ist auf den Geist bezogen als Wissen so evident wie die Gewissheit des meinhaftigen Körpers und bedarf keiner weiteren Rechtfertigung. Glauben ist also keinesfalls, wie Jung meint, dem Wissen entgegengesetzt, sondern dessen ursprünglichster Ausdruck. Die ausdrücklich „epistemologisch" genannte Forschungsrichtung der Psychologie (Piaget) berücksichtigt den ganzheitlichen Charakter dieser Feststellung, was zuversichtlich stimmt. Glauben und Evidenz kommen indessen unter den Jung'schen

Grundfunktionen ebenso wenig wie wissen vor, wobei das Phänomen ganz besonders für den Psychiater von herausragender psychopathologischer Bedeutung ist: Während der Irrtum bei falschem Denken durch Belehrung über seinen Gegenstand, die zur Einsicht führt, leicht richtig zu stellen ist und keines Kommentars bedarf, ist die Evidenz falschen Glaubens durch Belehrung nicht zu beseitigen; sie wird, wie jeder Erfahrene weiß, von der Belehrung nicht einmal berührt. Glaube kann falsch sein. Dann ist der Evidenzcharakter des Glaubens das psychopathologische Kennzeichen des Wahns und Wahnkranke sind weder zu belehren noch zu bekehren. Er fehlt der Psychopathologie von Jung als Folge der dogmatischen Feststellung, Glaube und Wissen seien einander entgegengerichtet. Bevor eine Idee wahnhaft wird, ist sie „überwertig"; sie verliert die synthetische Kraft, den „Schwung" des Sinns und büßt ihre semantische Dynamik ein, weshalb insoweit auch von „idées fixes" gesprochen wird. Nach Nikolaus von Kues gerät das darin einem „Globus" verglichene Subjekt metaphorisch ins Schleudern. So, im Sinne der Überwertigkeit äußern sich charakterliche Zuspitzungen und von hier aus ist schließlich das von Jung hervorgehobene Problem der „Neurosenwahl" (s. Freud, 1913. Die Disposition zur Zwangsneurose. Gesammelte Werke, Bd. 8, S. 442–52) anzugehen. Wenn die überwertige Idee des Eifersüchtigen zum Wahn und aus dem ‚*malade imaginaire*' eine verrückt zugespitzte Person geworden ist, hat der falsche Glaube in seiner Unkorrigierbarkeit den Sinn vollends zerstört. Die Verbindung des Einzelnen mit der Gemeinschaft ist ebenso wie das Geben und Nehmen als Störung geistigen Wachsens unterbrochen (Luthe, 1961).

Die innere Evidenz des Glaubens ist, auch wenn sie falsch ist, stärker als der Augenschein, denn in nichts anderem als im Erleben seiner Einsicht ist der Betreffende im Bewusstsein er selbst geworden, muss er an sich glauben. Diese eine Einstellung schließt als Maßstab, den das damit erwachsene Individuum an schlechthin alles anlegt quasi räumlich ausgedehnt jede andere notwendig aus, so dass der eigene Standpunkt nicht mehr relativiert werden kann, was Conrad gleichnishaft den Nichtvollzug der ‚kopernikanischen Wendung' genannt hat. Ihre Korrektur zu erwarten, wäre die Erwartung, dass sich ihr Subjekt an den Haaren selbst aus dem Sumpf zu ziehen vermöchte. Glaube ist auf diese Weise das innere Pendant des gegenständlich äußerlichen Denkens im Wissen und vermag sich auch in entarteter Form unter bestimmten Umständen andern mitzuteilen (induzierter Wahn). Das Primäre daran ist die Tätigkeit der Idee zu wissen, die ihren Gegenstand von innen heraus kennt, indem sie ihn nicht vorfindet, sondern in seinem Herstellen selber ist, wobei unter Umständen Berge versetzt werden. In diesem Sinne sagt Goethe (hier etwas verkürzt): „Beim

Glauben kommt alles darauf an, dass geglaubt wird; beim (gedachten) Wissen, was gewusst wird" (Goethe, Bd 10, S 23, X).

Goethe weiß es „von innen", daher formuliert er den Unterschied zwischen (existenziell) geglaubtem und (gegenständlich) gedachtem Wissen aufs prägnanteste. So ist das Wissen des Glaubens als Streben, dessen „inbrünstiger" Charakter an der Erotisierung der Mystik besonders auffällt, weit wichtiger als es die Namen der Heiligen sind, auf die das Streben wie ein Feuerstrahl gerichtet wird. Beim Denken verhält es sich gerade umgekehrt; das gegenständliche Erkenntnisstreben des Forschers, das Verlangen nach Wahrheit als Wirklichkeit um ihrer selbst willen, tritt hinter dem Ergebnis als solchem völlig zurück; der Forscher wird am „verifizierbaren" Erfolg gemessen. Die äußerliche Bestimmung von Wissen als Glaubensbekenntnis, das sich in bestimmten Ritualen ausformen und in entsprechenden Dogmen und Institutionen verfestigen kann, ist für den Glauben als solchen sekundär. Insoweit führen auch fulminanteste Bekehrungserlebnisse nicht zu einer Korrektur dieses Wissens, in dessen Schoß der Glaube als identifizierende Tätigkeit auftritt, sondern nur zur Umstellung an seinem von außen hinzugefügten, „Etwas", am Namen nämlich. So mutiert Saulus zum Paulus, indem er von nun an sein Spiegelbild bekämpft.

Glaube bewährt sich in der Wertschätzung der zugrunde liegenden Idee als die im Ritual demonstrierte Gemeinsamkeit der Glaubensgemeinde; das Abweichen von dieser Wahrheit in Form einer anderen inhaltlichen Bestimmung heißt aus der (umkehrbaren) Sicht der Gemeinde *Aberglaube*. Aberglaube wird als Ketzerei verfolgt. Als Hexenglaube wird der Glaube seinerseits zum Verfolger, was die Austauschbarkeit des Maßstabs aufzeigt. Aberglaube ist jedoch nicht schlechthin falsch, sondern, und zwar in Abhängigkeit von der Betrachtungsweise, schlecht. Hingegen ist falscher Glaube nicht bloß in Form und Inhalt andersartig bestimmt, sondern beruht „innerlich" auf einem bereits im Ansatz fehlgehenden Wissen, in dessen innerer Evidenz, Überzeugung. Diese kann in welcher Form und als welcher Inhalt auch immer äußerlich in Erscheinung treten. Es handelt sich dabei nicht um Ketzerei, sondern um Wahn, der in aufgeklärten Zivilisationen nicht verfolgt oder bestraft, sondern von Psychiatern als „Zielsymptom" erfolglos behandelt wird. – Wissen ist in seinem prinzipiellen Charakter also keinesfalls mit Denken gleichzusetzen und der Begriff der Epistemologie, in dem das Wort *πίστις* = Glaube steckt, ist auf diese Weise weiter gefasst als derjenige der Wissenschaft, die Jung, extravertiert, als gut ausgehandelten Preis für die Überwindung des Mythos ansieht. Wissen kommt lange vor dem Denken und auch vor dem Glauben; ohne das Licht seiner allem vorangehenden Tätigkeit wäre nichts. Der Terminus *Unbewusstes* kann sich daher, wie gesagt, nur auf Gewusstes beziehen und aktuell die wechselhafte Optik auf der ‚Achse des Subjekts' bezeichnen. Es bezieht sich auf ein Wissen, dessen tätiges Subjekt mit dem Subjekt, von dem als Besitzer oder Inhaber dieses Unbewusstem die wissenschaftliche Rede ist, nicht vollständig zur Deckung kommt. Es verhält sich dazu wie der Oberbegriff zum Begriff. Während sich der Begriff des *kollektiven Unbewussten* Jungs dieser Auffassung vom Wesen des Subjekts nähert, erweist sich der Begriff des Unbewussten bei Freud als Phänomen seiner Zeit und gehört zu den zivilisatorischen Errungenschaften einer fortgeschrittenen Stufe der Kultur. Er besagt auf den Geist bezogen reine Negativität und wartet, ohne Grundlage natürlicher Art, darauf besprochen und bevölkert zu werden.

Rückblick

Die Frage nach dem Schisma Platon – Aristoteles lautet: Warum vollzieht Aristoteles den ganzheitlich dynamischen Gedanken Platons nicht nach, da er sich mit seinem Konzept der ‚Synergie' der Übersummativität schon so weitgehend angenähert hat? Dies liegt theoretisch entweder an Aristoteles oder an diesem Gedanken. Die Tatsache, dass andere den Gedanken sehr wohl nachvollziehen, besagt, dass der Gedanke nicht an sich unsinnig ist. Das eben meint Platon, wenn er Ideen ähnlich wie später Descartes als „angeboren" bezeichnet. Dass Ideen „angeboren" oder „artverwandt" sind, heißt, sie fügen sich keiner, wie auch immer bewusst oder unbewusst gearteten Gegenständlichkeit des Denkens, das dennoch nicht umhin kann, immer von Neuem zu versuchen, menschliches Wissen einer psych(olog)isch bestimmten Funktion zuzuordnen, wie dies in der Geisteswissenschaft und auch bei Jung als Psychologismus vorkommt. Demgegenüber verweist das *Cogito* von Descartes auf die generative Fülle und Kraft der Idee, in der nichts vorgeformt ist, sondern alles, was daraus zum Vorschein kommt, denkbar ist und auf der die unmittelbar antagonistische *Gegenspännigkeit* des Gleichgewichts beruht, das dieser Dynamik unterliegt, die in dialektischer Bewährung nach vorne strebt, dorthin, wo der Weg frei ist. Platon nennt dies *die ‚Idee des Guten', mit der* Sokrates das Rededuell im *Gastmahl* für sich entscheidet. Eros, der unermüdlich Strebende, sagt Sokrates, ist kein Gott, sondern ein Vermittler; das heißt, Ideen tun ursprüngliches, allumfassendes Wissen gegenspännig kund, indem sie im Streben nach Wahrheit im Mittleren Sein vermitteln, Bewusstsein organisieren. Das ist das Wissen, das im 7. Brief Platons als 5. Erkenntnisstufe bezeichnet wird. Formen treten erst dann in Erscheinung, werden phänomenal, wenn Licht in das Dunkel gebracht, etwas bewirkt worden ist.

Goethe hat sich in seiner Farbenlehre mit dem phänomenalen Charakter des Lichts, die dem Traum fehlt, auseinandergesetzt. Die Diskrepanz zwischen ihm und Newton ist zwanglos aufzulösen, wenn auf dialektische Weise festgehalten wird, dass Goethe vom Licht als Prinzip, Newton hingegen von Licht als gegenständlich bestimmt, beispielsweise in der Auseinandersetzung mit dem Prisma als Anderem des Lichtes spricht. *Wissen als Prinzip* heißt, dass es nichts davor, nichts Früheres gibt. Wissen in diesem Sinne „ist" nicht, es hat keinen geometrischen Ort in der Wirklichkeit und keine Zeit, ‚ist' in seiner prinzipiellen Grenzenlosigkeit unbestimmt; es handelt sich dabei um den tätigen Anfang und die Fortsetzung all dessen, was es kraft seines Wirkens gibt. Es kann nicht „vererbt" werden; indem es epistemologisch alles durchwaltet, kommt unter anderem auch das zum Ausdruck, was von der Wissenschaft als „Vererbung" erforscht wird. Daher kann rückblickend zwar im Sinne Kants von einer Archäologie des Wissens gesprochen werden, von einer Wissenschaft des Wissens hingegen nicht. Es gibt keinen Diskurs des Bewegens. Dies leuchtet ein, denn wissen kann man nur durch Wissen, es selbst kann aber nicht als solches gewusst werden, was kennzeichnend ist für die Stellung des Menschen zum Wissen und für den oft überdehnten Anspruch, der mit dem Begriff der Wissenschaft erhoben und irreversibel in die Tat umgesetzt wird. Diese Situation ist mit derjenigen beim Sehen zu vergleichen: Man kann nur kraft Sehvermögen sehen, man kann aber nicht *Sehen* selbst sehen; dennoch zweifelt kein Sehender, dass er nicht bloß einsieht, sondern sieht. So verhält es sich mit dem Wissen und darauf nimmt die alte mystische Rede vom Licht und Feuer Bezug, das auf manche Geisteskranke eine magische Anziehung ausübt und so aus dem simplen Lagerfeuer einen Archetyp macht, aus dem die alte Psychiatrie wiederum eine „Pyromanie" genannte Krankheitseinheit mit magischer Anziehungskraft gemacht hat. In der Identität von Wissen und Leuchten (Erklären und Klarheit) besteht auch die Verwandtschaft des Auges mit dem Licht, die in der Mythologie und bei Goethe so eine große und im Traum bei geschlossenen Augen eine so rätselhafte, nach Nietzsche ‚apollinische' Rolle spielt, von der die Fabelwesen mit den vielen Augen (Argus) erzählen. Das innigste Wesen des Bewegens ist die Kontinuität der Einheit als synthetische Qualität, wobei die ruhende Energie der ‚Masse' mit dem ‚ruhigen Licht' Goethes bedeutungsmäß übereinstimmt.

Kontinuierlich ruft Bewegen das Seiende als Identität von Form und Inhalt hervor, indem es vereinigt, was es bei der Begegnung mit ihrem Widerstand ergreift, um es in das Umfassende ihrer Dynamik einzubeziehen. Was immer Bewegen anfänglich in diesem prinzipiellen Sinn prinzipiierend ergreift, kann kein bereits irgendwie prinzipiierter Stoff sein. Vielmehr muss es sich um ein anderes, zweites Prinzip handeln, das es, dem ersten ebenbürtig, von daher mit diesem aufnehmen kann. Der Hinweis auf die Gebürtigkeit des Wissens bei Anaximander, dem sich nunmehr eine Perspektive zugesellt, ergibt sich unmittelbar aus dem Verb *connaître* für kennen. So heißt es bei Legrand (S 52 ff): *L'Apeiron est le principe originel des êtres… C'est de là que vient la naissance des êtres, et que naît pour eux la dissolution selon la Nécessité: car il leur est rendu justice et infligé châtiment de l'injustice les uns par les autres… selon l'ordonnance du Temps.* – Diese Pointe der Ideenlehre entging Aristoteles nicht zufällig oder durch Nachlässigkeit, sondern wegen seines anders gearteten Temperaments als persönlicher Gleichung. Es war statisch gehärtet; dasjenige Platons suchte dynamisch den

Ausgleich. Aristoteles dachte analytisch-rational, Platon dialektisch-produktiv. Das heißt nicht, dass Aristoteles sich nicht auch mit Dialektik befasst hätte. Aristoteles hat sich selbstverständlich damit befasst, er hat dies, wie alles, was er tat, analytisch, das heißt, im rational aufklärerischen Sinn des Entzweiens, seinsbezogen, die Natur nicht ‚verstehend', sondern bestimmend getan. Seine Dialektik ist gedacht und wo sie systematisch ist, handelt es sich um die horizontale Taxonomie der Lagerhaltung. Die Dialektik Platons *ist* nicht, sie *funktioniert* – wahrhaft systemisch nämlich. In ihr steckt die quellende Tiefe und effektive Evidenz Heraklits über dem Denken. Darin wird der Streit der Gegensätze als Vater des Gedankens aller Dinge synthetisch, das heißt, vereinigend begriffen. Nikolaus von Kues spricht in diesem Sinne von der „complicatio" der Gegensätze zur Einheit, die er der „explicatio" als Auffaltung von These und Antithese der aus den zusammengefügten Gegensätzen bestehenden Einheit entgegen stellt (Entzweiung). Die Betonung des Vereinigens und Zusammenhaltens zum Ideal der Dauer macht verständlich, warum bei Platon der Erosgedanke nicht nur im *Gastmahl* eine so herausragende Rolle spielt. Darin kommt die spontane Fruchtbarkeit als generativer Charakter des Wissens zum Ausdruck: Erkennen der 5. Erkenntnisstufe aus dem 7. Brief Platons ist Erzeugen. Liebe kann unter dem Aspekt der Spontaneität in ihrer Ausrichtung auf die Zukunft als „Wille" bezeichnet werden. Zukunft muss mit subjektivem Einsatz als Einheit gewollt, geliebt werden. – Für Aristoteles gibt es außer dem, was ist, nichts und ist nichts denkbar. Ein Drittes neben Sein und Nichtsein, so dachte er, kann es nicht geben. Denken war für ihn „logisch" die entscheidende Instanz. Dass Denken im Gegensatz zu Wissen bedingt ist, zog er nicht in Betracht. In diesem Sinne macht Aristoteles aus dem Begriff des Typs zwei Begriffe, Form und Inhalt, wobei er Ideen mit der Aktivität der Form gleichsetzt und Inhalt als eigenschaftslos passiven Stoff definiert. Platon hingegen verwendet >*τύπος*< im hergebrachten Sinn auf den Bereich des Seienden beschränkt als allgemeine Ausdrucksweise für das von Ideen im Lauf der Zeit Bewirkte. Denken ist die symbolische Verwendung von Wörtern als wissentlich erzeugten Gegenständen. Eines dieser Wörter ist „das Unbewusste", das es in Wirklichkeit nur gibt, indem man es als Gewissheit weiß. Ansonsten gibt es nur Wissen, das entweder selbst Gegenstand einer Tätigkeit ist, oder davon unabhängig bewirkt, dass ich denke, zum Beispiel mich.

‚*Cogito ergo sum*' bedeutet in diesem Sinne die prinzipiierte Erfüllung des Auftrags des delphischen Orakels, die Sokrates zur Einsicht in die grundsätzliche Relativität allen gedachten Wissens und Platon zur Theorie der Anamnesis geführt hat. Ideen erzeugen den Menschen, der sich selbst erkennt, so wie sie ihn zuvor in seiner Leiblichkeit erzeugt haben und weitererzeugen. Sie tun dies, indem sie in der Auseinandersetzung mit der prinzipiellen Unparteilichkeit ihres Anderen ihn auf der biologischen Ebene ererbten Wissens bereits als Einheit bestimmt, in ihre Bewegung einbegriffen haben. Die Gewissheit, die auf diese Weise entsteht, besteht in der Identität des ‚selbst Darinseins' beim Vorgang der Herstellung des eigenen Seins. Das ist die Bedeutung des Wortes „Erleben". – Es gibt auf diese Weise ein Wissen, das aus der persönlichen Teilnahme am Erzeugen im Sinne subjektiver Spontaneität stammt; darin besteht die Anamnesis. Ihre Evidenz ist im Hinblick auf diese Herkunft selbstverständlich; die Gewissheit, zu der sie führt, ist die unerschütterliche des Glaubens. Wie Sokrates dies seinen Richtern auseinanderlegt, ist sie im Schnittpunkt von Horizontalität und Vertikalität nicht geringer, sondern größer als diejenige allen möglichen Erfahrungswissens. Erfahrung ist das Wissen, das durch die Vermittlung der Sinnesorgane oder der Reflexion gegenständlich gebrochen zu seinem Erzeuger zurückkehrt. Im Hinblick darauf kann der Mensch von seiner inneren Gewissheit absehen und sich in die Welt der Gegenstände versetzen, um von da auf sich und seine Mitbewerber zurückzublicken. Die Sicherheit gegenständlich reflektierten Wissens gewinnt Denken durch das Ausbleiben widersprechender ästhetischer Erfahrungen im Gedächtnis. Wird es falsifiziert, sprechen wir von *Irrtum*. Irrtümer sind jederzeit korrigierbar, bereits eingetretene Folgen leider nicht. Falscher Glaube ist von vornherein unkorrigierbar. Er ist nicht zu korrigieren, weil wir selbst darin sind. Das ist der Fall beim ‚Wahn' und das Tragische der Geisteskrankheit.

Die wissenschaftliche Beschäftigung mit der Problematik statischen Beschreibens festgeschriebener Eigenschaften anstelle systematischen Erfassens der im Ganzen wirksamen Dynamik ist unumgänglich. Sie erfolgte über Jahrhunderte nicht im Hinblick auf die Alternative der platonischen Ideenlehre und der aristotelischen Formenlehre, diesbezüglich blieb die Gleichsetzung von Form und Idee nahezu unangefochten, sondern im Hinblick auf das Ungenügen typologischer Betrachtungsweisen, das speziell in der psychiatrischen Praxis *in foro* unübersehbar und folgenreich ist. Das Ungenügen typologischer Betrachtungsweisen zeigt sich praktisch daran, dass das Ganze, das seine Einheit einer bedeutungsvollen Bewegung verdankt, als Referenz nicht zur Verfügung steht. Einheit wird nicht als Inbegriff der Bewegung aus der Idee abgeleitet, sondern als Abgeschlossenheit der Form, formal, verstanden. Der allgemeine Stellenwert von Einzelerkenntnissen ist ohne die systematische Referenz dabei nur willkürlich zu bestimmen, im Hinblick auf das System jedoch unbekannt, und so wird die Richtung im Ganzen vom Zufall und partikulären Interessen bestimmt. Die strukturale Betrachtungsweise ist psychiatrisch der Versuch, diesen Mangel zu beheben. Die Schwierigkeiten, denen er begegnet, sind vielfältig. Eine Hauptschwierigkeit ist das Angewiesensein auf Sprache, die nicht primär dazu dient, über sich selbst Auskunft zu geben; vielmehr entwickelte sie sich, um Phänomene zu beschreiben. Daher kommt der Psychologismus. Um zu sagen, dass Ideen als Prinzip weder Form noch Inhalt haben, muss man Sprache gegen den Strich bürsten. Dann kann es gelingen, verständlich zu machen, was gemeint ist, wenn man sagt, dass Ideen keine typischen oder sonstigen Eigenschaften besitzen, sondern – komplexqualitativ bewirken, wobei sie aneinander Form und Inhalt als ein und dasselbe Sein herstellen und der Organismus oder das Medium (Mittlere), in dem dies körperlich oder sprachlich geschieht, in gegenständlicher Ausdrucksweise als „Struktur" in Erscheinung tritt.

„Struktur" ist auf diese Weise ein anderer Ausdruck für Organismus oder Individuum, welches sich wie ein Radfahrer oder Seiltänzer im Gleichgewicht von Einheit und Vielfalt zu halten bemüht, wobei es die Aufgabe an untergeordnete Funktionssysteme delegiert, die, wenn sie leiblich vorliegen, als Organe bezeichnet werden. Dadurch dass Ideen auf diese Weise formal/inhaltlich organisiert werden, erlangen sie in einem Einheit und Vielfalt, das heißt, wir haben es bei ihrem Bewegen, das absolut (spontan) ist, mit einem Individuum als Einheit einer Vielfalt zu tun. Das ist die menschliche Grundverfassung, die vor allem kommt. In diesem Sinne der Spontaneität, der als das zentrale Moment der platonischen Ideenlehre gelten kann, wird im *Theaitetos (156)* Entwicklung als individuelles Wachsen erklärt und in diesem Sinne spricht Jung gelegentlich von „Wachstumsenergie". Indem Platon diesbezüglich von einem „Kampf der Giganten" ausgeht, wird am strukturalen Geschehen nicht das fertige Produkt gegenständlicher Bestimmung, sondern die wirksame Tätigkeit betont, durch welche die Idee in fortlaufender dialektischer Differenzierung in der Komplikation der Situation durch subjektive Bedeutung – komplexqualitativ – an ihrem Widerstand gegenständlich wird. Das gegenspännige Prinzip der Idee ist – wie Legrand (s.v.) sagt – das Prinzip von Anaximander, das als Apeiron der Gerechtigkeit dient. Dabei handelt es sich im Hinblick auf seine beharrend ausgleichende Wirkung um das Prinzip von Form und Inhalt, in dem der unruhige Geist des Anaxagoras zur Ruhe gebracht, das heißt, fest und bestimmt wird, wobei seine Tätigkeit in die Vorläufigkeit des Seins umschlägt, phänomenal zur Sache oder zum Wort wird, an denen Form und Inhalt als Summe von Eigenschaften dazu bestimmt sind, nach Maßgabe des Rückzugs der lebendigen Bedeutung aus dem, was ist, wieder zum form- und bedeutungslosen Anfang in Grenzenlosigkeit zurückzukehren. Diese in der Auseinandersetzung zweier einander entgegen gerichteter Prinzipien erzielte Bestimmung zur Einheit folgt nicht aus Denken, sondern umgekehrt, Denken folgt aus der prinzipiellen Bestimmung zum Sein. Sie wird geistig möglich, indem Menschen untereinander in Verbindung treten und Natur zu Kultur erheben, indem sie Worte bilden, mit dem Sprechen Hören lernen und sich im tätigen Geist der Sprache über den Sinn, den sie bedeuten, verständigen.

Die Entdeckung des Sinns, den Ideen kraft der sich an ihnen bewegenden (das heißt, Raum und Zeit anschaulich hervorrufenden) Bedeutung im Herstellen von Beziehungen machen, das heißt, indem sie das eine mit dem andern verbinden, ist eine Bedeutung des Pfeils, den der Götterbote in seinem Köcher mit sich trägt als Symbol für die Wirkung der Liebe. Die andere, die apollinische, ist Tod. In der Verbindung bewahrt das Subjekt der Zersplitterung durch die Formen der Vielfalt sein Wissen der ursprünglichen Einheit und sehnt sich in Augenblicken der Schwäche danach, wenn es vor der Mühe zurückscheut, die das ihm im Geburtskanal als Richtung auferlegte Streben nach Wahrheit bereitet. Es wird jedoch durch den Sinn dieser Intersubjektivität oder Verständigungsgemeinschaft gestützt und ist in der Tat das lebendige „Wehen des Geistes", ohne das es gegenspännig (dialektisch) weder Einheit noch Vielfalt gäbe. – Um auf das Bild vom Webstuhl, das Platon seiner Anschaulichkeit wegen so liebt, zurückzukommen: Ein Faden allein macht keine Einheit, beim Weben wird die Einheit des Tuches, das bei Penelope das Leichentuch für den Vater ist und das im Hinblick auf das Drängen der Freier möglichst lange im Webstuhl belassen werden soll, stets aus mehreren Fäden gebildet, die untereinander ein gekreuztes Verhältnis eingehen, das in der Horizontalen durch den Webstuhl bestimmt und in der Vertikalen nach vorne virtuell offen ist. Jung weist darauf hin, dass ‚Μιτος' (Faden) in orphischer Sprache „Samen" heißt. Dieser „zweite Faden", der mit ihr als Widerpart der Idee das „gegenspännige" Wesen der Struktur erzeugt, wird als *Apeiron* in der Ionischen Naturphilosophie rezipiert. Daraus wird ein „roter Faden", der seither die westliche Philosophie durchschlingt, von der unter Bezug auf die Ideenlehre gesagt wurde, sie sei eine Reihe von Fußnoten zu Platon in dessen Philosophie Aristoteles die systemische Ausarbeitung der Lehre Heraklits gesehen habe.

Vor Platon war dieser wesentliche Gehalt der Ideenlehre bei Heraklit bereits, wenn auch in Hinsicht der Ausarbeitung unsystematisch gesicherte, das heißt, ausgesprochene Erkenntnis; nach Platon wurde die systemische Ausarbeitung von der aristotelischen Formen-, beziehungsweise Typenlehre zwar verschattet, aber nicht entwertet. Nikolaus von Kues spricht von ihr als „coincidentia oppositorum", die als *Complicatio* das Größte im Kleinsten zusammenspannt. Descartes bezieht sich in diesem Sinne auf „angeborene Ideen", Kant auf das „synthetische Urteil a priori" und Goethe nimmt umgekehrt anachronistisch die Übersummativitätsregel der Gestaltpsychologen vorweg, um mit Piaget und Chomsky, Lévi-Strauss und vielen andern ein Gegengewicht gegen die Einseitigkeit der

Wissenschaft im Sinne ihrer aristotelischen Übermacht und technischen Fertigkeiten zu bilden. Auf diese Weise, die Hertz in seinem Buch ‚*Die Prinzipien der Mechanik*' physikalisch bestimmt hat, sind Platon und Goethe, der den Gedanken ausdrücklich thematisiert, zwar relativ einsam, aber nicht allein. – Auf der anderen Seite ist die Rückführung der Idee zur Form als Grundgedanke aller späteren Ab- und Ebenbildtheorien auf telekommunikativ verstärkte Weise aktuell und sowohl implizit als auch explizit weiterhin allgemein in die Breite hinein Bewusstsein bildend. Er findet seinen praktischen Niederschlag in wissenschaftlichen Anweisungen, in denen Bildbeschreibungen, beziehungsweise Protokollsätze, als das abschließende und sich selbst genügende Ziel wissenschaftlichen Bemühens definiert werden, wie zum Beispiel bei der phänomenologisch-deskriptiven Befunderhebung in der Psychiatrie. Ihr Ergebnis sind Typologien, in denen Gruppierungen positiver und negativer Merkmale als eine für bare Münze genommene Bestandsaufnahme der Wirklichkeit vorgestellt wird. – Was aus dem Blickwinkel des Typisierens als Eigenschaft imponiert, bringt jedoch, wie gezeigt, in Wirklichkeit ein dynamisch organisches Verhältnis zum Ausdruck, das die Voraussetzung für die stets nur perspektivisch eingeschränkt zu erreichende und daher, absolut gesehen ‚fingierte' Gültigkeit seiner Ergebnisse ist. Was Typen und Typologien im Hinblick auf ihre ontologische Herkunft fehlt, ist die spontane Eigendynamik als Grundlage des lebendigen Zusammenhalts der Glieder als einem nach vorn offenen, auf autonome Weise dynamischen Organismus. Spontane Eigendynamik als organische Grundlage des lebendigen Zusammenhalts der Glieder eines Ganzen ist das wesentliche Kennzeichen von Systemen, die aus sich ihrer Beweglichkeit heraus Bestand haben. – Vor diesem Hintergrund hat die Verwendung des Wortes *Form* anstelle von Idee und des Begriffs der Mechanik anstelle von Spontaneität in der Geistesgeschichte mit ihren langen Schatten und Lichtintervallen bereits unermessliche Folgen gehabt und es ist auch ohne das besondere Talent der Kassandra leicht vorauszusehen, dass diejenigen, die noch kommen, alles bisher Dagewesene in den Schatten stellen werden. Die dazu gehörenden Leitlinien finden sich in allgemeiner Form bei Aristoteles vorgebildet. Durch sie sind wir im fortschrittlichen Sinn modern und ist der Bezug der Idee als Wissen des Ursprungs, auf das ‚*Erkenne dich selbst*' des delphischen Orakels und der platonischen Anamnesis auf unwiederbringliche Weise hinfällig geworden. Die Vertikale ist durchkreuzt, der Brunnen (Schoß) versiegelt und die Träumende, welche die Kugel, die auf sie abgeschossen wurde, in ihrem *Portemonnaie* auffängt und verwahrt, muss prophetische Gaben besessen haben, indem sie ihren Traum mit dem Bild des Kanonenrohrs beschließt, über dem der Spruch: *IN HOC SIGNO VINCES* erscheint. In dem Kind, das sie dereinst zur Welt bringen wird, besiegt sie, wie trotz allem mit guten Gründen zu hoffen ist, die Bewegungslosigkeit und den Bedeutungsrückzug des Todes. – Ideenlehre und Formenlehre sind auf die Weise, in der die Vertikale nicht in eine Horizontale umzudeuten ist, ohne dass das Gewebe, das beide bilden, zerfällt, nicht austauschbar, wie dies in der Absicht, den wahrhaft fundamentalen Gegensatz zwischen Platon und Aristoteles herunterzuspielen, oft behauptet oder gar als selbstverständlich unterstellt wird.

Literaturverzeichnis

Arnoldt, Emil, (1908) Gesammelte Schriften, Bruno Cassirer, Berlin.

Bash, K. W., (1955) Lehrbuch der allgemeinen Psychopathologie. Thieme, Stuttgart.

Bertalanffy, L. v., (1928) Nikolaus von Kues. Müller, München.

Bertin, F., Hg., (1995) Jean Scot Érigène De la division de la nature – Periphyseon. Livre I-III. PUF, Paris.

Bridoux, A., Hg., (1953) Descartes Oeuvres et Lettres. Encyclopédie de la Pléiade. Gallimard, Paris.

Cassirer, E., (1903) Platons Ideenlehre. Eine Einführung in den Idealismus. Dürr, Leipzig.

–, (1914) Über Platos Ideenlehre; zum Seinsbegriff im Griechischen.

–, (1925) Die Geschichte der griechischen Philosophie von den Anfängen bis Platon. In: Dessoir, M., Hg., Die Geschichte der Philosophie. Fourier, Wiesbaden.).

–, (1925) Philosophie der symbolischen Formen. Erster Teil. Die Sprache. Wissensch. Buchgesellschaft, Darmstadt.

Cherniss, H. F., (1970) The Characteristics and Effects of Presocratic Philosophy. In: Furley, D. J. and Allen, R. E. (Ed.), Studies in Presocratic Philosophy, vol. 1, Routledge and Kegan, London.

Chomsky, N., (1973) Über Erkenntnis und Freiheit. Suhrkamp, Frankfurt.

Cleckley, H. M., (1964) The mask of sanity: an attempt to clarify issues about the socalled psychopathic personality. 4th Edn. Mosby, St. Louis.

Conrad, K., (1963) Der Konstitutionstypus. 2. A. Springer, Berlin Göttingen Heidelberg.

–, (1974) Gestaltqualität und Archetypus In: Weinhandl, F., Gestalthaftes Sehen. Ergebnisse und Aufgaben der Morphologie. Zum hundertjährigen Geburtstag von Christian v. Ehrenfels Wissensch Buchges Darmstadt.

Dawson, jr., J. W., (1999) Kurt Gödel: Leben und Werk. Springer, Wien.

Descartes, R., (1996) Philosophische Schriften. Meiner, Hamburg.

Dirlmeyer, F., (1950) Aristoteles. Jahrbuch für das Bistum Mainz. Festschrift Dr. Albert Stohr. S 161–171. In: Moraux, P., (Hg.) (1968) Aristoteles in der neueren Forschung. Wissensch. Buchgesellsch. Darmstadt.

Dormuth-Thoma, E., (1962) Vom Wesen des Apeiron. Ontologie des Grundes in der Kontroverse zwischen Aristoteles und der Vorsokratik. Inauguraldissertation, München.

Durkheim, E., (1912) Les formes élémentaires de la vie réligieuse. Alcan, Paris. – Zitiert nach der dt. Übersetzung, Suhrkamp, Frankfurt/M, 1981.

Ey, H., (1967) Der Abbau des Bewußtseinsfeldes beim Phänomen Schlaf-Traum und seine Beziehungen zur Psychopathologie. Nervenarzt, 38,6, 237–242.

–, 1973, Traité des Hallucinations, Tome 1 et 2, Masson, Paris.

–, 1975, Des idées de Jackson à un modèle organo-dynamique en psychiatrie. Privat, Toulouse.

Fränkel, H., (1968) Zenon von Elea im Kampf gegen die Idee der Vielheit. In: Gadamer, H.-G., Hg., Um die Begriffswelt der Vorsokratiker. Wissenschaft. Buchgesellschaft, Darmstadt.

Frankl, V. E., (1979/2002) 16. A., Der Mensch vor der Frage nach dem Sinn. Eine Auswahl aus dem Gesamtwerk. Piper, München.

Freud, S, (1913) Totem und Tabu. Einige Übereinstimmungen im Seelenleben der Wilden und der Neurotiker. Imago 1/2, Wien.

– (1974) Zur Psychopathologie des Alltagslebens. Fischer Taschenbuch. Frankfurt/Main.

Fritz, K. v., (1943–46) Die Rolle des Nous. Nous und Noein in den homerischen Gedichten. In: Gadamer, H.-G., Hg., 1968. Um die Begriffswelt der Vorsokratiker. Wissenschaft. Buchgesellschaft, Darmstadt.

–, (1969) Das Apeiron bei Aristoteles. In: Düring, I., Hg., Naturphilosophie bei Aristoteles und Theophrast. Stiehm, Heidelberg.

Gandillac, M. de, (1973) Nikolaus von Kues zwischen Platon und Hegel. Nikolaus von Kues in der Geschichte des Erkenntnisproblems, Grünewald, Mainz.

Grasnick, W., (1987) Über Schuld, Strafe und Sprache. Systematische Studien zu den Grundlagen der Punktstrafen- und Spielraumtheorie. Mohr. Tübingen. – Ders., (1991) Freiheit, die wir meinen. JR, 364 ff.

Haddenbrock, S, (1956) Krankheitswert, Seinsgradminderung und Freiheitsgrad, Arch f Psych. u. Zsch. f Neur, 195, 8, 185–192.

Held, K., (1980) Heraklit, Parmenides und der Anfang von Philosophie und Wissenschaft. de Gruyter, Berlin New York.

Herder, J. G., (1953) Geschichtsphilosophische Werke. Hanser, München Wien.

Hertz, H., (1892) Untersuchungen ueber die Ausbreitung der elektrischen Kraft. Barth, Leipzig.

–, (1963) Die Prinzipien der Mechanik. In neuem Zusammenhange dargestellt. Wissensch Buchges, Darmstadt.

Hoche, A., (1927) Das träumende Ich. Fischer, Jena.

Hoffmann, E., (1925) Die Sprache und die archaische Logik. Mohr, Tübingen.

Hönigswald, R., (1913) Naturphilosophie. In: Frischeisen-Köhler M, Hg., Jahrbücher der Philosophie, Mittler, Berlin.

Humboldt, W. v., (1973) Schriften zur Sprache. Böhler, M., Hg., Reclam, Stuttgart – Akademie-Ausgabe, Bd II, S 332.

Jaeger, W., (1937) Review of: H. Cherniss, Aristotle's Criticism of Pre-Socratic Philosophy. Baltimore 1935. American Journal of Philology. I. LXIII, 1937. S 350–356. In: Moraux, P., Hg., (1968) Aristoteles in der neueren Forschung. Wissenschaftl. Buchgesellsch. Darmstadt.

Jaspers, K., (1971) Psychologie der Weltanschauungen. 6. A. Springer, Berlin Heidelberg New York.

Jung, C. G., (1977) Symbole der Wandlung. 2.A.. – Ders., (1981) Psychologische Typen. Bd VI. – Beide: Walter, Olten.

Kant, E., (1985) Œuvres philosophiques. Trois vol. êd. publ. s la dir. de F. Alquié, Bibl. de la Pléiade, Gallimard, Paris.

Kant, I., (1983) Werke in sechs Bänden. Weischedel, W., Hg., Bd. 1–6, Wissenschaftl. Buchgesellschaft, Darmstadt.

Klages, L., (1926) Die Grundlagen der Charakterkunde. 4.A. Barth, Leipzig.

Kretschmer, E., (1940) Körperbau und Charakter. Untersuchungen zum Konstitutionsproblem und zur Lehre von den Temperamenten. 14. A., Springer, Berlin.

–, (1963) Medizinische Psychologie, 12. A., Thieme, Stuttgart.

Kroeber, H. R., (1993) Grundlinien der Phänomenologie im Werk Kurt Schneiders, Inauguraldissertation Homburg.

Kusch M (1995) Psychologism. A case study in the sociology of philosophical knowledge, Routledge, London New York.

Lange, F. A., (1877) Logische Studien. Ein Beitrag zur Neugründung der formalen Logik und der Erkenntnistheorie. Baedeker, Iserlohn.

Legrand, G., (1987) Les Présocratiques. Bordas, Paris.

Lévi-Strauss, C., (1955) Tristes Tropiques, Plon, Paris.

–, (1967) Strukturale Anthropologie I. – Ders., (1996) Mythos und Bedeutung. – Beide: Suhrkamp, Frankfurt/M.

Lévy-Bruhl, L., (1918) Les fonctions mentales dans les sociétés primitives. Alcan, Paris.

Lotz, J.B., (1955) Die transzendentale Methode in Kants „Kritik der reinen Vernunft" und in der Scholastik. In: Brugger, W., Hg., Kant und die Scholastik heute. Pullacher Philosophische Forschungen. Band 1. Berchmanskolleg, Pullach.

Lukats, E., Luthe, R., (1975) Ergebnisse einer Reihenuntersuchung zur Frage der Beziehungen aggressiven Verhaltens zu psychosomatischer Störanfälligkeit. In: Ehrhardt, H. E. Hg., Aggressivität, Dissozialität, Psychohygiene. Huber, 1975, Bern.

Luthe, R., 1961, Die psychiatrische Beurteilung des Eifersuchtswahns im Rahmen des § 44 Ehegesetz. Inauguraldissertation, Homburg.

–, (1967) Zielsymptom – Erkenntnismittel der Pharmakopsychiatrie? Nervenarzt 38, 4. – Ders., (1967) Methodological Problems in the Registration of Psychopharmatherapeutic Effects in the Psychiatric Clinic. Compreh. Psychiat. 8, 3.

–, (1969) Persönlichkeit und Erleben. Strukturpsychopathologie von Abbau und Zerfall. Habilitationsschrift. Homburg.

–, (1981) Verantwortlichkeit, Persönlichkeit und Erleben. Springer, Berlin Göttingen Heidelberg.

–, (1982) Das strukturale System der Psychopathologie. Springer, Berlin Heidelberg New York.

–, (1985) Die strukturale Psychopathologie in der Praxis der Gerichtspsychiatrie. Springer, Berlin Heidelberg New York Tokyo.

–, (1988) Forensische Psychopathologie. Springer, Berlin Heidelberg New York London Paris Tokyo.

–, (1989) Der psychische Befund. Springer, Berlin Heidelberg New York London Paris Tokyo.

–, (1991) Identité de l'homme et criminorésistance féminine. Vortrag Mons, Okt. 91 – Deutsche Fassung in: Magazin/Forschung Universität des Saarlandes 2/1991, 36–41. –

–, (1993) Der fingierte Mensch. Wie die Seele den Leib bewegt. Lang, Frankfurt/M Berlin Bern New York Paris Wien.

–, (1996) Die zweifelhafte Schuldfähigkeit. Lang, Frankfurt/M Berlin Bern New York Paris Wien.

Luthe, R., Witter, H., (1990) Über die geschlechtsspezifische Kriminoresistenz bei Frauen. In: Kerner, H.-G. Kaiser, G., Hg., Kriminalität: Persönlichkeit, Verhalten Lebensgeschichte. Festschrift für Hans Göppinger zum 70. Geburtstag. Springer, Berlin Heidelberg New York London Paris Tokyo Hong Kong.

Menke, K.-H., (2011) Identität in kontingenter Welt. Lit Verlag Dr. W. Hopf, Berlin.

Müller, J., (1990) Oskar Panizza – Versuch einer immanenten Interpretation. Dissertation, Würzburg.

–, (1999) Der Pazjent als Psychiater. Oskar Panizzas Weg vom Irrenarzt zum Insassen. Psychiatrie Verlag, Bonn.

Natorp, P., (1882) Descartes' Erkenntnißtheorie. Eine Studie zur Vorgeschichte des Kriticismus. Elwert, Marburg.

–, (1903) Platons Ideenlehre. Eine Einführung in den Idealismus. Dürr, Leipzig.

–, (1914) Über Platos Ideenlehre zum Seinsbegriff im Griechischen, Dürr, Leipzig.

Panizza, O., (1985) Die kriminelle Psychose, genannt Psychopathia criminalis. Hilfsbuch für Ärzte, Laien, Juristen, Vormünder, Verwaltungsbeamte, Minister etc. zur Diagnose der Dialoge in der Sicht neuer Forschungen. Wissenschaftl. Buchgesellschaft, Darmstadt.

Petrilowitsch, N., (1966) Abnorme Persönlichkeiten. 3. A. Karger, Basel.

Piaget, J., éd., (1967) Logique et Connaissance Scientifique. Encyclopédie de la Pléiade, Gallimard, Paris.

–, (1965) Sagesse et Illusions de la Philosophie. PUF, Paris. – Deutsche Übersetz. v. F. Herborth (1974) Suhrkamp, Frankfurt/M.

–, (1968) Le structuralisme. PUF. Paris – Ders., 1973 Der Strukturalismus. Walter, Olten.

–, 1970, Psychologie et épistémologie. PUF, Paris.

Pierce, J. R., (1961) Signals, Symbols and Noise: The Nature and Process of Communication. Harper, New York.

Pülschen, D., (1999) Entwicklung eines Meßinstruments zur Erfassung von Schuldfähigkeitsmerkmalen nach der theoretischen Konzeption der strukturalen Psychopathologie. Inauguraldissertation Braunschweig.

Rehn, R., (1982) Der logos der Seele. Wesen, Aufgabe und Bedeutung der Sprache in der Platonischen Philosophie. Meiner, Hamburg.

Reich W (1933) Der Einbruch der Sexualmoral. – Ders. (1981) Der Einbruch der sexuellen Zwangsmoral. Fischer Frankfurt/M.

Ritter, M., (1996) Die Freiheit der Frau zu sein wie der Mann. In: Barkhaus, A., Mayer, M., Roughley, N., Thürnau, D., Identität Leiblichkeit Normativität. Neue Horizonte anthropologischen Denkens. Suhrkamp Frankfurt/M.

Robin, L., (1950) Platon Oeuvres compl. I et II. Gallimard, Paris. – Ders., (1997) Platon. Quadrigue, PUF, Paris.

Röd, W., (1964) Descartes. Die innere Genesis des kartesianischen Systems. Reinhardt, München Basel.

Rorty, R. M., (1992) Hg., The Linguistic Turn. Essays in Philosophical Method with two retrospective Essays. University of Chicago Press, Chicago London.

Russell, B., (1996) History of Western Philosophy. Routledge, London (Reprint).

Sallis, J., (1996) Being and Logos. 3. Ed. Indiana University Press Bloomington Indianopolis.

Schneider, K., (1925/26) Die phänomenologische Forschungsrichtung in der Psychiatrie. Philos. Anzeiger I, 382 f.

–, (1936) Psychiatrische Vorlesungen. 2. A., Thieme, Leipzig. – Ders., (1946) Beiträge zur Psychiatrie. Thieme, Wiesbaden. – Ders., (1953) Klinische Gedanken über die Sinngesetzlichkeit, Msch Psychiat Neurol. 125, 666–670. – Ders., (1955). Zur Differentialdiagnose der Depressionszustände. Fortsch Neur Psych 1955, 23).

–, (1956). Die Beurteilung der Zurechnungsfähigkeit. 3. A. – Ders., (1959) Klinische Psychopathologie, 5. A. und (1966), 7. A. – Beide: Thieme, Stuttgart.

Schrimpf, G., Wieland, G., (1987) Hg., Philosophie im Mittelalter. 2. A. Meiner, Hamburg.

Solmsen, F., (1958) Aristotle and Presocratic Cosmogony. Harvard Studies in Classical Philology, LXIII, S 265–282. In: Moraux, P., Hg., 1968, Aristoteles in der neueren Forschung. Wissensch. Buchgesellsch. Darmstadt.

Soulez, A., (1991) La grammaire philosophique chez Platon. PUF, Paris.

Stegmüller, W., (1969) Hauptströmungen der Gegenwartsphilosophie. 4. A., Kröner, Stuttgart.

Stenzel, J., (1921) Über den Einfluss der griechischen Sprache auf die philosophische Begriffsbildung. Neues Jb f d klass Altertum u Pädag.

–, (1956/1957) Zur Entwicklung des Geistbegriffes in der griechischen Philosophie. In: Gadamer, H.-G., Hg., 1968, Um die Begriffswelt der Vorsokratiker. Wissenschaftl. Buchgesellschaft, Darmstadt.

Stierle, K., (1998) Petrarca. Fragmente eines Selbstentwurfes. Hanser, München, Wien.

Wagner, W., (1957) Versuche zu einer geisteswissenschaftlich fundierten Psychiatrie. Springer, Berlin Göttingen Heidelberg.

Whorf, B. L., (1963) Sprache Denken Wirklichkeit. Beiträge zur Metalinguistik und Sprachphilosophie. Hg. u. übs, v. Peter Krauser. Rowohlt, Reinbek.

Witter, H., (1970) Grundriß der gerichtlichen Psychologie und Psychiatrie. Springer, Berlin Heidelberg New York.

Witter, H., Luthe, R., La conception organo-dynamique dans la psychiatrie légale en Allemagne occidentale, Évol. psychiat. XLII Fasc. III/2, 1977, 701–708.

Wittgenstein, L., (1984) Werkausgabe Bd. 1, Tractatus logico-philosophicus, Suhrkamp, Frankfurt am Main).

Wundt, W., 1904, Psychologie. In: Windelband, W., (Hg.) Philosophie im Beginn des zwanzigsten Jahrhunderts. Festschrift für Kuno Fischer. Winter, Heidelberg.

Wyller, E.A., (1996) Der späte Platon. Tübinger Vorlesungen. Meiner, Hamburg.

Wyrsch, J., (1982) Wege der Psychopathologie und Psychiatrie. In: Balmer, H., Hg., Geschichte der Psychologie. Bd 2: Entwicklungslinien zur wissenschaftlichen Psychologie. Beltz, Weinheim Basel.

Zutt, J., 1957,Gedanken über die menschliche Bewegung als mögliche Grundlage für das Verständnis der Bewegungsstörungen bei Geisteskranken. Nervenarzt, 28, 7–15.

Umfassende Ausgabe: C G Jung. – Gesammelte Werke. 18 Bände. Rascher, Zürich / Walter, Olten 1958–1981. Band 19: Bibliographie. Olten 1983. – Band 20: 1994, Briefe 1906–1961. 3 Bände. Olten 1972/73. – Kinderträume. Zur Methodik der Trauminterpretation. Psychologische Interpretation von Kinderträumen. Olten 1987. – Traumanalyse. Nach Aufzeichnungen der Seminare 1928–1930. Olten 1991.

Die Platonzitate sind, sofern nicht anders vermerkt, der achtbändigen Studienausgabe der Wissenschaftlichen Buchgesellschaft, Darmstadt, herausgegeben von Eigler; der zweibändigen Ausgabe der Pléiade, Gallimard, Paris, herausgegeben von Robin und der von Olof Gigon hsggbn. und von Rufener übersetzten Ausgabe des Artemis-Verlages Zürich entnommen, die Goethe-Zitate der Ausgabe des Beck-Verlages, München.